의료계의 과거, 현재
그리고 미래를 말한다!!

의료

Healthcare
Debates

사랑하는 아버지, 어머니, 현준, 현성,

그리고 아내에게 이 책을 바칩니다.

영리한 그들의 이유 있는 **논쟁**

논란

의료계의 과거, 현재
그리고 미래를 말한다!!

의료

Healthcare
Debates

저자 **박창범**

군자출판사

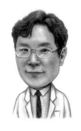

경희대학교 의과대학 의학과 학사
울산대학교 의과대학 의학과 석사
울산대학교 의과대학 의학과 박사
경희사이버대학교 경영학 학사
고려사이버대학교 법학과 학사
방송통신대학교 법학과 석사
現) 강동경희대학교병원 심장혈관내과 부교수 재직중

박 창 범 교수

저서
'약권하는 사회', 북랩출판사
'수련의부터 시작하는 slow 개원전략', 군자출판사
'사례로 보는 의료윤리와 법', 군자출판사
E-mail: wwwpcb@hanmail.net

논란의료 의료계의 과거, 현재 그리고 미래를 말한다!!

1판 1쇄 인쇄 | 2021년 01월 15일
1판 1쇄 발행 | 2021년 01월 28일

지 은 이	박창범
발 행 인	장주연
출 판 기 획	김도성
책 임 편 집	한성의
편집디자인	주은미
표지디자인	김재욱
제 작 담 당	신상현
발 행 처	군자출판사(주)
	등록 제 4-139호(1991. 6. 24)
	본사 (10881) 파주출판단지 경기도 파주시 서패동 474-1(회동길 338)
	Tel. (031) 943-1888 Fax. (031) 955-9545
	홈페이지	www.koonja.co.kr

ISBN 979-11-5955-646-3
정가 20,000원

  최근 많은 분야의 과학이 눈부시게 발전하고 있습니다만 생명공학 분야는 그중에서도 발전의 속도가 빠른 분야라고 할 수 있습니다. 특히 생명공학과 의료시장은 인공지능의 발달과 데이터 혁신경제라는 4차 산업혁명의 커다란 파도와 함께 발전에 더욱 가속도가 붙고 있습니다. 여기서 4차 산업혁명이란 거의 모든 것의 디지털화와 인공지능화를 통해 인간과 공간이 디지털로 연결되어 컴퓨터가 스스로 현상을 인지/분석하고 대응하는 자동화가 극대화된 단계를 말합니다. 이러한 생명공학과 4차 산업혁명의 융합은 현재 시점에서의 의료와 생명공학 분야에 지금까지와는 완전히 다른 형태의 사회적인 변화를 초래할 가능성이 높습니다. 하지만 이러한 융합이 우리가 예측한 대로 긍정적인 변화만 가져오지는 않을 것입니다. 막상 전국적으로 실행되면 예상하지 못한 부작용과 함께 많은 사회적인 혼란을 일으킬 가능성을 배제할 수 없습니다. 따라서 앞으로 4차 산업혁명과 융합될 의료영역에서 나타날 수 있는 변화에 따른 장단점을 예측하고 논의하는 것이 필요할 것으로 생각되어 이 책을 집필하게 되었습니다. 대표적으로 가장 눈앞에 다가온 원격진료와 함께 민감한 개인정보의 복합체인 의료정보를 전산화하여 이를 상업적으로 이용하는 것에 대한 논란 및 최근 급격히 발전한 유전자 편집기술, 사람을 다루는 의학기술을 어디까지 특허로 보호할지 그리고 최근 많은 관심을 받고 있는 정밀의료가 정말로 사람들의 건강을 보호하는지도 다루어 보았습니다.

흥미로운 것은 이러한 4차 산업혁명과 의료를 융합하는 과정에서 많은 변화가 예상되지만 그럼에도 불구하고 사람들은 의료의 공공성을 훼손하기는 원치 않는다는 것입니다. 우리나라에서 의료의 공공성을 유지하기 위한 대표적인 제도로는 국민건강보험과 의료요양기관 당연(강제)지정제를 꼽을 수 있습니다. 하지만 이러한 제도는 필연적으로 의료기관들의 자율성과 이윤 추구를 제한합니다. 여기서는 의료기관의 자율성을 제한하는 대표적인 제도인 의료기관이 영리를 추구하지 못하게 하는 비영리법인제도와 영리병원허용 논란, 요양의료기관 당연지정제도, 의료인의 의료기관 이중개설금지제도에 대하여 살펴볼 것입니다. 동시에 건강보험의 낮은 의료수가를 해결하기 위한 고육책으로 병원들은 진료성과에 따라 인센티브제도와 의료기관이 합법적으로 영리를 추구할 수 있도록 하는 영리자법인의 허용 여부에 대한 논란도 다룰 예정입니다.

마지막으로는 최근 의료와 관련된 사회적 논란에 대하여 다룰 예정입니다. 대표적인 것이 의사/한의사/치과의사와 같은 의료전문직들의 의료영역이 과연 어디까지일까?입니다. 최근 의료기기나 장비의 발달로 위와 같은 전통적인 의미로서 의료영역이 파괴되고 있습니다.

이외에도 최근에 가장 큰 이슈 중에 하나인 수술실에 CCTV를 설치할지에 대한 논란, 성범죄자들에게 성충동 약물치료를 시행하고 있는데 이 치료의 의미와 효과에 대한 논란도 다룰 것입니다. 또한, 아직 우리나라에서는 큰 이슈가 되지 않았지만 최근 HIV감염된 사람의 숫자가 점차적으로 증가하고 있는 상황에서 HIV에 감염된 의료인도 있을 것이고 그 숫자도 증가할 것입니다. 그렇다면 이들의 의료행위는 어디까지 허용할지와 환자들의 알 권리를 어디까지 보장해야 할지에 대한 논란도 다뤘습니다. 마지막으로, 최근 낙태를 금지하는 법률이 위헌판결을 받았습니다만 아직도 논란은 지속되고 있습니다. 이 중에서도 다운증후군과 같이 선천성 장애를 가진 아이를 산전검사에서 진단되었을 경우 낙태를 허용할지에 대하여 논의하겠습니다.

이 책은 최근의 민감하지만 생각해 볼 만한 주제들을 다루고 있는데, 이런 주제들의 상당수는 결론이 나지 않은 경우가 많습니다. 따라서 이 책에서는 주제에 대하여 저자가 성급하게 결론을 내기보다는 현재 논란이 되는 주제를 이야기하면서 찬성하는 입장과 반대하는 입장을 모두 설명하는 형식을 취하고 있습니다. 마지막에는 '참고'를 통해 유사하거나 주제를 이해하는 데 도움이 될만한 법원판결이나 내용을 추가하였습니다. 독자들께서는 열린 마음으로 의료계에서 일어나고 있는 최근 논란에 대하여 생각해 보는 시간을 가지는 기회로 삼았으면 합니다.

마지막으로 이 책이 나올 수 있도록 격려를 아끼지 않으신 김종진 교수님, 조진만 교수님, 손일석 교수님, 진은선 교수님, 황희정 교수님 그리고 군자출판사 김도성 차장님, 한성의 선생님께 다시 한번 깊은 감사를 드리며 옆에서 많은 보조와 조언을 해 주는 부인에게 진정으로 감사드립니다.

상일동에서

2021년

박창범

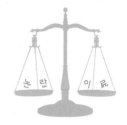

| CONTENTS |

| CONTENTS |

03 기타 여러 논란

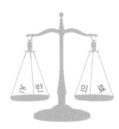

01

4차 산업혁명과 의료의
미래에 대한 논란

"

코로나바이러스 대유행을 경험하면서 모르는 사람들이 밀폐된 공간에서 서로 얼굴을 맞대고 있는 것을 꺼리는 상황이 되었고, 미래산업을 위한 방향성을 고민하던 정부는 원격의료를 차세대 먹거리이자 대면진료의 대안으로 고민하기 시작하였습니다. 의료계의 저항이 있었지만 2020년 정부는 원격의료를 부분적으로 허용하기 시작하였고 몇 년이 지나면 본격적으로 시행할 것으로 보입니다. 하지만 원격의료가 정말로 효과적이며 도움이 될지에 대한 논란이 있습니다. 이와 함께 현재 병의원들은 의무기록, 의료영상 및 처방전달시스템까지 모두 전산화하기 시작하였습니다. 건강보험심사평가원도 병의원들의 요양급여비용 청구업무를 모두 전산화하였습니다. 하지만 이렇게 전산화된 개인적이고 민감한 의료정보가 밖으로 새어나가지 않도록 어떻게 보호할 것인가와 함께 이렇게 생성된 의료정보를 빅데이터화하여 영리를 목적으로 하는 민간보험회사에 제공하거나 사기업이 개발하고 있는 인공지능에 제공하는 등 상업적인 목적으로 이용하는 것에 대한 논란이 있습니다.

또한 최근의 인간의 게놈이 완전히 분석되었고 각각의 위치에서 어떤 기능을 하고 있고 어떤 유전자가 변이를 일으키면 어떤 질병을 일으키는지에 대한 연구성과들이 조금씩 나오고 있습니다. 이러한 유전지식을 유전자 가위라는 획기적인 유전자 편집기술과 접목하면서 유전자 조작기술은 앞으로 엄청난 도약을 할 것으로 기대되고 있습니다. 하지만 이러한 유전자 편집기술을 인간에게 사용하는 것에 대한 안전성과 윤리적 논란과 함께 과학자들이 공공연구기금을 받아 밝혀낸 유전자 정보나 새로운 유전자 편집기술이 모든 사람이 함께 공유하고 사용할 수 있는 공적인 지식인지 아니면 특허를 통해 이러한 기술을 개발한 과학자들만이 사용할 수 있도록 법적으로 보호해야 하는 대상인지에 대한 논란이 있습니다. 이는 의료기술도 마찬가지입니다. 임상에서 사용하고 있는 모든 의료기기나 약품을 개발한 회사나 개발자는 특허라는 독점권을 통해 일정기간 동안 배타적인 이익을 얻을 수 있습니다. 그렇다면 독특하고 특별하면서도 유용한 의료기술을 개발한 의사에게도 이 기술에 대한 특허권을 인정해야 할지도 논란입니다.

마지막으로 많은 사람들이 환자 각 개인들의 유전체, 임상정보, 생활환경 및 습관정보 등을 토대로 최적의 맞춤형 진단과 치료를 제공하는 정밀의료가 4차 산업혁명과 융합하여 미래의료가 될 것으로 예측하고 있습니다. 하지만 현실적으로 정밀의료가 가지고 있는 해결되지 않는 본질적인 문제들로 인해 논란이 있는 것도 사실입니다. 그러면 4차 산업혁명과 의료기술의 융합과 관련된 논란에 대하여 여행을 시작해 보도록 하겠습니다.

1

원격의료란 무엇인가요?
그리고 우리에게 정말로 많은 도움이
될까요?

- 원격의료에 대한 논란

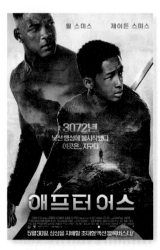

https://www.themoviedb.org/? language=ko-KR

2013년 만들어진 '애프터 어스'라는 영화를 알고 있으시나요? 이 영화는 3072년 인간으로 인해 지구환경이 극심하게 파괴되었고, 결국 지구를 떠나 노바 프라임이란 행성으로 이주한 인류를 배경으로 하고 있습니다. 그러나 영화 내에서 새로운 행성에서의 삶이 결코 평온하지는 않습니다. 그 행성에는 인류가 알지 못하는 살인생명체가 이미 살고 있었고 이 생명체로 인해 인류는 많은 피해를 입었지만 사이퍼 레이지(윌 스미스)라는 히어로 덕분에 외계인의 살인생명체를 무찌르고 번성할 수 있게 되었습니다. 하지만 사이퍼 레이지는 늘 집을 비워 아들과의 관계가 소원하였고 이를 해결하기 위하여 함께 우주로 여행을 떠나지만 사고로 인해 지구에 불시착하게 됩니다.

인류가 버린 지구에서는 예측 불가능한 모습으로 진화한 생명체들이 그들을 공격하고, 우주선에서 탈출한 외계생명체들도 이들을 공격합니다. 영화에서는 사이퍼 레이지와 그의 아들이 이들을 물리치고 복귀하는 내용을 다루고 있습니다.

이 영화에서 주목할 것은 사이퍼 레이지가 아들과 접촉하는 방식입니다. 영화 내내 부상을 당해 움직이지 못하는 사이퍼 레이지는 멀리 떨어진 곳에서 활동하고 있는 아들의 건강 상태를 실시간으로 체크하다가 독충에 물리자마자 바로 대처법을 알려주는 장면이 있는데 이것이 바로 원격의료의 미래라고 할 수 있습니다.

지금까지의 전통적인 진료방식은 환자가 몸에 이상을 느끼면 병원에 직접 방문하고, 의사는 환자의 상태를 직접 진찰하여 치료를 제공합니다. 하지만 원격의료는 이전의 전통적인 진료방식과 달리 먼 거리에서 IT기술을 이용해 화상으로 의사가 환자를 진료하거나 환자에게 의료기기를 장착하고 멀리서 모니터링하는 등 다양한 의료행위를 포함합니다.

원격의료의 시행에 있어서 가장 핵심적인 일을 맡는 의사들과 많은 진보적 사회단체들은 원격의료를 격렬하게 반대하고 있습니다. 그렇다면 왜 의사들과 진보적 사회단체들은 원격의료를 반대할까요? 여기서는 원격의료에 대한 논란에 대하여 이야기해 보도록 하겠습니다.

원격의료란

일반적으로 정보통신기술을 이용해서 원거리에서 의료정보나 의료서비스를 전달하는 모든 활동을 말하는데, 앞의 사례는 물론이고 밤에 갑자기 배가 아파서 의사인 친척에게 전화로 무슨 약을 먹어야 하는지 물어보거나 의사가 환자를 보다가 경험이 많은 의사에게 어떻게 치료해야 하는지 물어보는 것도 원격의료라고 할 수 있습니다.

이와 같이 원격의료는 다양한 진료방식을 포함하기 때문에 어디까지를 원격의료라고 정의하기가 쉽지 않습니다. 이에 2013년 우리나라 보건복지부는 원격진료를 크게 원격자문, 원격진료, 원격모니터링으로 구분하였습니다. 해외에서는 의사뿐만 아니라 약사나 간호사가 의료 관련 상담을 해 주거나, 심리치료사가 심리상담을 해 주는 원격보건(tele-health)서비스도 원격의료로써 논의되고 있습니다.

원격자문이란

환자를 진료하는 의사가 멀리 떨어진 의료인에게 치료나 처치방법 등을 전화와 같은 정보통신기술을 이용해서 자문을 구하는 것입니다. 지금처럼 의료가 발달하기 이전에는 의사 한 명이 환자의 모든 신체질환에 대하여 진료를 보았지만 의학이 세분화 및 전문화된 현대의학에서 의사들은 본인이 전공한 분야가 아닌 다른 분야는 잘 모르는 것이 당연합니다.

예를 들어 심장을 보는 심장내과 의사가 산부인과 수술과 진료에 대하여 잘 알지 못하는 것이며, CT나 MRI와 같은 특수정밀검사의 경우는 이에 대한 전문적인 교육을 받은 영상의학과 전문의가 가장 잘 판독할 수 있습니다. 또한 같은 분야의 전문의라도 세부전공이 있기 때문에 실수를 줄이기 위해서 다른 의사들과 자문을 통해 협업을 하는 것은 당연합니다. 우리나라는 2002년부터 이러한 종류의 원격의료는 이미 허용되고 있습니다.

참고로 원격으로 자문을 받아 환자를 진료하였지만 환자가 나빠졌다면 누구의 책임일까요? 현재 의료법에 따르면[1] 원격의료로 의료행위를 하였을 경우 원격지의사의 명백한 과실이 없다면 그 의료행위에 대하여 현지의사가 책임을 진다고 하여 원격지에서 자문한 의사

---

1) 의료법 34조

보다는 현지에서 환자를 직접 보고 치료하는 현지의사에게 좀 더 책임을 지우는 모습을 보입니다.

원격진료란

원격지에 있는 의사가 정보통신기술을 이용하여 환자를 진단하고, 그에 따라 처방전을 발행하는 것을 말합니다. 이러한 원격진료를 위해서는 환자가 스스로 검사를 수행하여야 하고 검사한 결과를 의사에게 전달할 수 있어야 하며 동시에 환자와 의사 사이에 실시간으로 의사소통을 할 수 있는 정보통신기술이 필요합니다.

원격모니터링이란

의사가 의료기기를 이용해서 환자의 질병 상태를 지속적으로 모니터링하고 상담이나 관리해주는 것을 말합니다. 예를 들어 당뇨나 고혈압과 같은 만성질환의 경우 약물을 사용하여 혈압이나 혈당수치를 적절하게 유지하고 합병증이 발생하지 않도록 관리가 필요합니다. 하지만 환자 본인이 직접 혈압이나 혈당을 적절하게 유지하고 관리하는 것은 매우 어렵습니다.

따라서 환자의 몸에 혈압이나 혈당을 모니터링하는 기구들을 붙여

놓고 이 수치들을 멀리 떨어져 있는 의료기관에 전송하면 의사나 컴퓨터가 환자의 몸과 관련한 여러 데이터를 평가하여 갑자기 너무 높거나 낮은 것과 같은 이상징후들을 조기에 발견하여 처치나 치료를 하는 것입니다.

그렇다면 원격의료는 왜 도입이 되었을까요?

사실 의사와 환자가 직접 만나서 환자가 자신의 불편한 점을 이야기하고 의사가 환자가 불편한 점에 대하여 듣고 관찰하고, 만져보면서 검사와 약물을 처방하는 전통적인 방법이 가장 이상적이고 좋은 방법이라고 할 수 있습니다. 전 세계의 모든 의료시스템도 이런 방법을 기본으로 체계화되어 있습니다. 하지만 사실상 이런 시스템은 대도시에 거주하는 환자들에게만 좋은 방법이라고도 할 수 있습니다.

예를 들어 서울에는 1,000병상 이상의 종합병원이 5개나 있으며 그 외에도 많은 대학병원이 각 구마다 있기 때문에 세부 분야의 전문의를 만나기 그리 어렵지 않습니다. 대학병원에 대한 선택권도 있어 A 병원이 맘에 들지 않으면 B 병원을 가도 문제가 되지 않습니다.

하지만 중소도시에 사는 사람들은 그렇지 않습니다. 인근 종합병원에 가려면 최소 1시간 이상 가야 하고 대도시 큰 대학병원에 가려면 2-3시간 걸리는 것은 일도 아닙니다. 대학병원 의사가 맘에 들지 않아도 다른 선택의 여지가 없는 경우가 허다합니다. 섬에 살거나 도심에서 먼 시골에 사는 사람들은 이보다 더 어려워 전문의는 고사하고 의사가 없는 보건지소도 많습니다. 또한 대도시에 살아도 거동이 불편하거나 달동네에 살고 있는 환자들은 대학병원까지의 이동 시간이 중소도시와 비슷하게 많이 걸리는 사람들도 있습니다.

마지막으로 배에서 근무하는 선원이나 전방에서 근무하는 군인들같이 의사를 아예 볼 수 없는 곳에서 근무하는 사람들도 있습니다. 이렇게 격오지나 섬, 그리고 중소도시에 사는 사람들은 병원에 대한 접근성이 떨어지기 때문에 같은 질환에 걸리더라도 도시에 사는 사람들에 비하여 사망하거나 합병증이 발생할 가능성이 높습니다. 이런 사람들의 의료접근성을 놓이기 위해서 보완적인 방법으로 제시되고 있는 것이 바로 원격진료입니다.

원격의료의 역사

원격의료는 역사가 매우 오래되었습니다. 그 기원은 1905년 네덜란드 의사인 윌리엄 아인트호벤이 심전도를 원거리에서 전송한 것이 시초로 알려져 있습니다. 노르웨이, 이탈리아, 프랑스에서는 이미 1920년대에서 1940년대에 걸쳐 병원에서 라디오주파를 이용하여 선원이나 도서지역 주민들을 위한 치료를 하였으며, 미국은 1950년대 부터 의료 관련 영상자료를 전송하기 시작하였다고 합니다.[2]

우리나라에서는 1988년 서울대학교병원과 연천보건소 사이에 원격으로 영상을 진단하는 것에서 원격의료가 처음 시작되었습니다. 이후 2002년 3월 의료법개정을 통해 원격의료의 일종인 의사와 의료인들 사이의 원격자문제도가 도입되었습니다. 2006년과 2014년에는 의사와 환자 간에 원격진료 시범사업이 실시되었지만 의료계의 반대로 원격진료가 허용되지 않다가 메르스 시기와 코로나19 대유행 시기에 한시적으로 원격진료가 허용되었습니다.

최근 들어 정부는 코로나19 대유행으로 인한 '언택트'라는 사회적 분위기와 함께 시장규제 철폐를 통한 경제성장을 모토로 우선적으로 대외 국민을 대상으로 전화나 화상으로 국내의사에게 의료상담과 진료를 받을 수 있게 하였고, 앞으로 원격의료를 폭넓게 도입할 것을 시사하고 있습니다. 이에 IT업계와 기업단체에서는 환영성명을 내었습니다. 하지만 의사들을 대변하는 대한의사협회는 원격의료 도입에 대하여 강력하게 반대하고 있고, 정부에 호의적인 많은 진보적인 시민사회단체들도 원격의료를 폭넓게 허용하는 것은 의료민영화를 위한 첫걸음이라고 하면서 강력하게 반대하고 있습니다.

---

2) 김현주, 허정식. 우리나라 원격진료의 시범사업과 의료법의 문제점. 한국의료법학회지 제23권, 2015, p7-20.

그렇다면 의사들과 시민사회단체는 왜 원격의료를 반대하고 있을까요? 정부와 IT업계는 왜 찬성할까요? 각각의 이유에 대하여 한 번 살펴보겠습니다.

원격의료를 폭넓게 허용해야 한다고 주장하는 입장 [3]

첫째, 원격진료는 도서벽지나 최전방과 같은 격오지에 살고 있는 사람들이나 대도시에 살고 있더라도 거동이 불편한 장애인이나 노인, 감옥에 수감되어 있는 수용자, 전방이나 섬에서 단체생활을 하고 있는 군인과 같이 의료시설을 이용하는 데 많은 제한이 있는 사람들에게 통상적인 대면진료의 보조수단으로 의료접근성을 높이는 데 활용할 수 있다는 장점이 있기 때문입니다. 특히 고혈압, 당뇨, 심장병 환자와 같은 만성질환 환자들의 경우 복용하는 약물이 크게 변하지 않고 반복적인 처방을 받는 경우가 대부분이기 때문에 굳이 병의원을 방문할 필요 없이 환자가 혈압이나 당뇨와 관련된 혈압이나 혈액검사를 스스로 측정하여 의사에게 전달하면 그 결과물을 토대로 의사와 원격으로 상의하여 처방을 받는다면 의료의 편리성 및 접근성이 개선될 수 있습니다.

---

3) 대한의사협회 의료정책연구소 연구보고서, 원격의료 정책현황 분석연구, 2015.12.

둘째, 정신질환자나 에이즈 환자와 같이 대인기피증이 있거나 자신의 신분이 노출되면 피해를 입을 수 있는 환자들의 경우 굳이 병원을 직접 방문하여 직접 의사와 대면하지 않고 정보기술을 통해 정신적 상담이나 치료를 받을 수 있다면 이들의 의료접근성도 높아지게 됩니다. 이전 시행되었던 연구들에서 정신과 진료의 경우 원격의료가 환자만족도를 높이고 좋은 치료성적을 보이고 있습니다.

셋째, 원격의료는 의료서비스와 관련된 기타 비용을 줄일 수 있습니다.[4] 예를 들어 환자가 병원을 방문하려면 차비와 함께 진료를 받기 위해 기다려야 하는 시간도 만만치 않습니다. 하지만 원격진료가 현실화되면 의료기관을 방문하는 데 필요한 시간과 비용 외에도 진료 대기시간을 획기적으로 감소시켜 환자의 만족도를 높일 수 있습니다.

넷째, IT업계는 다른 이유로 원격의료를 찬성합니다. 원격진료와 원격모니터링은 정보통신기술에 크게 의존하기 때문에 원격진료나 원격모니터링이 허용되면 첨단 IT기술이 적용된 의료기기나 네트워크에 대한 대대적인 사회적 투자와 함께 개인이 여러 장비를 구입하거나 임대로 인하여 새로운 시장을 창출할 수 있기 때문입니다. 2014년 복지부는 원격의료를 도입하는 데 동네의원은 130-330만 원,

---

4) 최현숙, 박규용. 환자와 의사간 원격의료제도 도입에 대한 비판적 고찰-노인복지법을 중심으로.
   법과정책 제21권, 2015, p297~324.

환자는 150-350만 원의 비용이 소요된다고 가정하였는데 원격의료가 현실화된다면 원격의료에 필요한 장비에만 최대 20조원 이상의 지출이 예상된다고 추산할 수 있고 이는 의료기기나 네트워크 장비 회사에 큰 기회가 될 가능성이 높습니다. 또한 이런 원격의료에 관련된 노하우를 외국에 수출할 수도 있습니다. 우리나라의 성장이 정체되어 있는 상황에서 이러한 막대한 투자와 개발은 새로운 성장동력이 될 수 있습니다.

원격의료를 반대하는 입장 [5]

첫째, 아직 원격진료에 대한 안전성이 확보되지 않았다는 것입니다. 원격진료는 그 특성상 혈압계나 혈당계와 같은 의료기기로 혈압이나 혈당을 환자가 직접 측정하고 이를 전송하면 의사는 이 데이터를 근거로 약물을 처방하게 됩니다. 하지만 환자가 측정한 혈압이나 혈당을 믿을 수 없다면 어떨까요? 예를 들어 병원에서 진료를 볼 때 환자들에게 혈압을 측정해 오시라고 하고 그 혈압과 의사가 직접 진찰실에서 측정한 혈압과 비교하면 많은 차이를 보이는 경우를 흔히 관찰할 수 있습니다.

---

5) 대한의사협회 의료정책연구소 연구보고서. 원격의료 정책현황 분석연구. 2015.12.

또한 환자들이 개별적으로 소유하거나 소지한 의료기기들이 오작동을 일으키거나 기기를 사용하다가 안전사고가 일어날 수 있습니다. 이런 문제로 인하여 원격의료의 유효성을 평가하기 위한 시범사업에서는 환자 옆에 간호사가 붙어서 보조역할을 해 주었습니다. 하지만 실제로 원격진료가 시행된다면 위의 문제들이 현실화될 가능성이 높습니다. 특히 환자들이 직접 측정한 신뢰할 수 없는 의료정보를 근거로 하여 의사가 환자의 상황을 평가하고 적절한 처방을 내려야 하는데 이것이 생각보다 쉽지 않습니다.

둘째, 의사들은 환자들의 병변을 눈으로 보고(시진), 청진기를 이용하여 귀로 듣고(청진), 환자에게 직접 물어보고(문진), 병변을 직접 만져보고(촉진), 병변을 때려 보는(타진) 여러 방법을 통해 환자를 평가하고, 필요한 경우 병의원에 있는 의료기기나 장비를 이용해서 추가적인 검사를 통해 환자들을 평가하게 됩니다. 하지만 원격진료의 경우 시진과 문진을 통해서만 환자의 상태를 평가해야 한다는 문제가 있습니다. 이런 제한은 대면진료와 비교하여 진단의 정확성이 떨어지고 오진 가능성이 높을 것으로 생각됩니다.[6]

셋째, 대면진료와 달리 원격진료는 의사와 환자의 의사소통 문제로 환자가 의사의 지시를 이해하지 못할 가능성이 있고, 이럴 경우

---

6) 김민지 등. 창조적 혁신시대 원격의료 활성화를 위한 의료법 개선방안에 관한 검토, 한국기술혁신학회 학술자료, 2016, p282-315.

용법이나 용량 오류로 인하여 과잉투약이나 약의 오남용으로 의료사고가 발생할 가능성을 배제할 수 없고 이 경우 책임소재를 분간하기 쉽지 않습니다.

넷째, 원격의료에 사용되는 기술들 역시 완전한 안전성을 확보하지는 않았다는 것입니다. 개인건강정보는 개인에게는 매우 민감한 정보이기 때문에 안전하게 의료기관에 전송하고 보관하는 것은 매우 중요합니다. 대면진료의 경우에 환자의 개인건강정보는 각 의료기관과 건강보험공단 등 일부 제한된 기관에 보관되어 있지만, 원격진료가 도입되면 환자들의 여러 의료정보들을 모바일 기기, 개인 컴퓨터, 무선 전화를 이용하여 인터넷 네트워크를 통해 의료기관에 전송하는데 이 과정에서 환자의 개인건강정보가 삭제되거나 분실, 복제, 변질될 수 있으며 최악의 경우 제3자에게 유출되어 보험회사에 재판매되거나 피싱 등에 악용될 수 있습니다.

다섯째, 본인식별에도 문제가 있을 수 있습니다. 의료진료는 원칙적으로 환자 본인과 의사 본인이 직접 진료를 보아야 하지만 원격의료에서 개인의 아이디와 비밀번호를 알 수 있다면 환자 대신 다른 사람이 이용할 수 있고, 의료인도 의사가 아닌 제3자가 의사인 척하면서 의사 행세를 할 수도 있습니다.

여섯째, 도시에서 멀리 떨어진 섬이나 산간벽지에 원격진료나 원격모니터링을 하기 위해서는 최첨단 정보통신 인프라를 섬과 산간벽지에도 촘촘히 구축해야 합니다. 시설구축에는 많은 비용과 노력이 들지만, 상대적으로 경제적인 효율성은 매우 떨어지는 문제점이 있습니다. 이런 상황에서는 사기업들이 원격의료를 위한 정보통신인프라에 많은 투자를 하려고 하지 않을 것입니다. 따라서 사기업의 투자를 활성화하고 경제적인 효율성을 확보하기 위해서는 원격진료가 필요 없는 대도시에도 원격진료를 허용해야 하는 딜레마에 봉착하게 됩니다.[7]

이와 함께 원격의료를 이용하기 위해서는 필수적으로 복잡한 정보통신기기를 각 가정에서 사거나 임대해야 하는데 이러한 비용을 개인들이 부담함과 동시에 이런 정보통신기기들을 환자 본인들이 사용할 줄 알아야 합니다. 하지만 원격의료가 필요한 분들인 시골이나 섬에 사는 어르신들의 경우 컴퓨터나 정보통신기기를 사야 하는 비용부담과 함께 활용에 많은 어려움으로 인하여 정작 원격의료를 이용하지 못하는 상황이 발생할 수도 있습니다.

일곱째, 우리나라는 의약분업제도를 시행하기 때문에 의사가 환자를 진료한 후 약에 대한 처방전을 발행하면, 이 처방전을 가지고 약국에 가서 약을 사야 합니다. 하지만 현재의 추진되고 있는 원격진료에는 진료의 편의성에만 중점을 두었고 처방된 약에 대한 고민이 없습니다.

---

7) 최현숙, 박규용. 환자와 의사간 원격의료제도 도입에 대한 비판적 고찰-노인복지법을 중심으로. 법과정책 제21권, 2015, p297-324.

즉, 원격의료를 통해 집에서 진단과 처방을 받을 수 있지만 결국 약을 사기 위해서는 밖으로 나가서 약국까지 이동을 해야 한다는 것입니다. 이런 문제를 해결하기 위해서는 약을 배달하거나 택배발송을 허용해야 하는데 이러한 상황이 발생하면 주위에 있는 동네약국도 문을 닫아야 할 처지가 될 수 있습니다.[8] 설사, 약의 배달이나 택배발송이 허용된다고 하더라도 처방된 약에 대한 복약지도를 제대로 받지 못하여 약물사고가 발생할 수 있고 처방된 약이 발송과정에서 분실되거나 다른 약이 잘못 배송되는 경우도 생길 수 있습니다.

여덟째, 우리나라의 의료전달체계가 완전히 붕괴될 가능성도 있습니다. 우리나라는 단순질환의 경우 1차 의료기관인 개인의원에서 진료를 보고 해결이 되지 않는 희귀 환자들이나 중증 환자들은 종합병원으로, 종합병원에서도 해결이 되지 않으면 상급종합병원으로 보내

---

8) 우리나라 약사법 제50조제1항은 '약국개설자 및 의약품판매업자는 그 약국 또는 점포 이외의 장소에서 의약품을 판매해서는 안 된다'라고 규정하여 약사와 환자의 대면적인 거래를 원칙으로 하고 있고 보건복지부는 위 항목을 근거로 의약품의 온라인 판매는 약사법 위반사항이라고 규정하고 있습니다. 이와 같이 온라인 판매를 금지하는 이유는 온라인을 통해 거래되는 경우 의약품 관리와 책임소재를 분명히 하기 어렵고, 직접적인 복약지도로 받지 못하며 불법적인 거래나 약물 오남용의 가능성이 있기 때문입니다. 하지만 온라인을 약을 구매할 수 있다면 시간에 구애받지 않고 약을 주문할 수 있고 약국이 가까이 없어도 편하게 주문할 수 있을 뿐만 아니라 손쉽게 가격비교도 가능하기 때문에 소비자의 입장에서는 좀 더 편리할 수 있습니다. 또한 몸이 불편하거나 연예인이나 에이즈 환자와 같이 신분노출을 꺼리는 사람들에게 유용한 제도이기도 합니다. 외국의 경우도 점차적으로 약품의 온라인 판매를 허용하고 있습니다. 예를 들어 미국과 캐나다의 경우 처방전이 필요한 전문의약품도 온라인 판매를 허용해왔고, 중국과 일본도 최근 의약품 온라인 판매를 허용하였습니다. 유럽은 국가별로 다르지만 최근 의약품 온라인 판매를 허용하는 나라가 늘고 있습니다.

는 시스템을 통해 의료의 효율성을 높여 의료비용을 절감하는 정책을 사용하고 있습니다. 그럼에도 불구하고 현실은 환자들이 동네의원을 불신하여 대형병원에 경증환자가 쏠리는 현상이 나타나고 있습니다.

만약 원격의료가 활성화되면 대형병원으로의 환자쏠림현상이 더욱 가속화되어 동네의원과 지역병원들이 몰락하여 현재의 의료전달체계가 완전히 붕괴될 수도 있습니다.

마지막으로 원격의료를 폭넓게 허용하는 것은 '의료민영화'로 가는 첫걸음이라는 것입니다. 여기서 의료민영화란 보건의료체계를 국민의 건강권을 실현하는 수단이 아닌 자본의 진출이 용이하도록 각종 규제를 완화하여 의료체계를 시장화함으로써 자본이 수익을 창출할 수 있는 수단으로 삼으려는 일련의 정책을 말합니다(자세한 내용은 제2단원 1장을 참고하시기 바랍니다).

우리나라의 경우 국민건강보험의 낮은 보장률과 저수가정책으로 인해 국민과 의사들에게 신뢰받지 못하고 있고 민간주도로 이루어진 의료공급체계로 인하여 과잉진료와 비급여진료가 팽배한 상태에서 현재의 원격의료와 같은 규제들을 완화하는 것은 결국 의료민영화를 진행하는 수순이라는 것입니다.

원격의료 연구

그렇다면 원격의료가 효과적일까요? 이에 대한 연구는 이미 원격진료가 시행되고 있는 외국에서 이미 많이 진행되었고 그 결과를 보면 다음과 같습니다. 원격의료의 비용과 효과성을 연구한 연구들을 모아 종합적으로 분석하였더니 심부전을 가진 환자들의 경우 원격의료가 대면진료와 유사한 결과를 보였고, 당뇨병 환자들의 당조절의 경우 원격의료가 도움이 되었지만 비용 효과 및 접근성 측면은 아직 충분한 데이터가 없어 결론을 내릴 수 없었습니다.[9]

원격모니터링에 대한 연구들을 모아 분석한 연구에서 원격모니터링은 환자의 행동을 변화시켜 임상경과를 호전시키고 예방접종, 선별진료, 예약된 병원방문, 약물이나 검사를 지속적으로 유지하는 데 도움을 준다는 결론을 내렸습니다.[10]

정리

분명 원격의료는 많은 잠재력과 장점을 가지고 있어 보입니다. 특히 의사가 없는 산간오지나 스스로 병원을 갈 수 없거나 힘든 고령의

---

9) Interactive telemedicine: effects on professional practice and health care outcomes. Cochrane Database Syst Rev. 2015;7:CD002098.
10) Automated telephone communication systems for preventive healthcare and management long-term conditions. Cochrane Database Syst Rev 2016;12:CD009921.

어르신이나 장애를 가진 사람들의 의료접근성을 해결하는 데 많은 도움을 줄 수 있을 것으로 보입니다. 하지만 원격의료를 도입하기 위해서는 해결해야 할 것이 많습니다. 만약 원격의료를 정체된 경제성장을 해결하기 위한 산업 정책의 하나로 접근한다면 많은 문제가 발생할 것으로 생각됩니다.

정부도 현재 원격의료와 관련된 여러 문제점들을 제대로 인식하고 일방적으로 밀어붙이기보다는 직접 관계자인 의료단체의 의견을 수렴하고 협의해 나가며 관련된 부작용을 최소화하면서 이익을 극대화하는 방안에 대하여 고민해야 할 것으로 생각됩니다.

참고 1
전화진찰과 진료비 요양급여비용청구

1회 이상 진료를 받고 약처방을 받은 적이 있는 환자들을 전화로 문진한 다음 처방전을 작성하여 약사나 환자에게 직접 교부하는 행위는 불법적인 행위일까요? 이런 행위 자체가 우리나라에서 금하고 있는 원격의료이기 때문에 불법이라고 생각하는 사람도 있고 이런 의료행위는 대면진료만 하지 않았을 뿐으로 전화를 통해 충분히 환자상태를 파악할 수 있기 때문에 환자의 편의를 위해서 시행하는 의료행위로 문제없다고 생각하는 사람도 있을 수 있습니다. 최근에 유사한 사례가 있어 소개하자면 다음과 같습니다.

산부인과 전문의 A는 자신에게 과거에 1회 이상 진료를 받고 살빼는 약처방을 받은 환자들을 전화진료하고 처방전을 작성하여 환자 위임을 받은 약사에게 교부하거나 환자에게 교부하다가 검찰에 적발되어 환자를 직접 진찰하지 않고 처방전을 발급하였다는 이유로 의료법 위반으로 기소한 사건이 있었습니다.

제1심과 제2심에서는 산부인과 의사 A가 직접 진찰하지 않고 환자에게 처방전을 발행한 것은 의료법을 위반하였다고 하여 벌금을 선고하였습니다. 헌법재판소 역시 해당 직접진료 규정은 헌법에 합치된다고 판단하였습니다.[11]

하지만 대법원의 의견은 달랐습니다. 대법원은 의료법에서 규정한 '직접 진찰한' 의사가 아니면 처방전 등을 작성하여 환자에게 교부하지 못한다고 규정한 조항은 스스로 진찰하지 않고 처방전을 발급하는 행위를 금지하는 규정일 뿐 대면진찰을 하지 않았거나 충분한 진찰을 하지 않은 상태에서 처방전을 발급하는 행위 모두를 금지하는 조항은 아니기 때문에 전화진찰을 하였다는 사정만으로 자신이 진찰하거나 직접진찰을 한 것이 아니라고 볼 수는 없고, 직접진찰은 처방전 등의

---

11) 헌법재판소 2012.3.29. 선고 2010헌바83결정

발급주체를 제한한 규정으로 진찰방식의 한계나 범위를 규정한 것은 아니라고 하면서 피고인에 대한 유죄 부분을 파기환송하였습니다.[12]

다른 사례로 의사 B가 의료기관에 없는 상태에서 기존에 진료를 받아오던 환자가 내원하자, 간호조무사에게 전화하여 전에 처방받은 내용과 동일하게 처방을 하라는 지시를 하였고, 이에 따라 간호조무사가 처방전을 출력하여 환자에게 교부하다 적발되어 검찰에서 기소한 사건이 있었습니다. 원심은 위 행위가 간호조무사에 의한 무면허 의료행위에 해당한다고 보았으나, 대법원은 의사B가 '전에 처방받은 내용과 동일하게 처방하라'고 지시한 경우 특별한 사정이 없는 한 처방전 기재내용은 특정되었고, 그 처방전의 내용은 간호조무사가 아니라 의사B가 결정한 것으로 보아야 한다는 이유로 원심판결을 파기하였습니다.[13]

이와 달리 의사 C가 이전에 환자를 대면하여 진찰한 적이 한 번도 없고 전화통화 당시 환자의 특성을 알고 있지 않은 상태에서 전화통화만으로 플루틴캡슐 등 전문의약품을 처방한 처방전을 작성하여 교부한 것이 적발되어 검찰에 의해 기소된 사건이 있었는데 대법원은 의사 C는 환자를 직접 진찰하지 않은 것으로 판단하였습니다.[14]

---

12) 대법원 2013.4.11. 선고 2010도1388판결
13) 대법원 2020.1.9. 선고 2019두50014판결
14) 대법원 2020.5.14. 선고 2014도9607판결

위의 판결들은 원격진료가 허용되는지 여부에 상관없이 필요에 따라 약을 반복적으로 받는 재진환자인 경우 의사 자신이 직접 또는 간호사나 간호조무사를 통한 전화진료를 하고 처방전을 발행하는 것은 문제가 없다는 것을 보여주고 있습니다. 생각을 좀 더 확장시켜 볼까요? 그렇다면 의사가 전화로 환자를 진찰하여 처방전을 발급하고 국민건강보험공단에 이에 대한 의료비를 청구하는 것이 가능할까요? 최근에 이에 대한 대법원 판결이 있었습니다.

의사 D는 자신이 운영하는 정신과 의원에서 전화통화로 환자를 진료한 뒤 처방전을 발급하였지만 마치 내원해 진찰한 것처럼 요양급여비용을 청구한 혐의로 검찰에 의하여 사기죄로 기소되었습니다.

사건에서 대법원은 앞서 말한 바와 같이 의료법이 금지하는 것은 스스로 진찰하지 않고 처방전을 발급하는 행위를 금지하는 것으로 대면진찰을 하지 않은 상태에서 처방전을 발급하는 행위 모두를 금지하는 것은 아니라고 하며 전화진찰도 직접진찰에 해당한다고 하였습니다. 하지만 의사 D가 전화로 진찰을 하였지만 내원하여 진찰을 한 것처럼 요양급여비용을 청구한 것은 사기죄에 해당한다고 판결하였습니다.[15]

즉, 보건복지부장관이 고시한 국민건강보험의 요양급여대상은 내

---

15) 대법원 2013.4.26. 선고 2011도10797판결

원하여 대면하고 시행한 진찰만이 포함되고 전화진찰이나 이를 통한 약제비 지급은 요양급여대상으로 정하고 있지 않기 때문에 전화진찰한 것을 마치 직접 병원에 내원하여 진찰한 것처럼 요양급여비용을 청구하는 것은 일종의 기망행위라고 하면서 의사의 사기죄를 인정한 것입니다.

위의 판결들을 정리하면 비록 원격의료가 허용되지 않는 상황에서라도 필요에 따라 약만 받는 재진환자인 경우에 부득이하게 전화로 환자를 진료하고 처방전을 발행하는 것은 문제가 되지 않지만 초진환자의 경우 전화진료는 해서는 안 되며, 재진환자의 경우 전화진료를 통해 처방전을 발급하였다면 이에 대한 진료비를 건강보험공단에 신청하는 것은 사기에 해당하기 때문에 요양급여비용을 청구해서는 안 된다는 것이라고 할 수 있습니다.

 참고 2
E-Health와 U-Health

영화 '빅 히어로'에서 나오는 로봇 '베이맥스'는 환자의 질병 데이터를 수집하고 환자의 몸을 스캔하여 땅콩 알러지와 같은 환자 개개인의 질병을 알아내거나 상처부위에 소독하는 것과 같은 기초적인 치료도 할 수 있는 최첨단 헬스케어 로봇입니다. 이런 헬스케어 로봇이 가능할 수 있게 하는 기술이 바로 E-Health입니다.

E-Health란 정보통신기술을 활용하여 의학지식과 환자 정보를 최대한 제공하여 환자 진료 및 개인 건강관리에 효율적이고 합리적인 의사결정을 지원할 수 있는 정보체계를 말합니다. 이러한 헬스케어 산업은 벌써 우리의 일상생활과 밀접하게 다가왔습니다.

예를 들어 스마트폰에서 쉽게 사용할 수 있는 만보기 기능이나 최근 삼성전자가 스마트워치로 맥박파를 이용해 시간에 관계없이 혈압과 맥박을 측정할 수 있는 혈압측정 앱인 '삼성헬스모니터' 등을 들 수 있습니다. 최근 20대들은 다이어트 어플리케이션을 이용해 자신의 체중을 관리하고 운동 영상을 보는 등 자신만의 방식으로 건강을 관리하고 있습니다.

E-Health는 크게 5가지 유형으로 나눌 수 있는데 첫째는 content형으로 웹을 통해 접근이 가능한 건강 및 질병과 관련된 정보를 말하는 것으로 이를 통해 인간의 행동을 변화시키고, 의사결정 및 원거리 교육이나 훈련에 영향을 미치는 정보를 전자적으로 제공함과 동시에 이러한 정보 접근을 도와주는 표현 및 검색기능을 말합니다.

둘째는 community형으로 동료 및 전문가의 메시지를 전달하고 정보를 교환하며 정서적으로 지지하고 커뮤니티를 구축하는 것을 말합니다. 이런 커뮤니티를 형성함으로써 고객 및 참여자들은 네트워크를 형성하여 그 자체로 가치창출을 이루게 됩니다.

셋째는 commerce형으로 온라인 약국, 의료기기 온라인 구매 등 의료와 관련된 모든 전자상거래와 쇼핑을 포함하는 것을 말합니다.

넷째로는 connectivity형으로 임상 및 보건정보 시스템, 보건의료 서비스와 시스템을 통합하여 청구업무거래 등 보건의료 시장에 속하는 여러 참여자들을 연결하는 인터넷 기반의 재화와 서비스를 말합니다.

마지막으로는 care형으로 자가진료, 진료 조정, 전자건강기록, 협업적 임상 의사결정, 전문가 시스템, 질병관리 및 원격의료를 포함하는 유형입니다.

최근에 E-Health를 통해 의료서비스의 범위가 병원 내에서 환자의 생활공간인 가정이나 이동 중의 공간까지 확대되고 있고 여기에 언제 어디서나 서비스 이용이 가능한 유비쿼터스 기술이 보급되면서 E-Health는 U-Health라는 개념으로 발전하고 있습니다.

U-Health는 신체에 부착하는 계측장치를 이용하여 당뇨와 같은 만성질환의 관리부터 산모 및 태아의 건강관리, 심장질환 관리서비스에 이르기까지 다양하게 시도되고 있습니다. 예를 들어 핸드폰 같은 모바일 기기의 어플리케이션으로, 혹은 핏빗(fitbit), 애플워치, 삼성 기어 등의 스마트워치와 함께 앞서 말씀드린 '삼성헬스모니터' 어플리케이션을 사용한다면 혈압, 맥박, 체온 등의 활력징후와 함께 심

전도, 수면시간, 활동량, 낙상 유무, 섭취 음식 등 다양한 데이터를 수집하는 것이 가능하게 됩니다.

이렇게 수집된 정보를 병원이나 건강관리센터의 의사나 간호사들에게 전송하는 것이 허용된다면 먼 곳에 있는 의사나 간호사 혹은 인공지능이 환자들을 모니터링하면서 이상징후가 발생하는 경우 즉시 전문의료인에게 전달하여 만성질환의 적절한 관리가 가능하게 됩니다.

물론 이런 U-health가 장밋빛 전망만 있는 것은 아닙니다. 이러한 기술과 정보인프라를 구축하고 관련기기를 구입하거나 빌리고 서비스를 이용하는데 개인에게 적지 않은 비용이 들 것이라고 쉽게 예측할 수 있습니다. 따라서 이런 서비스 제공은 경제 능력에 따른 의료 접근성에 차이를 발생시켜 사회문제가 될 수 있습니다. 또한 이러한 개인의료정보가 사기업이나 나쁜 집단에 유출된다면 악용될 가능성도 배제할 수 없습니다.

어쨌든 E-Health와 U-Health란 흐름에 맞추어 국내 이동통신통신업체와 의료기관과의 협조와 협력이 긴밀해지고 있습니다. 대표적으로 SK텔레콤과 서울대학병원이 융합헬스케어 기술개발을 위하여, '헬스커넥트'라는 기업을 설립하고 몇 가지 의료서비스의 융합방안을 기반으로 시험적인 운용을 하였고, KT는 연세의료원과 '후헬스케어'를 설립하고 맞춤형 건강관리서비스를 추진하고 있습니다.

하지만 우리나라의 경우 IT와 의료의 융합이 미국과 같은 선진국과 비교하여 속도나 성과가 느린 편인데 이는 한국의 건강의료보험 상황과 관련이 있습니다. 한국의 건강보험제도가 전 국민들에게 시행되고 있으며 가격이 비교적 낮고 보장 범위가 넓은 것과, 국토의 크기에 비하여 많은 의사들이 배출되어 거의 모든 시골에도 작은 병의원이 있어 접근성이 매우 뛰어난 편이기 때문입니다.

따라서 한국에서 U-health 산업을 발전시키기 위해서는 영리병원이나 민간보험이 더 활성화되거나 건강보험료나 의료비의 급상승으로 IT기술의 실제 서비스화가 정말로 필요한 순간입니다. 하지만 이런 상황은 의료민영화의 진척 정도와 많은 관련이 있기 때문에 많은 진보적인 시민단체에서 사업 자체를 반대하고 있습니다.

2 개인의료정보가 전산화되면 정보가 유출되거나 남용되지 않을까요?

- 개인정보의 전산화와 환자개인정보 보호에 대한 논란

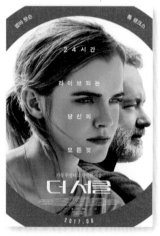

https://www.themoviedb.org/?language=ko-KR

2017년 개봉한 엠마왓슨이 주연을 맡은 영화 '더 서클'을 아시나요? 이 영화에서 메이(엠마 왓슨)는 세계적인 SNS를 운영하는 회사인 서클에 입사합니다. 입사한 어느 날 팀장에게 개인 SNS를 할 것을 권유받고 SNS에 발을 담그면서 다른 직원들과도 네트워크가 형성이 됩니다. 어느 날 서클의 CEO인 베일리(톰 행크스)가 메이의 몸에 아주 작고 몸에 쉽게 부착할 수 있는 카메라를 부착하고 메이의 사생활을 모두 공개하자는 제안을 하였고 이에 동의한 메이는 SNS 유명인이 되었습니다.

하지만 집과 몸에 설치한 카메라는 그녀의 부모님, 친구, 주변 사람들의 삶까지 외부에 노출되는 부작용을 낳았습니다. 집에 설치된 카메라로 인하여 부모님의 19금 현장을 생중계하는 사고가 발생하였고, 짧은 시간 안에 사람을 찾는 소울서치 서비스를 소개하면서 동네 친구 머서를 찾는 도중에 머서가 자신을 촬영하는 사람들을 피해 도망을 다니다가 다리에서 추락해 사망하게 됩니다.

이 사고로 메이는 정신을 차리고 서클의 대표와 그의 조력자들에게 복수하면서 영화는 끝나게 됩니다. 다소 뻔하면서 밋밋한 스토리 전개로 흥행에는 실패하였지만, 개인정보들이 얼마나 중요한지를 잘 보여준다고 할 수 있습니다.

정보통신기술의 눈부신 발전으로 과거에는 영화에서나 가능했던 일들이 현실화되고 있습니다. 이러한 추세에 스마트폰은 불을 지폈습니다. 스마트폰은 '전화'라는 말 자체의 의미와는 완전히 다른 물건으로 바뀌어 전통적인 의미인 사람들과의 통화는 물론이고 언제, 어디서나 원하는 정보를 검색하거나, 공유/교환할 수 있고, 원하는 물건을 살 수도 있으며 더 나아가 서로 대화하는 일상의 친구가 되고 있습니다.

직장인들은 코로나19가 가져온 언택트(untact)라는 사회적 분위기와 함께 더 이상 일하기 위하여 굳이 회사에 출근할 필요가 없는 세상으로 진화하고 있습니다. 의료 분야도 예외가 아닙니다. 1996년 건강보험심사평가원이 요양의료기관 진료비 청구, 심사, 지급 등 업무를 전자문서 교환방식으로 처리하는 보험청구 전자문서교환서비스(Electronic Data Interchange, 흔히 약자로 EDI라고 합니다)가 시행되어 국내 의료정보화 확산에 크게 기여하였고, 2000년대 초반부터 종합병원들은 전자의무기록 및 의료영상을 전산화시켜 종이나 영상필름이 없는 병원으로 변화하였습니다.

이러한 변화는 환자들이 몸으로 느낄 수 있게 되었습니다. 이전의 의무기록은 종이에 의사가 자필로 기록하고 서명하는 양식이었고 흉부 X선이나 CT의 경우도 모두 필름으로 인화하여 보관하였기 때문에 병원에서는 의무기록과 영상필름을 보관하고 관리하는 것이 매우 어려웠습니다. 환자의 경우도 마찬가지입니다. 의무기록과 영상필름은 원본이 1개이기 때문에 환자가 A과와 B과를 하루에 동시에 보려면 환자의 의무기록과 영상이 환자와 같이 옮겨 다녀야 했는데 이게 만만치 않습니다.

필자가 병원에서 인턴할 때에는 이런 영상필름을 저장소에서 찾아 필요한 사람들에게 가져다 주는 인턴만이 따로 있었을 정도였습니다. 또한 환자의 영상필름이나 의무기록을 잃어버리는 경우도 비일비재했습니다. 하지만 현재 거의 모든 병원에서 영상검사들과 의무기록이 전산화되었습니다. 1999년 종합병원에서 처방전달시스템(OCS)이 도입된 경우가 50%에 미치지 못하였지만 2010년 94%로 급상승하였고 전자의무기록시스템(EMR)의 경우 1999년 미미한 현황에서 2017년에는 병원의 91.4%, 의원급은 77%가 사용하고 있습니다.[16,17] 이러한 의료정보전산화는 환자가 하루에 동시에 몇 개 과를 진료받는 것이 문제가 되지 않게 되었습니다.

또한 이전에는 환자가 다른 병원으로 옮길 때 원본 CT, MRI 필름을 복사했는데 필름 자체도 무겁고 복사한 필름의 해상도도 좋지 않아 다시 찍으라고 해서 사회적인 문제로 떠오르기도 하였습니다. 하지만 지금은 병원을 옮길 때 CD 한두 장이면 충분하고 영상의 해상도도 원본과 차이가 없습니다.

앞으로는 이러한 전산화된 병원의무기록과 디지털영상정보를 이용해서 인공지능을 훈련시켜 거꾸로 임상에서 환자를 진단하거나 CT/MRI와 같은 영상을 판독시키고 더 나아가 치료계획을 세우는 데 이용할 것으로 기대되고 있습니다(인공지능에 대해서는 제1단원 5장을 참고하시기 바랍니다). 하지만 이러한 환자의 의무기록과 영상기록을 전산화하는 것이 반드시 좋은 것만은 아닙니다. 여기서는 개인의료정보의

---

16) 건강보험심사평가원. 요양기관 정보화 실태조사. 2011.
17) 'EMR 보급률 최고 수준 한국? "실상은 '매우 낮음'". 메디파나뉴스. 2018.9.10.

전산화로 인해 대두되는 문제점에 대하여 논의해보도록 하겠습니다.

개인정보와 의료정보[18]

우선 개인정보나 의료정보가 무엇인지에 대한 개념정립이 필요합니다.

개인정보란 생존하는 개인에 대한 정보로 성명, 주민등록번호 등의 사항에 의하여 개인을 식별할 수 있는 정보로서 그 정보만으로 특정 개인을 식별할 수 없더라도 다른 정보와 용이하게 결합하면 개인정보라고 할 수 있습니다. 이러한 개인정보는 법인이나 단체의 경우해당되지 않고 사망자의 정보라고 하더라도 유족과의 관계가 나타나거나 유족의 사생활을 침해하는 경우에는 개인정보로 간주됩니다.

의료정보란 환자 상태에 대한 진단, 치료 경과, 경과 관찰 등 의료행위와 관련되어 수집된 자료를 말합니다. 최근에는 이런 전통적인의료정보 외에도 질병, 보험청구, 처방 등 다양한 내용을 포함하기도 합니다.

개인정보와 의료정보는 원래 목적과 다르게 사용되는 경우 개인의프라이버시 및 재산권익을 손상시킬 수 있기 때문에 매우 신중하게

---

18) 지혜정 등. 인터넷 환경에서의 의료정보화와 환자개인정보 보호 방안. 한국인터넷방송통신학회 논문지 제8권, 2008, p235-241.

취급되고 관리되어야 합니다.

의료정보의 생성

병원에서 의료정보는 처방전달시스템(Order Communication System, OCS), 의료영상저장전송시스템(Picture Archiving and Communication System, PACS), 전자의무기록(Electronic Medical Record, EMR)을 통해 전산화되어 관리됩니다.

여기서 처방전달시스템이란 진료의사에 의하여 발생된 처방을 신속하고 정확하게 필요한 부서로 전달하고 처리하는 시스템으로, 의사가 처방을 내리면 내려진 처방은 약국이나 검사부서로 이동되어 투약과 검사를 시행하게 해주고, 원무부서로도 이동이 되어 사용된 약이나 검사에 대한 비용을 계산하여 건강보험에 비용을 청구하게 됩니다.

의료영상저장전송시스템이란 의료환경에서 발생되는 초음파검사, CT, MRI와 같은 각종 의학영상을 디지털 데이터로 전환하여 컴퓨터 저장장치에 저장하고 이를 네트워크에 연결된 다수의 컴퓨터에 전송하여 조회할 수 있게 하는 시스템으로써 영상필름이 없어도 진료실에 컴퓨터만 있으면 CT, MRI와 같은 영상정보를 바로 확인할 수 있게 합니다.

전자의무기록이란 종이의무기록을 전산화한 형태로 의사가 의료기록을 종이 대신 전자차트에 입력하면 입력된 기록을 보관하는 시스템으로 의사들이 환자의 의무기록에서 정보를 찾는 시간을 줄이고 의무기록을 보관하거나 관리하는 노력과 시간을 줄일 수 있게 하였습니다.

이러한 의료정보의 전산화는 환자의 진료 대기시간을 감소시키고, 편리하게 정보를 저장할 수 있습니다. 또한 의무기록에 빠르게 접근할 수 있고, 건강보험청구를 자동화시킬 수 있으며, 환자들이 의무기록을 찾고 관리하는 비용을 절감하고 이런 데이터들을 모아 통계적이고 체계적인 분석을 할 수 있게 하는 등 효율적으로 의료정보를 관리하고 사용할 수 있다는 장점 때문에 거의 모든 병의원들에서 사용하고 있습니다.

개인의료정보 보호의 필요성

문제는 개인의 의료정보가 사생활과 관련된 많은 민감 정보를 포함하고 있기 때문에 의료정보화가 진전되면 될수록 개인정보가 유출되거나 변조될 위험성을 내포하고 있는 것도 사실입니다.

특히 단순히 개인정보가 유출된 것만으로도 사생활의 침해가 우려되는 상황에서 매우 민감하고 개인 프라이버시로 가득 찬 의료정보가 누출되었을 경우 개인의 사생활 침해와 함께 사회 전체에도 많은 영향을 미칠 수 있습니다.

예를 들어 민간보험회사가 가입을 희망하는 사람의 의료정보 및 유전정보를 알고 있다면 이런 정보를 바탕으로 보험가입에 차별을 두거나 높은 보험료를 청구할 수 있습니다. 직장에서도 치명적인 질병의 발생 가능성이 높다는 이유만으로 고용할 때 차별을 할 수 있고, 최악의 경우 특정 유전자를 가졌다는 이유만으로도 혼인에서 차별이 발생할 수 있습니다.

나아가 성병이나 인간면역결핍바이러스(HIV)에 대한 정보, 정신 질환 치료에 대한 정보, 여성의 임신/낙태 경험 등에 대한 정보가 공개되면 이로 인한 사회적 낙인이나 고용상의 불이익, 집단 따돌림, 사회적 평판이 떨어질 수 있다는 점에서 매우 치명적일 수 있습니다. 최악의 경우 이러한 정보를 악용하여 공갈/협박, 피싱(phishing)과 같은 사기에 이용될 수도 있습니다.

전산화된 의료정보들에 권한이 없는 사람들이 접근하여 의료관련 정보를 위조하거나 변조시킬 수 있고, 데이터를 해킹하여 시스템을 파괴할 수도 있습니다. 또한 병원의 전산화된 의료정보를 다루는 사람이 의사와 의무기록 관리자 외에도 프로그램을 제공하는 프로그램업체, 병원의 의료정보 관리를 담당하는 외주업체, 약국의 처방전 관리프로그램을 제공하는 프로그램업체, 병원에서 약국으로 전자처방전을 발행을 대행해주는 대행업체, 건강보험공단과 건강보험심사평가원 등 너무 많아져서 병원 외부로 유출될 위험도 커지게 됩니다.

예를 들어 2005년 전자의무기록을 채택하고 있는 국내 10개 대형 병원을 조사한 결과 모든 병원이 환자의 진료내역이 주치의와 같은 해당 진료의사 외에도 병원 직원들에게 노출된 것으로 밝혀져 논란이 된 적이 있습니다. [19] 이 병원들에서는 담당의사가 아니더라도 입원한 환자의 이름을 단말기에 입력하면 환자의 주민등록번호와 주소 등의 신상 명세 및 혈액검사 등 주요 검사 결과와 함께 투약 정보, 수술 정보, 각종 성병, 인공중절수술 과거력, 정신병 여부 등 환자들의 민감 의료정보를 쉽게 알 수 있었고, 의무기록 관련 프로그램 공급업체 영업사원들이 의무기록 관리의 편의를 위해 언제든지 프로그램을 변경하거나 설치할 수 있었기 때문에 의료정보업체 직원들에게도 환자들의 민감 의료정보가 노출되어 있었습니다.

환자 정보 유출사례

이제까지 병원에서 환자 정보가 누출되어 사회적 논란이 있었던 사고는 여러 건 있었습니다. 미국에서는 2008년 4월 미국 뉴욕-장로교 병원의 직원 한 명이 병원에서 치료를 받았던 환자 4만여 명의 개인신상기록을 빼돌린 사건 등 2009년 이후부터 약 600여 건의 유출사

---

19) 김동수, 김민수. e-Health 시대의 진전에 따른 의료정보보호의 쟁점 및 정책방향. 정보화정책 제13권, 2006, p128-48.

건이 일어나 2천2백만 명의 피해자가 발생하였다고 합니다.

　일본의 경우 2004년 일본의과대 부속병원에서 환자의 이름, 병명, 검사 결과 등의 개인정보 약 17,000여 건이 저장된 컴퓨터가 사라져 일본경찰이 수사에 들어간 적이 있다고 합니다.

　우리나라도 예외는 아닙니다. 국민건강보험공단 직원이 개인정보 약 12,000건을 불법으로 열람하고 1,855건의 개인의료정보를 유출하여 사회적으로 문제가 된 사건 이외에도 여러 사건이 있었습니다(표 참조).

언론 기사화된 우리나라 의료기관에서의 개인정보 유·노출 현황 [20]

연도	내용	출처
2006	고물상에 버려진 병원 처방전 "개인정보 줄줄 새네"	노컷뉴스
2012	환자 '병력정보'를 이면지로 활용한 국립암센터	노컷뉴스
2012	611개 산부인과, 환자 개인정보 23만건 유출	조선일보
2012	'구글링했더니…' 100여개 사이트서 개인정보 884만건 줄줄	중앙일보
2012	경기도 도립병원들이 지난해 개정된 '개인정보 보호법'에 정한 안전조치 안 취해	아시아투데이
2013	S통신사 전자차트설치 의료기관에서 환자동의없이 개인정보 제3자 제공	청년의사
2013	"거래 안하면 개인정보 유출" 성형외과 해킹해 협박	JTBC
2015	건당 50원… 당신의 진료정보가 샌다	조선일보
2018	병 · 의원 홈페이지 해킹 후 개인정보로 환자 '협박'	데일리메디

20) 한국보건사회연구원, 의료기관의 개인정보 보호현황과 대책, 2013.

이러한 개인정보 유출은 병원이 아니라 병원과 연계된 사업을 하는 곳에서 발생하는 경우도 많습니다. 예를 들어 2015년에 검찰이 환자 4천4백만 명의 진료정보 47억 건을 빼돌린 의료정보시스템 대표 등 24명을 기소한 적이 있습니다. 이들은 병원에 의료정보시스템을 만들고 의료기관이나 약국의 전산시스템을 구축하고 유지/보수하는 과정에서 불법적으로 유출하였다고 합니다.

전산화된 의료정보의 보호 및 관리

그렇다면 디지털화된 의료정보를 보호하기 위하여 선진국들은 어떤 조치를 취하고 있을까요?

미국은 미국전역에서 의료보험에 대한 이전이 이루어질 수 있도록 1996년 제정된 건강보험 이전과 책임에 관한 법(HIPPA)으로 의료정보의 표준화, 안전 보호, 프라이버시 보호에 대한 규정을 하고 있습니다.

이 법은 의료정보에서 환자의 신원정보 사용은 치료와 지불과 같은 의료목적과 함께 연구와 교육을 위해서만 사용할 수 있게 하는 등 의무기록을 작성하는 의사와 의료기록의 주체인 환자 간의 기밀유지와 사생활을 중점적으로 보호하고 있습니다. 만약 이 법을 어긴 경우 민사벌의 경우 1회에 100달러, 연간 25,000달러 이내의 벌금을 부과하지만 형사벌의 경우 단순한 수집 등의 경우 50,000달러 이하의 벌금 또는 1년 이하의 징역, 사기나 기타 불법적인 수단이 사용하여 수집한 경우 100,000달러 이하의 벌금 또는 5년 이하의 징역, 수집된 정보를 판매하는 경우 250,000달러 이하의 벌금 또는 10년 이하의 징역을 부과하도록 되어 있습니다.[21)

캐나다의 경우 온타리오주의 개인의료정보 보호법이 가장 체계화되어 있는데 이 법에 따르면 개인의료정보를 수집하거나 사용이나 공개를 하려면 환자 동의를 얻어야 하고, 의료정보 관리자는 모든 개인의료정보를 기밀로 처리하고 보안을 유지해야 합니다. 환자는 의료정보 관리자가 자신의 의료정보를 다른 의료서비스 제공자에게 누설되지 않도록 요청할 수 있는 권한이 있어 모금이나 마케팅 목적으로 개인의료정보를 사용하는 경우에 환자에게 우선적으로 동의를 받아야 합니다. 만약 이 법을 위반할 경우 개인의 경우 50,000달러, 기업 또는 단체의 경우는 250,000달러의 벌금을 부과할 수 있습니다.

우리나라에서도 진료정보는 의료법에 따라 수집하고 보유할 수 있기 때문에 환자의 동의 없이도 수집이 가능하지만 법에 명시된 경우 이외에는 열람이나 제3자에게 제공할 수 없습니다. 또한 주민등록번호는 암호화하는 등 안전한 관리를 위한 조치를 이행해야 합니다.

---

21) 방윤희 등. 국가별 개인정보 보호법 및 의료정보 보호법의 비교연구. 한국콘텐츠학회논문지 제14권. 2013, p164-74.

진료정보의 보유기간은 최소 10년이고 진료목적상 필요한 경우 연장을 할 수 있습니다.

정리

개인정보는 시대와 기술, 그리고 사람들의 인식이 변화하면서 적용대상과 범위도 변화합니다. 이 중에서 의료기관에서 생성되고 관리되는 개인의료정보는 개인의 건강상태와 병력까지 알 수 있어 본인 이외의 제3자에게 유출될 경우 심각한 프라이버시 침해와 동시에 사회·경제적 문제를 발생시킬 가능성이 있기 때문에 정보기밀 유지가 매우 중요합니다.

최근에 여러 의료정보의 전산화가 계속 진행되면서 이러한 개인의 민감 의료정보를 어떻게 관리하고 유지할지가 매우 중요한 이슈로 떠오르고 있습니다. 하지만 의료정보를 직접 생산 및 관리하는 해당 의료기관에만 이런 의료정보 관리의 책임을 두게 할 수는 없습니다. 소규모 병의원의 경우 의료정보를 보호하고 관리하는 데 많은 인력이나 비용을 투입할 수 없기 때문입니다.

따라서 전산화된 의료정보를 수집하거나 저장 및 이용하는 과정에서 관여하는, 정부를 포함한 모든 관련 기관들이 함께 책임지고 관리할 수 있게 해야 합니다. 이와 함께 개인의 민감 의료정보가 굉장히 중요하고 관리가 필요하다는 것을 의사들에게 심어주어 의사들이 환자의 의료정보 관리에 대한 책임 의식과 윤리적 사명감을 갖게 하는 것이 제일 중요하다고 보여집니다. 이러한 의료정보를 만들고 사용하는 사람이 의사들이기 때문입니다.

3

민감한 개인의료정보를 빅데이터로 만들어 활용하는 것은 문제가 없을까요?

- 보건의료 영역의 빅데이터 활용에 대한 논란

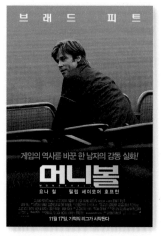

https://www.themoviedb.org/?language=ko-KR

2011년 개봉한 브래드 피트 주연의 '머니볼'이라는 영화를 아시나요? 이 영화는 미국 프로야구 만년 꼴찌팀이던 오클랜드 애슬레틱스를 최강팀으로 만든 빌리 빈 단장의 실화를 바탕으로 만들어졌습니다. 그는 총 선수 연봉이 4천만 달러에 불과한 오클랜드를 1억 달러를 넘기는 뉴욕 양키스 같은 팀을 상대로 높은 승률을 거두어 포스트시즌에 진출할 수 있었습니다. 이렇게 오클랜드를 가성비 좋게 만들 수 있었던 힘은 바로 데이터 분석이었습니다.

빌리 빈은 야구경력이 전무한 통계학도나 경제학도를 고용하여 선수의 자질 중에서 팀 승리에 기여하는 요소들만 모아 데이터베이스를 만들었고 이 데이터를 바탕으로 선수를 선발하고 영입하였습니다. 이런 구단 운영은 경험과 감에 의존하는 감독, 스카우터와 많은 마찰을 빚었지만 결국 최약체 팀으로 평가받던 오클랜드를 4년 연속 포스트시즌 진출시켰고, 메이저 리그 역사상 첫 20연승이라는 신화까지 만들어냈습니다.

흥미롭게도 빌리 빈이 분석한 데이터양은 USB 하나에 담길 정도밖에 되지 않았다고 합니다. 이 영화는 원하는 결과를 만들어내기 위해서는 데이터를 분석하는 것이 얼마나 중요한 것인지를 자세히 보여주었습니다.

우리나라의 역사를 보면 1990년대까지를 아날로그의 시대라고 정의할 수 있습니다. 아날로그 시대에는 데이터를 축적하기 매우 어려웠고 축적된 데이터가 있더라도 너무 방대하고 정형화가 되어있지 않은 경우가 많아 그냥 버려지는 경우가 많았습니다. 하지만 인터넷 혁명과 정보화는 세상을 디지털화하여 우리가 살면서 행동하는 모든 행동을 축적하고 분석할 수 있게 되었습니다.

이런 종류의 매우 방대하지만, 정형화되어 있지 않은 데이터를 '빅데이터'라고 하는데 빅데이터를 만들고 분석하는 것이 4차 산업혁명의 중요한 한 분야이면서 동시에 미래 경제성장을 이끌고 고용을 창출할 차세대 먹거리로서 사회적으로 많은 관심을 받고 있습니다.

빅데이터는 여러 분야가 있지만 이 중에서도 가장 주목을 받는 분야가 보건의료 영역의 빅데이터입니다. 보건의료 영역의 빅데이터는 잘만 이용한다면 질병을 진단하고 예후를 예측하는 등 보건의료의 질을 향상시키고 보건의료서비스를 개선할 뿐만 아니라 상업적으로 이용할 수 있기 때문입니다.

보건의료 영역의 빅데이터는 사람들의 민감한 의료 및 건강정보를 포함하기 때문에 엄격하게 관리되어야 합니다. 그러나 엄격히 관리하도록 너무 강제하면 병원은 보건의료 영역 빅데이터를 만들 의욕을 잃게 되고, 사기업은 보건의료 영역 빅데이터를 상업적으로 이용하지 못하게 되어 이를 통한 경제성장 및 고용 창출이 불가능해집니다.

또 너무 느슨하게 관리하는 경우에는 개인의 민감한 의료정보가 불특정다수에게 노출되어 개인이 피해를 입을 수 있습니다. 이와 함께 정부기관에서 만든 보건의료 영역의 빅데이터를 영리를 추구하는 사기업에까지 제공하는 것에 대하여 논란이 있을 수 있습니다. 여기서는 보건의료 영역의 빅데이터의 생성과 사용 논란에 대하여 이야기해 보겠습니다.

빅데이터란

이전의 빅데이터가 단순히 데이터의 양이 많은 것을 의미하였다면, 지금의 빅데이터는 너무 방대하여 일반적으로 사용하는 방법이나 도구로 수집 · 저장 · 검색 · 분석 · 시각화하기 어려운 정형 또는 비정형 데이터를 의미합니다.[22] 빅데이터는 우리가 알지 못하는 새로운 것을 의미하는 것이 아니고 지금까지 우리가 데이터라고 인식하지 못하거나 버려왔던 모든 것을 모두 데이터화시키는 것이라고 할 수 있습니다. 빅데이터는 크게 정형화된 데이터, 비정형화된 데이터, 반정형화된 데이터로 나눌 수 있습니다.

정형화된 데이터란 일정한 규칙을 가지면서 체계적으로 정리된 데이터로서 그 자체로 의미를 해석할 수 있고 바로 활용이 가능한 데이터입니다. 예를 들어 매년 통계청에서 발표하는 통계자료, 방송통신 실태조사, 각종 과학적 데이터 등이 해당합니다.

비정형화 데이터란 형태도 없고 연산도 가능하지 않은 데이터로서 주로 텍스트, 영상, 음성 등을 데이터화한 것을 말합니다.

반정형화 데이터란 형태는 있지만 연산이 가능하지 않은 데이터를 말합니다.

우리가 아는 상당수의 빅데이터는 방대한 규모와 함께 정보 내용

---

22) 김동완, 빅데이터의 분야별 활용사례, 경영논집, 제12권, 2013, p39–52.

이 너무 다양하고 정형적이지 않으며 복잡성으로 인해서 데이터를 모으고 관리하는 데 많은 비용이 들고 분석하는 것이 매우 어려워 거의 사용되지 않고 버려지는 경우가 흔했습니다.

하지만 스마트폰과 같은 다양한 스마트 기기가 많이 보급되면서 정보 디지털화가 쉬워졌고 CPU, 저장장치, 메모리 등 하드웨어의 가격이 낮아지고 정보의 저장과 처리 비용이 매우 저렴해졌습니다.

또한 통계처리기술이 발달하면서 비정형 데이터를 빠르게 처리하여 결과를 얻을 수 있기 때문에 이전에는 처리되지 않고 버려지던 빅데이터가 주목을 받기 시작한 것입니다. 특히 이러한 빅데이터를 이용하여 성공적으로 비즈니스적인 가치를 찾은 사례가 하나둘 보이기 시작하면서 더욱 주목을 받고 있습니다.

보건의료 영역의 빅데이터[23]

보건의료정보란 의료기록, 간호기록, 처방전, 검사기록, 검사결과 기록 등 의사가 의료행위를 하면서 수집된 자료들과 이 자료들을 기초로 연구, 분석된 정보들을 말하는데 정보의 생산 및 보유 주체에 따라 민간기관과 공공기관으로 나눌 수 있고, 데이터 유형에 따라 유전체

---

23) SAS 홈페이지. https://www.sas.com/ko_kr/customers/hira.html

데이터, 진료정보 데이터, 그리고 라이프로그 데이터로도 분류할 수 있습니다. 또한, 포함정보에 따라 일반적인 개인정보, 진료정보, 의료기관에서 가공된 정보가 포함된 협의의 의료정보, 개인의 건강증진 및 예방에 대한 정보도 포함된 건강정보로 분류할 수 있습니다.

이러한 의료정보는 주로 의사가 환자들에게 적절한 의료를 제공하기 위해 사용되지만 건강보험공단에 의료비를 청구하거나, 의료사고가 발생하는 경우 소송에 사용되는 경우도 있고, 의과대학/간호대학 생들의 교육에도 사용되며, 의과학자들이 임상연구를 하거나 생명보험이나 손해보험과 같은 사보험에서 가입자의 위험을 평가할 때 사용되기도 합니다. 이 외에도 병원에서 경영에 관련된 의사결정을 하거나 정부가 보건정책이나 복지정책을 수립할 때에도 사용됩니다.[24]

이러한 보건의료정보를 대규모로 모은 것이 보건의료 영역의 빅데이터라고 할 수 있습니다. 예를 들어 국민건강보험공단의 표본연구데이터베이스, 건강보험심사평가원의 환자데이터셋, 질병관리본부의 한국인체자원, 건강보험청구자료가 대표적인 보건의료 영역의 빅데이터입니다. 이 외에도 대형병원을 중심으로 전자의무기록이 보편화되어 있는데 이런 개별 의료기관이 가지고 있는 데이터도 빅데이터라고 할 수 있습니다. 우리나라는 다른 나라와 달리 공공기관에서 보

---

24) 박대웅 등. 보건의료 빅데이터의 연구목적 사용에 대한 법제 개선방향. 의료법학 제17권, 2016, p315-45.

건의료 영역의 빅데이터를 많이 생산하여 활용하고 있습니다.

외국사례

그렇다면 이러한 보건의료 영역의 빅데이터는 정말로 쓸모가 있을까요? 최근 보건의료 영역의 빅데이터를 효과적으로 사용한 외국사례가 있어 소개하면 다음과 같습니다.

필박스(Pillbox)[25] : 필박스는 미국의 국립보건원에서 사용자의 의약 오남용을 막기 위해 약에 대한 정보를 제공하는 것으로, 사용자가 사용 중인 약에 대한 정보가 불분명할 때 필박스를 통해 약에 대한 정확한 정보 확인이 가능합니다. 또한, 알약에 새겨진 글자, 번호, 색, 모양, 크기 등 간단한 약에 대한 설명만으로도 정확한 약의 효능 및 정보를 제공받을 수 있습니다.

미국의 국립보건원은 필박스서비스를 이용하여 연간 5천만 달러 이상의 비용을 절감하고 있다고 합니다. 또한 사용자가 검색한 약품 정보를 통하여 의약품 사용과 관련된 지도 및 그래프를 작성하여 현재 유행하고 있는 질병의 발생 장소 및 전염속도에 대한 분석, 질병에 대한 인적 대응 방법, 방제 인원에 대한 효율적인 방제 대책이 가

25) 김관형 등. 의료 IT와 빅데이터의 융합. 한국컴퓨터정보학회지 제21권, 2013, p17-26.

능해졌다고 합니다.

에볼라 바이러스: 에볼라 바이러스는 1976년 처음 발견되었는데 2013년 12월 아프리카 기니에서 의심 사례가 발생하였을 때 그 원인을 규명하지 못하여 크게 유행하다가 2014년 3월에 가서야 겨우 에볼라 바이러스에 의한 질병으로 확인되었습니다.

당시 질병의 원인이 되는 바이러스를 규명하기 위하여 기니의 첫 감염 환자에게서 분리한 세 종류 바이러스 유전체의 염기서열을 공공 핵산서열 데이터베이스인 젠뱅크(GenBank)에 공개하였고, 전 세계에서 다양한 연구자들이 연구에 참여할 수 있게 되어 빠른 속도로 새로운 연구 결과를 도출하는 데 도움을 받았다고 합니다.[26]

구글 독감 트렌드(google flu trends): 구글 독감 트렌드는 사람들이 구글이라는 검색엔진에 '독감', '인플루엔자' 등과 같이 독감과 관련된 주제를 검색하는 빈도수와 실제 독감 증상이 있는 사람 수 간에 밀접한 관계가 있음을 이용하여, 집계된 구글 검색데이터를 기반으로 독감의 유행 수준을 연도별로 예측하고, 전 세계 여러 국가 및 지역에서 보건당국보다 먼저 독감의 유행 수준에 대한 예측하여 주목을 받았습니다.[27]

---

26) 박미정. 보건의료 학술연구를 위한 공공데이터의 이차 활용 법제개선에 관한 연구: 생체, 의료정보와 유전체 정보를 중심으로. 한국의료법학회지, 제24권, 2016, p69–101.

27) Ginsberg J, et al. Detecting influenza epidemics using search engine query data. Nature, 제457권, 2009, p1012–1014.

우리나라의 사례

우리나라에서 공공기관의 보건의료 빅데이터를 이용한 연구논문 작성 이외에 실제적으로 보건의료 빅데이터 사용이 주목을 받기 시작한 것은 코로나19 대유행부터입니다. 심평원은 전국 97개 감염병 전담병원의 입원 가능 음압격리병상의 개수와 인공심폐장치인 에크모(ECMO) 현황을 파악할 수 있는 음압격리병상 모니터링 시스템을 운영하면서 확진자가 발생하였을 때 적절한 병상과 필요한 의료자원을 제공할 수 있게 해주었습니다.

또한 해외 각지에서 온 입국자를 중심으로 의료기관과 약국 등에서 환자의 해외여행 이력을 파악하는 의약품안전사용서비스/해외여행력 정보제공서비스를 통해 코로나19 감염 가능성이 높은 해외여행자들을 조기에 감지할 수 있었다고 합니다. 마지막으로 코로나19 대유행 초기에 보건용 마스크가 매우 부족한 상황에서 심평원은 공적 마스크 중복 구매 확인 시스템을 구축하여 약국에서는 소비자의 마스크 중복 구매 여부를 확인할 수 있었습니다. [28]

---

28) 심평원의 힘은 데이터…9만5천개 의료기관과 연결망 구축. 연합뉴스. 2020.8.10.

보건의료 빅데이터 분석 및 활용에 대한 찬반논란

하지만 환자를 치료하기 위하여 생성된 민감한 개인의료정보를 빅데이터화하여 원래 목적과 다르게 사용하는 것에 대하여 현재 많은 논란이 있습니다. 여기서는 각각의 의견을 들어보도록 하겠습니다.

보건의료 분야의 빅데이터 사용을 찬성하는 입장

첫째, 이제까지 의료산업은 질병을 진단하거나 치료하는데 머물렀지만 이런 빅데이터를 잘 활용할 수 있다면 현재의 여러 치료법을 분석하여 보다 효과적인 치료법을 찾을 수 있고, 투약효능을 기록한 데이터를 분석하여 고비용이지만 효능이 떨어지는 약물을 구매하지 않는 방식으로 보건의료 분야의 정책개발 및 의사결정에 도움을 주어 비용을 절감함과 동시에 특정 환자에게 질환을 일으키는 위험요소를 찾아내고 예방할 수 있게 됩니다.

둘째, 사물인터넷이나 웨어러블 디바이스 등과 같은 기술로 만들어진 빅데이터를 이용해 항노화산업, 웰니스산업, 건강관리 등 질병을 예방하고 관리하는 새로운 의료산업 분야가 발전하면 앞으로 우리나라의 신성장동력이 될 수도 있습니다. 마지막으로 빅데이터를 이용하여 인공지능을 훈련시켜 환자의 질병을 진단하고 치료하는 데 도움을 받을 수 있습니다.

보건의료 분야의 빅데이터 활용에 반대하는 입장 [29]

첫째, 보건의료 영역의 데이터는 매우 민감한 개인의 의료 및 건강정보로 만들어졌기 때문에 관련 정보가 불특정 다수에게 노출되거나 불법적인 행위를 하는 사람들에게 사적인 목적으로 이용, 유출되는 경우 개인이 겪을 피해는 매우 클 수 있습니다. 예를 들어 2018년 7월 대형 성형외과 병원의 의료정보가 전문 해커집단에 해킹되어 보유하던 개인정보가 유출되었는데 당시 해커들은 일부 환자들에게 수술사진을 가지고 있다며 개인정보를 인질로 삼아 비트코인을 요구하여 사회적 논란이 된 적이 있습니다. [30]

둘째, 빅데이터는 오랜 시간 축적된 방대한 데이터를 기반으로 수학모형 즉, 알고리즘에 따라 분석되는데 이러한 알고리즘은 데이터 입력 및 처리 과정, 결과값에 대한 해석이나 우연한 실수로 분석자의 주관이나 편견, 오해, 편향성이 개입될 수 있습니다. 또한 빅데이터 분석 활용은 필연적으로 사회적 소수자나 약자들의 권리가 침해받고 차별받을 수 있습니다.

셋째, 건강에는 개인의 특질은 물론이고 사회·경제적 요인들이 함께 영향을 미치지만 많은 보건의료 영역의 빅데이터에서는 개인의 특질만을 분석하기 때문에 질병 원인이 개인으로 책임이 전가되거나

---

29) 변혜진. 보건의료 빅데이타 추진 방향의 몇 가지 문제들. 의료와 사회 제8권. 2017. p40-61.
30) 유명 성형외과 개인정보 유출...고객 협박까지 2차 피해. 보안뉴스 2018.8.1.

특정 집단의 경우 건강 블랙리스트로 악용될 수도 있습니다.

넷째, 공공에서 만들어진 보건의료 영역의 빅데이터를 이익을 추구하는 사기업들이 상업적으로 이용할 수 있게 하는 것에 대한 논란이 있습니다. 보건의료 영역의 빅데이터에 대한 논란이 시작되기 전인 수십 년 전부터 민간보험업계는 지급률(손실률)을 보전하고, 맞춤설계를 하기 위하여 건강보험공단과 심평원이 독점적으로 보유하고 있는 개인건강정보와 기록을 공유하자고 지속적으로 요구하였고 그 결과로 현재도 일정부분을 공유하고 있습니다.

예를 들어 심평원은 2014년부터 2017년 8월까지 성별, 연령, 상병내역, 진료내역, 처방내역 등 총 1억 850만 명 분의 진료정보를 민간보험사 13곳에 제공하였고 보험사는 이를 위험률, 보험률 산출 등 영리목적으로 사용하였다고 보도되어 사회적으로 논란이 일어난 적이 있습니다.[31]

앞으로 민간보험사가 웨어러블 디바이스 및 스마트폰 앱 등을 통해 가입자의 운동량, 식이습관 등과 같은 생활습관 정보와 건강검진 결과, 혈당수치 등의 질병정보를 공공기관에서 생성된 개인의료정보와 통합하여 개개인의 위험도를 평가한 후 보험료율 산출에 사용할 수 있게 된다면 소득이 낮고 불안정한 일자리를 가진 사회취약계층의

---

31) 정춘숙 의원실 보도자료. "(추가확인)심평원, 민간보험사에 4천만명분 진료데이터 제공", 2017. 10. 31.

경우 차별, 배제, 낙인과 같은 더욱 불리하고 불평등한 문제를 일으킬 수 있습니다.

민간보험사 및 민간보험연구기관 빅데이터(표본데이터셋) 제공현황 [32]

구분	내용	제공받은 기관	제공받은 데이터	활용목적
2017. 10.24 발표	민간보험사	AIA생명, KB생명, KB손해, 롯데손해보험, 미래에셋생명, 현대라이프생명, 흥국화재해상보험	각 연도별 전체/입원/고령/소아 환자 데이터셋 등	진료환자분석 당사 위험률 개발 보험상품연구 개발을 위한 위험률 산출 등
	민간보험 연구기관	보험개발원, 보험연구원		순보험료 산출 위험률 산출 등
2017. 10.31 추가발표	민간보험사	교보생명, 삼성생명, 삼성화재해상보험, 신한생명, 코리안리 재보험	각 연도별 전체/입원/고령/소아 환자 데이터셋 등	위험률 개발 신상품 개발 환자통계연구 등

다섯째, 통일된 개인식별번호를 가지지 않아 생년월일, 거주지역, 이름 등을 조합해서 개인식별을 해야 하는 미국이나 유럽, 일본과 달리 우리나라는 모든 국민이 주민등록번호라는 개인식별번호를 가지

---

32) 정춘숙 의원실 보도자료. "(추가확인)심평원, 민간보험사에 4천만명분 진료데이터 제공", 2017. 10. 31

고 있기 때문에 비록 비식별 처리된 의료정보라고 하더라도 재식별화 즉, 정보에 포함된 개인을 특정화하기 매우 쉬운 환경이라고 할 수 있습니다. 이러한 특수한 상황은 공공기관에서 생성된 비식별 처리된 빅데이터를 대기업들의 고객데이터와 비교·결합한다면 언제든지 특정 개인을 식별하고 이를 상업적으로 이용할 수 있다는 것입니다. 예를 들어 2017년 OO생명과 OO카드는 양사에 동시 가입한 약 240만 고객의 가입건수, 보험료, 가입기간, 가입상품 및 카드이용 실적정보 등의 개인정보를 13회에 걸쳐 결합하였다고 보도된 적이 있습니다.[33] 최근 한 연구에서는 나이, 성별, 혼인 여부, 우편번호 등 15개의 속성만 알아도 익명화된 데이터로부터 개인을 99.98% 알아낼 수 있다는 연구논문이 발표된 바 있습니다.[34]

여섯째, 유전정보의 경우 DNA 염기서열 자체가 연구대상으로 비식별 처리를 할 수 없기 때문에 유전정보를 통해 개개인의 신원이 확인될 수 있다는 것입니다. 예를 들어 한 유럽의 연구진이 수십 년 전부터 의학연구에 사용되던 헬라세포의 DNA 염기서열을 분석해서 공개하였는데, 당시 연구진은 이 염기서열만으로는 그 세포의 주인이 누구인지 알 수 없다고 주장하였지만 몇몇 과학자들이 그 세포의 염기서열이 SNPedia라는 유전정보 사이트에 올라가자 몇 분 만에 세포

---

33) "개인정보 3억4천만 건, 박근혜 정부가 앞장서 유통". 경향신문. 2017. 10. 9.
34) 국회 '데이터 3법'의결… 의료계·시민사회노동 단체 반발. 의협신문. 2020.1.9.

주인과 가족의 개인정보가 올라왔다고 합니다.[35]

마지막으로 보건의료정보는 개인정보 중에서 가장 민감한 정보임에도 불구하고 현재의 제도하에서는 비식별 처리를 하면 정보제공자인 환자의 동의(informed consent)를 받지 않고노 사용할 수 있는데 이는 정보제공자들의 민감한 의료정보가 자신도 알지 못하는 사이에 상업적으로 유통될 수 있다는 것을 의미합니다.

자신의 의료정보가 외부로 유출되어 상업적으로 사용되는 것을 싫어하는 정보제공자도 있을 수 있지만 현재의 상황은 이를 막을 수 있는 방법이 없습니다. 외국의 경우 정보제공자가 자신의 정보가 공공의 목적과 부합하지 않게 사용된다고 생각되는 경우 공개적으로 반대 의사를 표시할 수 있고 이 경우 정보제공자의 정보만 공개하지 않는 옵트아웃(opt out)제도를 이미 시행하고 있습니다.

---

35) 김진현. 보건의료 빅데이터, 예견된 실패. 사회진보연대 정세보고서. 2017.11.13.

외국사례

미국에서는 2004년 환자 네트워크 및 실시간 연구 플랫폼인 '페이션츠라이크미(PatientsLikeMe)'가 설립되어 다양한 회원들의 임상데이터를 수집하여 제약회사나 보험회사, 연구소 등의 수요처에 판매하고 있습니다. 미국 FDA도 전자의무기록 정보를 바탕으로 의약품의 효능과 안전성을 감시하는 데 자료를 활용할 계획이라고 발표한 바 있습니다. SEES-MEDICARE 데이터베이스는 암 등록자료와 의료보험 자료를 연계하여 익명화하여 누구에게나 자료를 공개하고 있습니다.

이 외에도 보건의료 영역의 빅데이터를 상업적으로 이용할 수 있도록 정보를 구매하여 이를 가공해서 판매하는 데이터 브로커(Data broker)가 있어 연구대상자들에게 돈을 주고 의료민감정보를 구매하고 기업에게 이 데이터를 재가공하여 판매수익을 창출하는 등 건강정보를 상업적으로 판매하고 있습니다.

핀란드의 경우 1950년대부터 국민의 모든 의료기록을 수집해왔으며, 2007년 축적된 의료데이터를 중앙화하는 칸타(Kanta)시스템을 구축하여 현재 환자의 기록 98%가 전자문서로 저장되어 있고 이렇게 모아놓은 데이터를 연구나 서비스개발에 활용할 수 있게 개방하였습니다. 하지만 핀란드는 국민이 자신의 전체 임상기록 및 자신의 데이터에 대한 접근권한 여부를 스스로 관리할 수 있게 하였습니다.

일본은 2015년 익명 가공정보 개념을 도입한 개인정보 보호법 개정과 2017년 차세대 의료기반법을 제정하여 데이터의 익명가공을 통해 개인정보를 보호하고 동시에 연구기관과 공공기관에서 의료연구 분야의 연구와 개발을 목적으로 이를 활용할 수 있도록 하였습니다. 또한, 의료데이터를 민감정보로 규정하는 한국과 달리 배려를 요하는 개인정보로 규정함으로써 의료정보를 빅데이터화 할 수 있는 법적인 기반을 마련하였습니다.

정리

2020년 1월 9일 국회는 본회의를 열어 본인식별이 가능하지 않도록 처리한 정보를 민간에서 활용할 수 있도록 하는 내용을 담은 일명 데이터 3법(개인정보 보호법, 신용정보 보호법, 정보통신망법) 개정안을 의결하였습니다.

이 중에서 가장 핵심내용은 개인정보 보호법 개정안으로 개인정보를 개인정보(개인을 알아볼 수 있는 정보 또는 다른 정보와 쉽게 결합해 알아볼 수 있는 정보), 가명정보(추가정보를 사용하지 않고는 특정개인을 알아볼 수 없게 한 정보), 익명정보(다른 정보를 사용하더라도 더 이상 개인을 알아볼 수 없게 조치한 정보)로 구분하여 사용방법을 다르게 규정하였습니다.

즉, 개인정보의 경우 수집목적과 합리적으로 연관된 범위 내에서만 이용하거나 제공이 가능하도록 하였습니다. 하지만 가명정보는 이중으로 비식별 처리한 후에 통계 작성, 과학적 연구와 공익적 기록 보전 등의 목적으로 활용할 수 있도록 허용하였습니다. 반면 익명정보는 개인정보로 여기지 않고 제한없이 자유롭게 활용할 수 있도록 하였습니다. 개인정보 보호법이 개정됨으로써 앞으로 보건의료 영역의 빅데이터 활용이 가속화될 것으로 보입니다.

또한 2020년 1월 15일 정부는 혁신성장전략회의를 열어 관계부처와 함께 바이오헬스 핵심규제 개선방안을 의결하였는데 복지부는 바이오헬스산업 육성을 위해 의료데이터 중에서 비식별 처리가 어려운 유전자 정보의 경우에만 개인 동의절차를 거치고 다른 의료정보에 대해서는 개인 동의를 받지 않게 하는 등의 의료데이터 활용지침과 함께 바이오·병원·신약·화장품 등의 분야에 데이터센터를 조성하고 센터간 연계체제를 구축할 방침을 밝혔습니다. 하지만 이 법은 시행하기 전에도 많은 비판을 받고 있습니다.

한 시민단체는 새로이 개정된 법률이 정보주체의 동의권은 물론 민감의료정보를 열람하거나 삭제, 정보이전, 개인정보를 유출할 때 통지받을 권리 등을 인정하지 않아 기업들이 어떻게 내 정보를 활용하고 판매하고 결합하는지, 어떤 사고로 유출되고 악용되는지 알 수 없다고 비판하였습니다. 의료계 역시 극도로 민감한 개인의료정보를 민간이 활용할 수 있게 됨에 따라 부작용을 우려하고 있습니다.

의료정보를 데이터하고 이를 불특정다수에게 이용하게 하는 것은
양날의 칼과 같습니다. 그렇다고 미국이나 유럽과 같은 나라에서 이
미 다 시행하고 있는데 우리나라만 시행하지 못하게 하는 것은 결국
관련 산업의 경쟁력을 떨어뜨려 미래 먹거리 산업을 육성하지 못하는
일이 될 수도 있습니다. 또한 많은 사람들이 우려하는 위와 같은 문
제들은 기우일 수도 있습니다. 우려는 어떻게 밸런스를 맞출 수 있을
까요? 지혜가 필요한 때라고 생각합니다.

 참고

개인의 동의 없이 사용된 개인의료정보의 이용
-서울중앙지방법원 2017.9.12. 선고 2014가합508066판결

대한약사회는 의약품 관련 정보를 수집하여 데이터베이스를 구축
하고 의약품 관련 연구용역사업을 수행하기 위하여 약학 정보원을 두
고 있는데 대한약사회는 일선 약국에 PM2000이라는 조제료 및 복약
지도 비용을 청구하는 프로그램을 배포하였습니다. 이 프로그램은
환자들이 처방전을 제출하면 일선 약국들은 처방전에 기재된 사항을
이 프로그램에 입력하고, 입력된 정보[36]는 건강심사평가원에 전송
하여 조제료, 복약지도 비용 등을 청구하는 데 사용되었습니다.

2011년 1월 PM2000 프로그램이 업데이트되면서, 약국에서 이 프

로그램에 환자의 처방전 정보를 입력하면 이 정보들이 약학정보원의 중앙 서버에도 저장되게 만들었습니다. 약학정보원은 보건의료 분야 컨설팅 기업인 한국 아이엠에스헬스(IMS health)에 정보 공동 사용 계약을 체결한 후에 이렇게 수집된 정보를 암호화하여 전달하고 회사로부터 대가를 받았습니다. 이 사실을 알게 된 환자들과 의사들은 약사회에 대하여 개인정보침해를 이유로 의사 1인당 300만 원, 환자 1인당 200만 원 등 위자료 총 54억여 원을 배상하라고 소송을 제기하였습니다.

법원은 '개인정보는 특정 개인을 식별할 수 있는 정보를 의미하는 것으로 개인정보를 암호화 등 적절한 비식별화 조치를 취하여 특정 개인을 식별할 수 없는 상태에 이르면 개인정보에 해당하지는 않지만, 비식별화 조치가 이루어졌다고 하더라도 재식별 가능성이 현저히 높다면 적절한 비식별화 조치가 이루어지지 않은 것이기 때문에 개인정보 보호법이 적용되는 개인정보에 해당한다'고 하면서 약학정보원에서 정보주체의 동의를 받지 않고 개인정보를 수집한 것은 위법의 소지가 있지만 실제로 이로 인한 손해발생이 발생하지 않았기 때문에 배상 책임은 인정하지 않았습니다.

---

36) 환자성명, 주민번호, 의료기관의 명칭 및 전화번호, 질병분류번호, 의료인의 성명, 면허종류 및 면허번호, 처방의약품의 명칭, 분량 및 용법, 처방전 발급 연월일 및 사용기간 등이 입력되었다고 합니다.

약사회의 경우 약국의 처방관리 프로그램인 PM2000의 저작권자라는 이유만으로는 불법행위를 했다는 책임을 인정하기는 어렵고, 약학정보원의 경우 비식별 처리가 완전히 되지 않은 의료정보를 정보주체의 동의를 받지 않고 한국 아이엠에스헬스라는 기업에 제공한 것은 개인정보 보호법 위반에 해당하지만 해당정보가 약학정보원과 한국 아이엠에스헬스에 제공된 이외에 다른 곳으로 유출되거나 제3자가 열람했을 가능성이 있다고 보기는 어렵기 때문에 실제 손해가 발생한 부분이 증명되지 않아 배상책임이 없다는 것입니다.

4 인간의 유전자 정보와 유전자 편집기술을 특허로 인정해야 할까요?

- 유전자 정보와 유전자 편집기술에 대한 특허 허용에 대한 논란

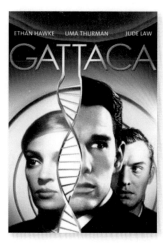

https://www.themoviedb.org/?language=ko-KR

1997년 개봉한 영화 가타카(GAT-TACA)라고 알고 계시나요? 이 영화는 자식을 태생적으로 우월하게 하고 선천적인 질병과 장애로부터 보호하기 위해 유전자 조작이 만연한 미래를 배경으로 하고 있습니다. 이 미래 사회는 아기가 태어나는 순간 아이의 발바닥에서 채취한 피 한 방울로 유전자를 판독하여 예상수명과 질병,

성격 등을 판별하여 사회적 지위가 부여됩니다. 주인공 빈센트는 유전자 조작을 하지 않고 자연임신으로 태어났는데 심장질환 가능성 90% 이상, 우울증 및 집중력 장애, 근시를 가지며 기대수명이 30세에 불과할 것이라는 판정을 받아 시스템 내에서 부적격자로 분리되었습니다.

빈센트의 부모들은 남동생이 있으면 좋겠다는 바람에 따라 열성인자를 모두 제거하고 우성인자로 가득한 동생을 인공수정으로 가졌습니다. 예상대로 형 빈센트는 근시로 안경을 쓰고, 키와 체력도 동생보다 못했기 때문에 많은 차별을 받았습니다. 성장한 빈센트는 처절하게 노력한 결과 우성인자를 가진 사람들보다 우수하게 되었지만 그의 열성인자로 인해 자신이 원하던 우주항공회사인 가타카에 입사하는 것이 불가능하였습니다.

하지만 브로커의 소개로 우성유전자만을 가진 제롬을 만나 자신의 신분을 속이고 제롬으로 행세하면서 가타카에 입사할 수 있었고 결국 자신이 꿈에 그리던 우주선 비행사가 되어 토성의 위성탐사 임무를 맡은 우주여행을 하게 되면서 영화는 끝나게 됩니다.

이 영화는 사람이 성공하는 데 있어 유전인자와 같이 주어진 능력이나 성격보다는 자신에게 부족한 점이 무엇인지 깨닫고 극복해나가기 위한 치열한 노력과 과정이 더 중요하다는 것을 보여주고 있습니다. 참고로 영화의 제목 GATTACA는 DNA를 구성하는 핵산인 아데

인, 구아신, 시토신, 티민의 머리글자를 딴 A, G, C, T를 조합해 만들어진 단어라고 합니다.

이 영화에서 보여주던 미래가 최근에 현실화되고 있습니다. 유전학적 기술들은 기존의 유전병 진단 외에도 유전자를 통한 산전진단, 증상발현 전 진단, 보인자 진단과 같은 질병 예측과 함께 유전자 재조합기술을 이용한 치료제 개발, 유전자 치료 등 획기적인 변화를 일으키고 있습니다.

여기에 선도적인 역할을 하고 있는 것이 바로 크리스퍼/Cas9 유전자 편집기술(Clustered Regularly Interspaced Short Palindromic Repeats; CRISPR/Cas9) 혹은 유전자 가위기술입니다. 이 크리스퍼/Cas9 유전자 편집기술은 최고의 과학학술지인 사이언스에서 2015년의 혁신기술로 선정되었고, 이 기술을 개발한 독일 막스플랑크연구소 에마누엘 샤르팡티에(Emmanuelle Charpentier)와 미국 캘리포니아대 버클리대 제니퍼 다우드나(Jennifer A Doudna) 교수가 2020년 노벨화학상 수상자로 선정되었습니다. 이번 세기에 가장 큰 생명공학적 발명으로 여겨질 정도로 많은 주목을 받고 있습니다.

하지만 이러한 새로운 유전자 편집기술은 생명윤리 및 사회경제적인 논란을 일으키고 있습니다. 가장 대표적인 논란이 이러한 유전자 편집기술을 사람에게 적용할 수 있는지와 이러한 유전자 편집기술이나 유전자 편집기술을 통해 인공적으로 만들어진, 또는 새로이 발견한 유전자를 특허로 보호해야 하는지 입니다. 여기서는 그 논란의 중심이 되는 크리스퍼/Cas9 유전자 편집기술이 무엇인지 그리고 유전자 기술과 관련된 논란에 대하여 살펴보도록 하겠습니다.

유전자 연구의 역사

1953년 왓슨과 크릭이 과학전문잡지인 '네이처'에 유전정보를 담은 DNA의 이중구조가 처음 밝히면서 생명과학은 폭발적으로 발전하기 시작하였습니다. 1970년대에는 DNA 염기서열을 해독하는 방법이 발명되어 생명현상을 분자 수준에서 이해하고 응용하는 분자생물학이 떠오르기 시작하였고 각종 생명현상의 비밀들이 하나씩 풀려가기 시작하였습니다.

1980년대에 들어서면서 여러 DNA 가닥을 동시에 분석할 수 있는 방법이 개발되었고 자연스럽게 인간게놈을 해독하는 것이 주제로 떠올랐습니다. 하지만 당시 많은 전문가들은 염기 수백 개의 서열을 밝히는 것에도 며칠이 걸렸기 때문에 인간이 가진 30억 개의 염기를 모두 해독한다는 것은 불가능하다고 생각하였습니다.

1990년대에 들어서면서 국제 인간게놈컨소시엄이 만들어지고 13년의 시간과 27억 달러가 소모된 프로젝트를 통해 결국 인간이 가진 게놈의 모든 염기서열을 해독하는 데 성공하였습니다. 최근에는 새로운 염기서열 분석기가 나오면서 한 사람의 게놈을 분석하는데 비용이 수백만 원까지 떨어지고 시간도 일주일 내로 단축되었습니다. 2018년 미국의 한 유전체 분석회사에 따르면 몇 년 후 유전자 분석 비용이 수십만 원대로 떨어질 것으로 예측하였습니다.

최근에는 이보다 더 나아가 인간게놈을 합성하는 프로젝트가 시작되었습니다. 2016년 인간게놈 프로젝트에 참여한 사람들이 다시 모여 회의를 하고 학술지에 그 일부를 공개하였는데, 그것은 바로 인간의 유전체 정보를 합성해 새로운 생명을 만들어 내는 '인간게놈 프로젝트: 쓰기(HGP-write)'를 시작한다는 것이었습니다. 과학자들은 이 프로젝트를 통해 환자들에게 이식할 수 있는 장기를 실험실에서 만드는 등 생명공학적으로 혁명적인 발전을 이룰 수 있을 것으로 생각하고 있습니다.

유전자 치료와 유전자 편집기술

유전자 치료란 유전자 변이를 일으키거나 유전물질 또는 유전물질이 도입된 세포를 인체로 전달하는 행위를 통해 질병을 예방하거나 치료하는 것을 말합니다. 이러한 유전자 치료는 크게 체세포 유전자 치료와 생식세포 유전자 치료로 나눌 수 있습니다.

체세포 유전자 치료란 유전질환의 원인이 되는 체세포 유전자를 직접 교정하거나 새로운 유전자를 세포에 넣어 문제가 있는 유전자를 대체하는 것을 말하고, 생식세포 유전자 치료는 생식세포에 인위적인 조작을 가하는 방식으로 수정된 생명의 유전자형(genotype)에 직접적인 영향을 미치는 방법을 말합니다.

체세포 유전자 치료는 편집된 유전자가 다음 세대로 계승되지 않기 때문에 그 위험이 비교적 제한적인 반면 생식세포 유전자 치료기술은 아기의 형질발현에 영향을 미치기 때문에 치료를 받은 아기뿐 아니라 아기의 후속세대에 계속적으로 영향을 미칠 수 있습니다. 따라서 현재 대부분의 국가는 체세포 유전자 치료만 허용하고 일부 국가에서만 생식세포 유전자 치료를 허가하고 있습니다.

유전자 편집기술이란 유전자의 염기서열 중 일부 유전자를 잘라내거나 다른 유전자를 삽입해서 염기서열을 재구성하는 방법을 말합니다. 이러한 유전자 편집기술은 DNA에 존재하는 제한효소(restriction enzyme)[37]라는 특정 염기서열을 인식하고 그 부분이나 주변을 절단하는 효소가 발견되면서 본격적으로 시작되었다고 해도 과언이 아닙니다. 초기에는 제한효소가 인식할 수 있는 염기서열의 길이가 너무 짧아 플라스미드(plasmid)와 같이 염기서열이 길지 않은 곳에서만 사

---

37) 원래 제한효소는 세균이 박테리오파지라는 바이러스의 공격을 받으면 생산되어 박테리오파지 바이러스의 DNA를 절단하여 숙주세포를 공격하는 것을 막고 자신을 방어하는 수단으로 사용된 효소입니다.

용하다가 나중에는 특정 염기서열을 인식할 수 있는 단백질을 제작하고 이를 제한효소와 결합하여 사용하였습니다.

하지만 제한효소를 사용한 유전자 편집기술은 원하는 염기서열을 자를 수는 있지만, 원하는 단백질을 디자인하고 만들기가 어렵고 신뢰도가 떨어진다는 문제점이 있었습니다. 이런 문제점을 획기적으로 해결한 것이 바로 크리스퍼/Cas9 유전자 편집기술입니다.

크리스퍼/Cas9 유전자 편집기술[38] (Clustered Regularly Interspaced Short Palindromic Repeats; CRISPR/Cas9)

크리스퍼 유전자는 1987년 일본의 한 연구자에 의해 발견되었고, 1994년 세균 유전체 지도가 나오면서 구조를 확인하였지만 그때까지도 그 기능이나 역할은 알지 못하였습니다. 그러다가 2007년 덴마크의 한 요구르트 회사에서 세균을 죽이는 바이러스인 박테리오파지의 감염을 막기 위한 연구를 진행하다가 크리스퍼가 유산균이 박테리오파지 바이러스의 침입을 막는 면역수단으로 사용된다는 것을 알게 되었습니다.

크리스퍼/Cas9은 표적으로 하는 유전자를 잘라내는 가위 역할의

---

38) 박인회, 유전자 편집기술인 CRISPR-Cas9의 특허 가능성, 법학논고 제62집, 2019, p253-279.

Cas9 단백질과 특정 염기서열에 특이적으로 결합하여 Cas9 단백질을 표적유전자까지 정확하게 안내하는 가이드 RNA(gRNA)인 크리스퍼로 나눌 수 있습니다. 여기서 크리스퍼는 DNA 염기배열이 팔린드롬(Palindrome)[39] 구조인 repeat 부분과 함께 그 안에 식별할 DNA가 있는 spacer 부분으로 구성되어 있어 이 크리스퍼가 spacer에 포함된 특정 DNA를 인식하면 Cas9이라는 단백질이 특정 DNA를 공격하여 자르게 됩니다.

크리스퍼의 팔린드롬 조각과 결합해 있는 spacer는 그 세균을 공격했던 바이러스의 시퀀스에서 뽑아낸 DNA를 자신의 DNA에 옮긴 것으로 이전에 침입했던 바이러스가 다시 침입하게 되면 이 시퀀스를 인식하고 Cas9이라는 특수한 DNA 절단효소를 사용하여 바이러스의 DNA를 잘라내어 파괴하는 것입니다. 만약 이전에 경험하지 못한 새로운 바이러스가 침입한다면 이 바이러스의 DNA를 기존의 spacer 뒤에 첨가하여 미래에 바이러스의 재침입에 대비하게 됩니다. 과학자들은 이러한 크리스퍼/Cas9의 독특한 특성을 활용하여 원하는 부위를 잘라낸 다음 새로운 서열을 삽입하는 방식으로 유전자 조작을 하는 것입니다.

크리스퍼/Cas9가 유전자 편집기술의 혁신이라고 하는 데는 이유

---

39) 여기서 팔린드롬이란 우리 말로 회문(回文)으로 번역되는데 eye, madam과 같이 역순으로 읽어도 같은 말이나 구절 또는 숫자를 말합니다.

가 있습니다. 앞서 말씀드린 바와 같이 이전까지의 유전자 편집기술들은 정확도가 떨어지고, 필요한 단백질을 합성하는데 복잡한 과정과 함께 많은 비용이 든다는 단점이 있었습니다. 하지만 크리스퍼/Cas9은 유전자 인식부위를 단백질이 아닌 RNA를 사용하기 때문에 정확도가 높으면서 짧은 시간 안에 편집을 위한 효소를 만들 수 있어 비용과 효과적인 측면에서 획기적인 개선을 이룰 수 있습니다. 또한 염기쌍 하나만 단독으로 수정하는 것도 가능하기 때문에 정확도도 향상되었습니다.

이 크리스퍼/Cas9 기술의 사용가능성은 무궁무진하여 유전자 조작이 필요한 곳 어디라도 사용할 수 있습니다. 예를 들어 메머드와 같이 멸종된 동물의 경우 우선 매머드의 DNA를 읽고, 매머드와 유사한 코끼리의 유전자를 분석해 유전자의 차이점을 찾아내 크리스퍼/Cas9을 통해 코끼리의 유전자를 바꾸어 매머드를 복원할 수 있습니다. 우수한 형질의 작물개발이 가능하고 특정 질병에 강한 가축의 유전적인 개량도 할 수 있습니다.

이러한 혁신적인 유전자 편집기술이 작물과 가축개량차원을 넘어 치료가 불가능하다고 여겨진 유전병을 유전자 조작을 통해 치료하는 것이 현재 연구 중에 있습니다. 하지만 이러한 유전자 편집기술을 인간에게 적용하는 것에 대하여 많은 생명윤리적인 논란이 있습니다.

그렇다면 이러한 유전자 편집기술을 사람에게 적용해도 될까요? 이에 대한 찬반론을 들어보도록 하겠습니다.

유전자 편집기술을 인간에게 적용하는 것을 반대하는 입장 [40)]

첫째, 인류가 처음에 우라늄을 발견하고 원자핵에 관하여 논의하며 핵물리학을 발전시켜 나아갈 때 핵물리학이 핵폭탄과 같은 대량살상무기로 이용될 것을 예측하지 못했던 것과 마찬가지로 크리스퍼/Cas9을 통한 인간의 유전자 조작이 나중에 어떻게 사용될 것이라는 것을 현재로서는 예측이 불가능하고 처음 의도와 상관없이 다른 방향으로 나아갈 가능성을 가지고 있습니다. 특히 생식세포 유전자 치료는 새로운 유형의 생명체를 창조하여 미래세대에 영향을 줄 수도 있고 인간의 존엄성을 훼손하는 것과 같은 윤리적인 문제를 일으킬 수 있기 때문에 허용해서는 안 된다는 것입니다. [41)]

둘째, 유전자 치료는 아직 충분한 안전성이 확보되어 있지 않습니다. 예를 들어 예정했던 부위가 아닌 다른 부위에 유전자 편집이 이루어지는 표적이탈효과(off-target)가 발생한다면 이로 인하여 암유전

---

40) 정창록. 의료분야 유전기술의 발전에 따른 도덕적 정당성 논쟁에 대한 고찰. 생명, 윤리와 정책. 제1권, 2017, p79–108.
41) 황만성. 현생 생명윤리법상 유전자 편집기술의 법적 쟁점. 의생명과학과 법 제18권, 2017, p171–95.

자가 활성화되어 암으로 발병할 가능성을 배제할 수 없습니다. 또한 배아 내부세포의 일부만 치료가 되어 치료 전 유전자와 치료 후 유전자가 같이 존재하는 모자이크 현상도 발생할 수 있는데 이런 현상이 신체에 어떤 영향을 미칠지에 대하여 전혀 알지 못합니다. 무엇보다도 사람을 대상으로 하는 연구는 그 특성상 윤리적인 문제로 인하여 과학적으로 유효성이 있으리라고 생각되는 모든 실험을 다 할 수는 없기 때문에 유전자 편집기술은 결국 완벽한 기술이 될 수 없다는 우려도 존재하는 것이 사실입니다.

마지막으로 크리스퍼/Cas9 유전자 편집기술과 같은 유전자 치료는 빈부격차에 따른 의료의 불평등을 더욱 악화시킬 수 있습니다. 현재의 유전자 편집기술은 많은 비용으로 인하여 경제적 상황에 따른 의료혜택의 공정성 및 형평성 문제를 일으킬 수 있습니다. 더불어 유전자 편집기술이 앞에서 소개해드린 영화와 같이 인간의 능력 향상을 위한 잠재적인 도구가 되어 건강한 아기만을 가지고 싶어하는 개인 욕망을 넘어 사회적인 측면에서, 우성학적으로 우수한 유전형질을 강화시킬 우려도 있습니다. 이렇게 인공적으로 우수하다고 생각되는 유전형질을 강화시키는 시도가 국가적 또는 사회적 차원에서 보편화될 경우 인류의 유전적 다양성도 무너질 수 있습니다.

유전자 편집기술을 인간에게 적용하는 것을 찬성하는 입장

첫째, 현재 희귀병으로 고생하고 있는 환자들은 대부분이 자식들에게 자신이 가지고 있는 유전병을 물려주기 원치 않는데 크리스퍼/Cas9 유전자 편집기술이 그 치료적 대안이 될 수 있으며 이러한 상황을 비난하기는 쉽지 않다는 것입니다. 특히 생식세포에 대한 유전자 편집기술을 사용하지 않고 체세포 유전자 편집기술을 이용한다면 비난하기 더욱 어렵습니다.

둘째, 현재의 크리스퍼/Cas9을 이용한 유전자 편집기술은 완전하지는 않습니다. 하지만 세계적으로 많은 연구진들이 유전자 편집기술의 정확도와 신뢰도를 높이기 위해서 연구하고 있기 때문에 머지않아 유전자 편집기술이 지금보다 훨씬 안전하고 정확해질 것이며, 그렇기 때문에 현재의 기술적 불안정함을 이유로 유전자 치료 연구를 허용하지 않는다면 앞으로 영원히 안전성이 높은 기술을 확보하는 것은 불가능하다는 것입니다.

마지막으로 과학자들이 인간게놈을 바꾸려는 근본적인 목적은 인조인간이 아니라 환자치료를 위해서이므로 유전자 편집기술을 흑백논리로 판단해서는 안 된다는 것입니다. 유전자 편집기술이 잘못 활용되는 경우도 있을 수 있지만 이는 일부일 뿐으로 사람들은 자신의 유전정보를 알 권리가 있고, 앞으로 유전자 편집기술은 인간유전학 발전에 큰 공헌을 할 것으로 예상되기 때문에 유전자 편집기술을 단지 치료적 조작인지 아니면 우생학적 조작인지와 같은 윤리적인 이분법으로 접근하는 것보다는 어느 정도까지 사람에게 유전자 편집기술을 사용할지에 대한 사회적 합의를 통해 최근에 제기되고 있는 여러 윤리적인 문제를 해결할 수 있다는 것입니다.

크리스퍼/Cas9 유전자 편집기술 이용한 인간대상 연구사건

현재 크리스퍼/Cas9을 이용한 유전자 편집기술을 사람에 적용하는 것은 대부분의 나라에서 허용되지 않고 있습니다만 유전자 편집기술을 실험적으로 혹은 우연히 사람에게 실제로 적용한 몇몇 사례들이 보고되고 있어 소개하자면 다음과 같습니다.

2015년 4월 중국 광저우의 한 연구진이 베타 지중해성 빈혈(beta-thalassemia)을 일으키는 돌연변이를 치료하기 위하여 인간을 대상으로 크리스퍼/Cas9 유전자 편집기술을 이용한 유전자 치료를 세계최초로 시도하였습니다. 하지만 유전자 치료 후에 원래의 세포와 유전적으로 변형된 세포가 공존하는 모자이크 현상과 함께 원래 목표로 하지 않은 표적이탈 돌연변이도 나타나는 등 유전자편집의 효율성이 높지 않았다는 문제점을 보여주었습니다. 하지만 많은 논란에도 불구하고 인간배아를 대상으로 유전자 편집을 최초로 시도하였다는 점에서 가능성을 확인할 수 있었습니다.

2017년 헌터증후군이라는 희귀질환을 앓고 있는 환자에게 유전자 가위 업체인 상가모와 미국 UCSF 연구팀이 유전자 편집기술을 이용해서 정상적으로 작동하는 탄수화물 분해효소 유전자를 환자의 간세포에 삽입하여 성공하였다고 보고한 바 있습니다. 이 치료는 체세포의 일종인 간세포의 유전자를 교정한 것으로 인간의 배아나 생식세포 유전자를 교정하지는 않았습니다.

2019년 중국 남방과기대 허젠쿠이 교수가 불임치료 중인 부모 일곱 명으로부터 얻은 배아를 가지고 유전자 교정을 하고 이 배아를 임신시켜 에이즈 바이러스(HIV)에 면역력을 가진[42] 쌍둥이인 '루루'와 '나나'를 태어나게 하는 데 성공했다고 유튜브와 미국 과학매체인 'MIT 테크놀로지 리뷰'를 통해 발표하였습니다. 이 교수는 유전자 편집 실험에 400여개의 배아를 사용하였는데 문제는 이 부부 외에도 다른 부부에게도 유전자 편집 아이를 임신하게 했다고 밝혀 논란이 되었습니다.

이에 중국정부는 진상조사에 착수하였고 이 교수가 2016년부터 외국인이 참여하는 연구팀을 구성하여 유전자 편집 아기실험을 진행하

---

42) 허젠쿠이 교수는 인간면역결핍바이러스(HIV)가 인체에 수용되는 것을 돕는 유전자인 CCR5를 제거하였다고 합니다. 문제는 CCR5를 제거하는 유전자 조작이 나중에 어떤 결과를 나타낼지에 대해서는 아무도 알지 못한다는 것입니다. 예를 들어 이 CCR5가 뇌세포간 연결망을 형성하여 인간의 지능을 향상시킬 수 있다는 보고도 있고, CCR4가 선천적으로 결여된 사람이 뇌졸중에서 빨리 회복된다는 연구결과도 있기 때문입니다. 만약 초월적인 지능을 가진 신인류를 탄생시키기 위하여 이와 같은 유전자 조작을 사용하였다면 이는 더욱 많은 윤리적인 문제를 일으킬 수 있습니다.

였고, 2017년 3월부터 2018년 11월까지 위조 윤리심사서류로 8쌍의 부부를 지원자를 모집한 것이 밝혀져 대학에서 해임되었고 불법 의료행위죄로 기소되어 법원에서 징역 3년과 벌금 약 5억 원이 선고되었습니다.

인간 유전체나 유전자 편집기술을 특허로 인정할지에 대한 논란 [43, 44]

이러한 유전자 편집기술을 사람에게 적용하는 데 발생하는 생명윤리적인 논란과 함께 대두되고 있는 것이 이러한 유전자 편집기술이나 유전자 편집기술을 이용하여 만들어진 새로운 유전자를 특허의 대상으로 인정해야 하는지입니다. 이런 문제들이 실제로 발생하고 있습니다. 크리스퍼/Cas9 유전자 편집기술을 처음으로 만들어 발표한 UC버클리의 다우드나 팀과 하버드 대학과 MIT가 공동으로 설립한 브로드연구소의 장펑 박사 팀은 크리스퍼/Cas9 기술에 대한 특허를 출원하였고 미국특허청에서 인정받았습니다. 하지만 이런 생명공학 기술이나 새로운 유전자를 특허로 인정하여 배타적인 독점권을 허용하는 것에 대하여 많은 논란이 있습니다.

---

43) 김한나. 인간 유전체 연구 관련 국제 특허성 연구: 유전자 교정을 중심으로. 한국의료법학회지, 2016, p167-90.
44) 박인회. 유전자 편집기술인 CRISPR-Cas9의 특허 가능성. 법학논고, 2018, p253-79.

인간 유전체나 유전자 편집기술을 특허로 인정해서는 안 된다는 입장

첫째, 현재 우리나라의 생명윤리법에서는 생식세포에 대해 유전자 치료를 해서는 안 된다고 규정하고 있습니다. 만약 인간배아와 같은 생식세포에 대한 유전자 교정은 생명윤리법 위반이며 이러한 연구발명을 특허로 인정하는 것은 연구를 위하여 인간배아나 생식세포를 파괴하는 것을 허용한다는 것을 전제로 하기 때문에 인간배아에 대한 존중가치를 떨어뜨리고 인간을 더 이상 자율적인 존재가 아니라 유전적으로 결정된 존재로 인정하는 것으로 해석될 수 있습니다.

둘째, 만약 이런 유전자 편집기술을 개발하는 데 국가의 지원을 받았다면 이 기술은 국가의 자산인지 아니면 개발한 개인의 자산인지가 명확하지 않습니다. 예를 들어 우리나라 S국립대 K교수는 국가연구개발비를 지원받아 개발된 크리스퍼/Cas9을 이용한 유전자 편집기술을 개발하였는데 이 기술을 싼 값에 신생기업에게 넘겨 사회적인 논란이 된 바 있습니다.

셋째, 국제조약이나 많은 나라의 입법례처럼 우리나라에서도 의료행위에 대하여는 기본적으로 특허를 인정하지 않고 있습니다(이 문제에 대해서는 5장을 참고하시기 바랍니다). 만약 크리스퍼/Cas9 유전자 편집기술을 멸종된 생물이나 우수한 형질을 가진 가축개발을 위한 사용을 넘어 인간의 치료, 진단, 예방행위에 사용한다면 이 기술은 의료행위로 이용하는 것이기 때문에 특허로 인정 받아서는 안 된다는 것입니다.

넷째, 우리나라 특허법에서는 공공의 질서 또는 선량한 풍속에 어긋나거나 공중의 위생을 해칠 우려가 있는 발명은 특허로 인정받지 못합니다. 현재의 크리스퍼/Cas9의 기술은 불완전하기 때문에 인간에게 사용하는 경우 예상했던 바와 달리 오히려 해가 될 수 있습니다. 그렇기 때문에 이는 '공중의 위생을 해칠 우려가 있는 발명'으로 특허로 인정해서는 안 된다는 것입니다.

마지막으로 크리스퍼/Cas9은 연구실에서 연구자가 사용하는 수단인 일종의 리서치 툴(research tool)이라고 할 수 있습니다. 이러한 리서치 툴을 특허로 인정하게 된다면 특허를 침해하지 않고 후속 연구를 수행하는 것이 매우 어려워지게 됩니다. 즉, 리서치 툴을 특허발명으로 인정한다면 이 기술을 사용할 때 특허권자에게 상당액의 실시료를 지급하면서 허가를 받아야 하고 극단적으로는 특허권자가 이 기술 사용을 거부할 수도 있어 결과적으로 기술개발이 저해되는 부작용이 나타날 수 있습니다. 이런 문제로 인하여 우리나라나 일본의 경우 연구 또는 시험을 하기 위한 특허발명 또는 표준필수특허의 경우 특허를 인정하지 않거나 시행을 거부할 수 없게 하는 등 제한을 가하고 있습니다. 미국도 제한적인 경우에 한해서만 특허로 인정하고 있습니다.

인간 유전체나 유전자 편집기술을 특허로 인정해야 한다는 입장

첫째, 인간배아와 같은 생식세포에 대한 유전자 교정 연구발명을 특허로 인정하면 인간배아에 대한 존중가치를 떨어뜨린다는 논란은 인간배아로 인정받을 수 없는 배아와 그렇지 않은 배아를 구분하여 인간배아로 인정받을 수 없는 배아만을 연구에 사용한다면 해결될 수 있습니다. 예를 들어 최근 유럽에서는 인간배아를 인간으로 발생할 능력이 있는 생명체로 한정하여 남성정자에 의한 수정없이 배아가 성장/발달하는 단성생식배아를 이용하여 유전자를 교정하는 공정과 그 산물은 인간발생능력이 인정되지 않는 생명체로 분류하여 인간배아를 연구에 사용한다는 논란을 벗어나면서 이러한 기술을 특허로 인정하였습니다.

둘째, 발명이 특허로 인정받기 위해서는 산업적으로 이용이 가능해야 합니다. 이때 산업이란 어떤 산업 분야든지 생산이나 판매 등에 의한 산업적 효과가 있으면 인정됩니다. 크리스퍼/Cas9 기술은 사람뿐만 아니라 동물용 의약이나 치료 방법 및 식물의 품종을 개량하거나 신품종을 개발하는 데 사용할 수 있기 때문에 특허의 대상이 될 수 있다는 것입니다.

셋째, 현재 미국과 같은 선진국에서는 크리스퍼/Cas9 기술의 신규성과 기술적 진보성이 인정되어 다수의 특허가 부여된 상황에서 우리나라만 허용하지 않는다는 것은 문제가 있을 수 있습니다.

마지막으로 우리나라의 경우 기초연구자가 개발한 기술에 대한 평가와 보상이 제대로 이루어지지 않고 있습니다. 비록 국가에서 연구개발비를 받아 시행한 연구더라도 인간 유전체를 발견하거나 새로운 유전자 편집기술을 개발하는 데 많은 연구자의 아이디어와 노력이 들어가는 것도 사실이기 때문에 연구자에게 적절한 평가와 보상이 이루어지는 시스템을 만들기 위해서는 유전자 편집기술이나 특정 인간 유전체 발견도 특허로 인정받아야 합니다. 이러한 시스템이 없다면 특허로 연구자들의 연구활동이 위축되어 중장기적으로 국가적인 손실과 함께 경제성장도 이루어질 수 없다는 것입니다.

외국과 한국에서 유전자 편집기술과 관련된 특허사례

1998년 위스콘신 대학 연구자들은 인간의 배반포(blastocyst)에서 일부 세포를 분리하고 배양하여 부분적인 인간 배아줄기세포를 특징화하는 데 성공하였는데 이 기술에서는 줄기세포를 얻는 과정에서 인간 배아를 파괴해야 하는 문제가 있었습니다. 미국의 위스콘신 대학동문 연구재단(Wisconsin Alumni Research Foundation, WARF)는 '인간을 포함하는 영장류에서 배아줄기세포 조직을 취득하는 방법'이라는 이름으로 유럽 특허청에 특허출원을 하였지만 인간 배아의 파괴단계를 필수적으로 포함하고 있기 때문임을 이유로 특허를 부여하지 않았

습니다. 하지만 미국은 이 기술에 대한 특허를 인정하였습니다. [45)]

한국에서 툴젠이라는 신생 바이오기업이 진핵세포 또는 유기체에서의 표적화된 유전체 교정을 위하여 표적 DNA에 특이적인 가이드 RNA 및 Cas 단백질을 암호화하는 핵산 또는 Cas 단백질을 포함하는 표적 DNA를 절단하기 위한 조성물 및 이의 용도에 대한 특허 신청, 쉽게 말하면 진핵세포에 대한 크리스퍼/Cas9에 대한 특허 신청을 하였고 한국 특허청은 특허로 인정하였습니다. 툴젠은 이 기술에 대해 호주와 유럽, 싱가포르에서도 원천특허를 획득하였습니다.

정리

최근 대통령 직속 국가생명윤리심의위원회는 과학계의 의견을 반영하여 유전자 편집기술에 대한 제한을 완화하여 다양한 질병에 적용할 수 있게 관련법을 개정할 필요가 있다는 의견을 제시하였다고 합니다. 이러한 정책 전환은 질병 치료라는 근본적인 이유도 있지만 선진국이 규제를 대폭 풀어 유전자 치료기술을 급속도로 발전시키고 있는데 우리나라만 규제를 유지한다면 급격한 기술격차를 불러올 수도 있다는 우려도 작용한 것으로 보입니다.

---

45) G 0002/06 (WARF, 2008) 판결

미국에서는 자연상태에 존재하던 박테리아 유전자를 조작하여 폐석유를 분해할 수 있도록 유전자 조작 박테리아를 살아있는 유기체임에도 불구하고 최초로 특허를 인정하였고,[46] 인체유전자가 특허법상의 발명이 되는지 확인한 Myriad 사건에서는 유방암 발병가능 유전자인 BRCA(breast cancer susceptibility gene)를 특허로 인정을 하였던 적이 있습니다(참고-BRCA유전자 특허관련소송). 하지만 유전자 치료 대상이 존중을 받아야 하는 인간이라는 사실은 변함이 없고 배아나 생식세포, 수정란을 유전자 치료에 이용하는 것은 많은 윤리적인 문제를 일으키는 것도 사실입니다.

하지만 대학에서 정부의 공공연구자금을 지원받아 발견된 유전자나 유전자 편집기술의 연구자나 특정 단체가 독점적이고 배타적으로 사용할 수 있게 허용하는 것은 논란의 여지가 있어 보입니다. 단지 유전자 편집기술의 산업적인 미래 가능성만 보고 성급히 규제를 완화하거나 특허를 인정하기보다는 여러 사회적 · 윤리적인 문제에 대하여 좀 더 깊게 성찰해 보고 심도 깊은 논의가 필요하다고 보여집니다.

---

46) Diamond v. Chakrabarty, 447 US, 303 (1980).

BRCA유전자 특허 관련 소송-Association for Molecular Pathology v. Myriad Genetics, Inc., 133 S. Ct. 2107(2013)

최근 미국 헐리우드 여배우 안젤리나 졸리는 자신의 어머니와 가족들이 유방암과 난소암으로 고통받은 것을 보고 가족성 유전병인지 확인하기 위하여 BRCA 유전자 검사를 시행하였는데 자신도 유방암이나 난소암이 생길 가능성이 높은 BRCA 유전자변이가 확인되어 예방적으로 유방절제술과 난소절제술을 받은 것을 세상에 알려 주목을 받았습니다.

여기서 BRCA1과 BRCA2라는 유전자는 DNA의 손상이 포착되면 그것을 교정하는 단백질을 생산하는 역할을 하는 유전자로써 이 BRCA 유전자에 변이가 생겨 교정을 제대로 수행하지 않은 경우 유방암이나 난소암이 생길 가능성이 높아지게 됩니다.

문제는 BRCA의 임상적인 효과 및 DNA에서 위치와 서열을 처음 발견한 미국의 유전자 연구회사인 Myriad가 발견한 인간의 BRCA 유전자를 "물건의 발명"으로 특허를 받았고, 동시에 BRCA 유전자 분석을 통해 암을 진단하는 방법을 "방법의 발명"으로 특허를 받았습니다. 이렇게 Myriad가 BRCA 유전자 검사방법을 특허로 인정받아 BRCA 유전자 검사비가 300만 원이 넘었습니다.

이에 미국분자병리학회에서는 BRCA 유전자는 자연의 산물로 이에 대한 특허는 무효임을 주장하면서 소송을 제기하였습니다. 2010년 뉴욕지방법원은 BRCA1, BRCA2는 자연의 산물로 판결하여 특허를 취소했으나 2011년 연방항소법원은 인위적인 창조물로 판단하여 특허를 인정하였습니다.

하지만 2013년 6월 13일 연방대법원은 DNA는 자연의 산물로 다른 부분과 공유결합을 하고 있었지만 분리된 유전자가 인체에서 분리되었다는 이유만으로는 특허 보호대상이 아니라고 하면서 BRCA1과 BRCA2에 대한 특허권을 취소하는 판결을 내렸습니다.

이 판결로 다른 연구소에서도 BRCA에 대한 검사를 시행할 수 있게 되었고 유전자 검사 비용은 약 100만 원 선으로 내려갔습니다. 하지만 Myriad가 모두 진 것은 아닙니다. 대법원은 BRCA 유전자를 분리해 내는 기술과 인위적인 조작을 통해 만들어 낸 유전자는 특허권을 줄 수 있다고 인정했기 때문입니다.

5

사기업이 만든 인공지능 개발에 공공 기관이나 의료기관에서 만든 개인의료 정보를 사용해도 문제가 없을까요?

- 사기업의 인공지능 개발에 있어 개인의료정보 사용에 대한 논란

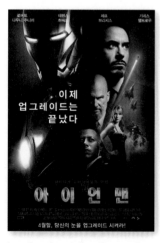

https://www.themoviedb.org/?language=ko-KR

2008년 개봉한 '아이언맨'은 마블 시네마틱 유니버스를 연 첫 번째 작품입니다. 이 영화에서 주인공인 토니 스타크는 세계 최고의 군수산업체 스타크 인더스트리를 이끄는 돈 많은 CEO이며, 유명인으로서의 화려한 삶과 예쁘고 능력 있는 여자친구 등 중년남성들이 바라는 소망을 구체적으로 보여주고 있습니다. 이 영화에서

주목할 만한 것은 인공지능 '자비스'입니다. 영화에서 자비스는 토니의 아버지의 집사였습니다만 불의의 사고로 사망하자, 그를 기리고자 만든 가상 인격을 갖춘 인공지능입니다. 자비스는 주인공인 토니 스타크의 저택을 관리하는 것은 물론 음성명령을 인식하고 각종 전투나 해킹, 아이언맨 수트 제작 등 여러 문제를 해결하는 능력과 함께 유머도 가지는 인공지능 비서입니다.

최근에 특수 분야의 인공지능은 상상을 초월할 정도로 많은 발전을 이루고 있습니다. 체스는 물론이고 더 복잡하고 어려운 바둑[47] 조차도 인간이 인공지능을 이기기 어려운 상황이 되어버렸습니다. 이러한 인공지능은 전략시뮬레이션 게임인 '스타크래프트2'에도 진가를 드러내기 시작하였습니다. 전략시뮬레이션 게임의 경우 바둑이나 체스에 비하여 변수가 많고, 상대방의 전략을 예측하면서 상대가 눈치 채지 못하는 전략을 실시간으로 짜야 하기 때문에 훨씬 복잡함에도 불구하고 2019년 구글의 인공지능인 딥마인드가 개발한 인공지능 '알파스타'는 스타크래프트2 프로게이머와 대결해서 10:1이라는 압도적인 승리를 거두어 세상을 놀라게 하였습니다.

미래에는 알파고와 알파스타와 같이 한 가지 기능과 목적에 맞게

---

47) 바둑은 361개나 되는 바둑점으로 인해서 경우의 수가 너무 많고, 체스와 달리 어디로든 움직일 수 있기 때문에 강력한 바둑 프로그램 개발에 매우 어려웠다고 합니다. 하지만 구글의 알파고와 같은 인공지능은 방대한 프로기사들의 대국 데이터베이스를 복기하거나 자신과 수천만 번의 대국과 같은 학습을 통해 짧은 기간 안에 향상시키는 것이 가능하였다고 합니다.

프로그래밍이 된 특수 분야의 인공지능은 물론이고 자비스와 같이 인간 수준에 버금가는 인지능력과 기능을 갖춘 범용 인공지능, 그리고 이보다 더욱 고도화된 초인공지능이 개발될 것이며 이와 같은 인공지능의 발전은 보건의료 산업에도 엄청난 변화를 가져올 것으로 예측되고 있습니다. 의료 분야의 발전된 인공지능은 인간 의사를 도와 환자의 진료와 진단 및 처치등의 단순한 기능에서 벗어나 환자에 따른 맞춤형 진단과 치료 및 신약 개발까지 다양한 분야로 진출할 것으로 예상되고 있습니다.

그렇다면 인공지능이 사용되는 진료실의 미래는 어떤 모습일까요? 상상을 해보면 다음과 같습니다. 철수는 휴가철에 너무 과로하여 열이 났습니다. 밖은 황사와 미세먼지로 인해 뿌옇게 보이고 기침은 멈추지 않습니다. 아픈 몸을 이끌고 진료실을 방문하니 커다란 모니터가 세 개 걸려 있습니다. 각각의 모니터에는 다른 분야의 의사들의 모습이 보이고 있습니다.

내과 전문의가 우선 말을 합니다. '과로로 인한 단순 미열로 보입니다.' 산업의학과 전문의는 다른 의견을 제시합니다. '일에 의한 스트레스로 열이 날 수도 있습니다.' 호흡기내과 전문의는 좀 더 심각한 표정으로 '단순 과로 때문에 열이 났다고 볼 수 없습니다. 요즘 심각한 미세먼지 때문일 수도 있습니다.'라는 다른 진단을 내립니다.

철수는 혼란스러웠습니다. 이때 옆에 있던 코디네이터가 인공지능의 의견을 들어 볼 것을 제시합니다. 인공지능은 철수가 호소하는 증상과 함께 날씨 및 작업정도를 모두 검토한 후에 '미세먼지에 의해 시작된 열로서 과로로 상태가 악화되었기 때문에 87%의 확률로 충분한 휴식과 약, 마스크 착용을 권장합니다'라고 진단과 치료처방을 합니다. 다른 의사들도 이 진단과 처방에 고개를 끄덕였고 철수는 인공지능의 제안을 받아들여 처방전을 받습니다.

이런 미래의 진료실은 가상시나리오가 아닙니다. 이미 몇몇 병원에서는 인공지능을 임상에서 실험적으로 적용하고 있습니다. 문제는 이렇게 인공지능을 학습시키기 위해서는 많은 양의 의료정보 데이터베이스가 필요한데 인공지능 학습을 위한 의료정보 데이터는 새로이 만드는 것이 아니라 현재 우리 자신들의 의료정보들이라는 것입니다.

그렇다면 인공지능을 훈련시키기 위해 우리들의 민감한 개인정보를 사용하는데 개인의료정보 유출과 같은 문제는 없을까요? 인공지능이 처방한 약을 복용하고 합병증이 발생하였다면 혹은 인공지능이 수술하고 수술에 의한 합병증이 발생하였다면 그 책임은 누가 져야 할까요? 사기업이 만든 인공지능을 훈련시키기 위해서 공공기관에서 만든 개인들의 의료정보 빅데이터를 이용하는 데 문제는 없을까요? 여기서는 미래 의료 분야에서 인공지능의 역할과 논란에 대하여 이야기해 보도록 하겠습니다.

인공지능이란?

　그렇다면 인공지능이란 무엇일까요? 사실 인공지능을 정의하기 쉽지는 않습니다만 일반적으로 사람이 생각하는 방식을 학습을 통해 훈련하여 고도의 문제해결능력을 가지게 된 컴퓨터 소프트웨어를 말합니다. 인공지능은 크게 사람처럼 자유로운 사고나 지적인 능력을 가진 인공지능과 특정 분야에 특화된 형태로 개발되어 인간의 한계를 보완하고 생산성을 높이기 위해 활용되는 자의식이 없는 인공지능으로 구별할 수 있습니다.[48] 예를 들어 아이언맨의 자비스는 전자이고 구글의 알파고나 알파스타는 후자라고 할 수 있습니다.

　이러한 인공지능은 디지털 환경에서 생성된 다양한 형태의 방대한 데이터를 분석하여 인간의 행동패턴이나 새로운 지식을 자동으로 추출하여 학습하게 되는데 이를 기계학습이라고 합니다. 이러한 기계학습 중에서 뇌신경세포의 신경망 구조를 모방한 방법을 통하여 기계가 스스로 정보를 모으고 추상화시켜 패턴을 발견하고 분류를 통해 학습하고 예측하는 것을 딥러닝(deep learning)이라고 합니다.

---

48) 백경희, 장연화. 인공지능을 이용한 의료행위와 민사책임에 관한 고찰. 법조 66권, 2017, p90-121.

의료 분야의 인공지능 이용

미래학자들은 인공지능이 환자들의 전자의무기록, 유전정보, 건강정보 등 다양하고 복잡한 의료 관련 기초 데이터를 분석하여 개개인들에게 치료 권고나 건강 조언을 해 주는 등 개개인 맞춤형 치료를 가능하게 할 것으로 예상합니다. 또한 인공지능은 심전도·혈당·혈압과 같은 개인의 방대한 의료 데이터를 실시간 모니터링하면서 위험징후를 조기에 파악하거나 예측하는 역할을 할 수도 있습니다.

이 외에도 인공지능은 기존의 CT·MRI·흉부 X선과 같은 영상판독에 효과적으로 이용되거나 신약을 개발하는 데 시행착오를 줄이고 신약개발의 성공률을 높이는 데 도움을 줄 것으로 생각하고 있습니다. 특히 임상시험의 방대한 자료를 관리하는 데 인공지능을 이용한다면 특정 기준에 근접하는 순간 임상시험을 중단하거나 기관임상시험심사위원회(Institutional Review Board, IRB)[49] 보고사항에 대한 즉각적 대응 등 임상시험의 성공률을 높이고 문제가 발생하였을 때 상황대처능력을 향상시킬 뿐 아니라 임상시험자료를 실시간 관리 및 분석하여 연구를 조기에 종료하는 등, 자료의 위·변조 예방 등 임상연구에도 다양한 역할을 할 수 있을 것으로 생각되고 있습니다.

---

49) 임상시험을 시행하는 각 기관에서 임상시험 방법이나 제공되는 정보를 검토하고 지속적으로 확인하여 임상시험에 참가하는 피험자의 권리와 안전을 보호하기 위하여 설치된 상설위원회를 말합니다.

마지막으로 의사가 환자를 진료할 때 상담내역이나 진료기록 작성 등의 작업을 음성인식기술이나 자연어 분석기능을 통하여 인공지능이 대신하게 한다면 진료할 때 의사가 진료기록을 작성하는 시간을 획기적으로 줄이고 의사가 환자와의 상담이나 신체검사에 좀 더 집중할 수 있게 도움을 줄 수도 있을 것입니다.

이 중에서 벌써 의료 분야에서 인공지능 사용이 현실화되고 있는 분야도 있습니다. 바로 암 환자의 의료정보들을 종합해서 적절한 치료솔루션을 제시하는 것과 CT, MRI와 같은 전문영상을 판독하는 데 이용하는 것입니다. 그럼 각각에 대하여 이야기해 보도록 하겠습니다.

인공지능의 암 환자에 대한 치료솔루션제공

2013년 한 기사에 의하면 의사의 잘못된 진단과 치료로 목숨을 잃는 사람이 한 해 미국에서만 4만 명이 넘는다고 보도된 바 있습니다. 그만큼 의료기관에서 의사의 오진과 실수가 흔하다는 것입니다. 특히 인간의사는 제한된 정보·경험·직관에 의존하는 경우가 많기 때문에 의사마다 진단이나 처방이 다를 수 있고, 의사의 피로나 집중력에 따라 부정확한 진단과 치료방법의 선택에서 실수나 오류의 가능성을 가지고 있습니다.

하지만 인공지능의 경우 방대한 양의 정보와 과학적 데이터를 학습하여 얻은 방대한 의료지식을 통해 정확한 질병에는 동일한 처방을 하는 등 기술적인 측면에서 오류를 최소화할 수 있다는 장점을 가지고 있습니다.

임상에서 이러한 인공지능의 장점을 이용하여 임상에 처음으로 도입된 분야가 바로 암치료입니다. 암치료에 인공지능이 우선적으로 도입된 이유는 인간에게는 많은 종류의 암이 있고 각각의 암들마다 치료방법이 다를 뿐 아니라 최근 의학의 발달로 하루가 멀다하고, 많은 치료법이 의학논문을 통해 소개되고 있지만 인간의사들이 소개된 모든 방법이나 약물을 암기하고 숙지할 수는 없기 때문입니다.

인공지능 '왓슨 포 온콜로지(Watson for Oncology, 흔히 왓슨이라고 줄여서 말합니다)'는 최적의 암치료법을 찾기 위하여 IBM에서 개발한 의료 인공지능시스템으로 2012년부터 뉴욕의 메모리얼 슬로언 케터링(Memorial Sloan Kettering) 암센터의 의사들이 왓슨 개발에 참여하였습니다.

왓슨은 자연어 처리기능을 통해 60만 개 이상의 의학적 근거, 42개 의학저널에서 200만 페이지 이상의 문헌자료, 6만 개 이상의 임상시험자료, 1,500건 이상의 폐암 사례를 학습하고 14,700시간 이상의 현장실습훈련을 받은 후에 임상에서 도입되어 사용하기 시작하였습니다.

우리나라에서는 길병원이 2016년 9월 국내 최초로 왓슨을 도입하였습니다. 길병원이 왓슨을 도입한 이유는 환자로부터 신뢰를 얻어 대형병원들에 암 환자가 몰리는 환자들의 쏠림현상을 해결하기 위해서라고 합니다. 하지만 인공지능의 여러 장점에도 불구하고 실제로 우리나라 환자에게 적용하는데 문제점이 하나둘 나타나고 있습니다.

'왓슨'의 경우 미국에서 발표된 의학 논문 데이터와 미국의 임상 치료방식을 주로 학습하였기 때문에 제시되는 치료법 권고가 여러 방면에서 한국인 환자에게 잘 들어맞지 않는 경우가 많이 나타났습니다. 예를 들어 길병원은 2017년 왓슨 도입 후 사람의사와의 의견일치율을 발표한 바 있는데, 강력추천 분야 의견일치율은 55.9%, 대장암의 경우 의견일치율은 78.8%로 이 인공지능을 만든 메모리얼 슬로언 케터링 암센터의 98%와 비교하면 의견일치율에서 상당한 차이가 있었습니다. 특히 미국에는 드물고 우리나라에 흔한 4기 위암의 경우 왓슨과 사람의사와의 의견일치율이 40%에 그쳤습니다.

이와 함께 인공지능이 개별적인 사회의 독특한 환경을 고려하지 않는다는 것도 문제입니다. 우리나라에 새로운 기술이나 약물이 사용되기 위해서는 신의료기술평가제도를 통해 안전성과 유효성 및 비용효과성 평가를 거쳐야 하고 이를 통과한다고 하더라도 건강보험에서 요양급여가 가능한지 아닌지에 따라 그 약물이나 치료방법의 사용이 제한되는 특징을 가지고 있습니다. 즉 효과가 인정되더라도 건강보험에서 급여를 해 주지 않으면 사용하지 못하는 경우가 많습니다.

하지만 왓슨은 우리나라의 이러한 독특한 사회경제적인 상황을 고려하지 않기 때문에 왓슨에 의해 제시되는 치료방법이 건강보험 급여기준에 해당되지 않거나 신의료기술평가를 통과하지 못하여 진료에 사용하지 못하는 경우도 있다고 합니다.

또한, 환자에 대한 치료방법이나 약제처방의 경우 의사마다 신뢰하거나 선호하는 방법이 다를 수 있는데 왓슨은 이런 고려를 하지 않습니다. 이와 함께 왓슨은 미국에서 만들어져 훈련을 받았기 때문에 서양인과 달리 한국인과 같은 동양인에게 잘 발생하는 약물 관련 부작용을 잘 발견하지 못한다는 문제점도 발견되었습니다.

이런 문제로 부산대병원은 왓슨을 도입한 지 2년 만에 임상에 적용하는 것을 중단하였고 계명대병원도 1년만에 시범적으로 운영하던 왓슨과의 재계약을 포기하였습니다. 물론 아직도 왓슨을 임상에서 사용하고 있는 병원도 있습니다.

인공지능을 이용한 영상자료 판독

최근에는 인공지능을 이용하여 병원의 다양한 영상자료를 판독하는 것이 주목을 받고 있습니다. 영상의학과 의사는 CT나 MRI와 같은 영상자료에서 비정상적인 부위를 찾아내고 판독하는 것이 일입니다. 하지만 영상자료에서 비정상적인 부위를 사람의 눈으로 일일이 찾아내어 원인 질환을 판독하는 것이 말처럼 그렇게 쉬운 일이 아닙니다. 특히 영상을 판독하는 데 사용하는 모니터에서 지원하는 해상도, 명암비, 휘도 등에 따라 비정상적인 부위를 놓칠 수도 있습니다. 또한 병원에서 시행되는 방대한 양의 영상자료를 제한된 수의 영상의학과 의사가 제한된 시간 내에 정확히 판독하는 것은 매우 어려운 일입니다. 이런 현재 상황과 함께 영상판독의 경우 의사에 따른 견해차이가 많지 않고 인종이나 각 사회의 특수성에 거의 영향을 받지 않는 특성으로 인해 인공지능을 흉부X선, CT나 MRI와 같은 영상판독에 우선적으로 사용하기 시작하였습니다.

2019년 서울대학교병원은 인공지능기반 영상판독 보조시스템 '루닛 인사이트'를 개발하고 환자들의 영상을 판독하는 데 사용한다고 발표하였는데 인공지능을 의사들이 영상을 판독하는 데 보조적인 기구로 사용한 결과 의사들의 판독정확도가 향상되었다고 보고한 바 있습니다.[50]

외국에서 보고된 연구결과에서는 유방 X선 영상검사(mammogram)에서 유방암을 진단하는데 인공지능이 영상의학과 전문의보다 위양성률과 위음성률이 더 낮았다는 논문도 발표되었습니다.[51]

50) Nam JG, et al. Development and validation of deep learning-based automatic detection algorithm for malignant pulmonary nodules on chest radiographs. Radiology 2019;290:218-228.
51) McKimmey SM, et al. International evaluation of an AI System for breast cancer screening. Nature 2020;577:89-94.

보건의료 분야 인공지능 활용의 문제점[52]

그렇다면 인공지능을 보건의료 분야에 사용하는 것에 대하여 좋은 점만 있고 나쁜 점은 없을까요? 그렇지 않습니다.

첫째, 인공지능은 의료정보가 필요합니다. 문제는 이런 의료정보들은 개인 프라이버시와 관련된 내용을 포함한 여러 민감 정보들을 가지고 있다는 것입니다. 현재 이러한 민감한 개인의료정보들을 원래 목적과 다르게 인공지능을 개발하는 데 사용하는 것에 대하여 정보 주체인 환자의 동의를 전혀 얻지 않고 있으며 이렇게 목적과 다르게 사용하다가 민감한 개인의료정보가 무차별적으로 노출될 가능성이 있습니다.

이와 함께 국민건강보험이나 심평원, 서울대학교병원 등 정부나 공공기관에서 생산된 의료영역 빅데이터를 사기업이 만든 상업적인 목적의 인공지능을 훈련시키는데 사용하는 것에 대한 논란이 있습니다(자세한 것은 제1단원 3장을 참조하시기 바랍니다).

둘째, 신기술이나 기기가 나오면 바로 적용되는 IT산업과 달리 보건의료 분야의 경우 신약이 나오거나 신의료기술이 등장하더라도 바로 환자들에게 적용되지 않고 그 안전성과 효과성이 확보되고 충분히 경험이 축적된 후에 사용되는 보수적인 특성으로 인해서 신약이나 신

---

52) 정영훈. 보건의료 분야의 인공지능과 소비자이슈. 소비자정책동향 제78권, 2017, p1-24.

의료기술이 기존의 의료환경에 정착하기 위해서는 어느 정도 시간이 필요합니다.

하지만 인공지능이 최근에 발표된 연구들을 가지고 훈련을 받는다면 기존 의료진의 전통적인 환자의 치료방법과 다른 결정을 내릴 수 있는데 이러한 문제가 축적되면 의료진이 왜 이런 의사판단을 내렸는지는 묻히고 단순히 최신기술이나 약물을 공부하지 않는 집단으로 매도되어 신뢰를 잃을 수 있습니다.

셋째, 인공지능은 사회정책적인 혹은 윤리적인 고려를 하지 않고 자신이 학습해 온 데이터만 가지고 판단하기 때문에 의료진이 인공지능의 결정을 받아들이기 어려울 수 있습니다. 앞선 사례와 같이 우리나라의 경우 건강보험의 요양급여 유무와 같은 사회경제적인 문제가 치료방침을 결정하는 데 매우 중요한 요소이지만 인공지능을 이에 대한 고려를 전혀 하지 않고 있습니다. 또한 인공지능이 제시한 치료법 권고가 서양인과 달리 한국인 환자에게 들어맞지 않는 경우도 있습니다.

넷째, 인공지능이 환자 모니터링과 같은 의료서비스에 비싼 비용으로 제공된다면 이로 인한 혜택은 비용을 감당할 수 있는 특정계층에만 혜택이 편중되어 계층 간 갈등이 발생할 가능성도 있습니다.

마지막으로 발표한 의학 논문에 중대한 오류가 있는 경우 해당 연구자를 비판할 수 있고, 의료인이 진료하거나 처방한 내용에 중대한 오류나 잘못이 있는 경우 그 의료인은 도덕적 및 법률적인 책임을 지지만 인공지능의 경우 발표된 논문의 오류를 비판하는 능력은 아직 가지고 있지 않습니다.

또한 인공지능의 낮은 오차율과 정확한 판단에도 불구하고 오류가 발생할 경우 누가 책임을 지는지 명확하지 않습니다. 예를 들어 인공지능이 판단한대로 환자를 진단하고 치료하였지만 오진이나 나쁜 결과가 발생하였을 때 인공지능이 책임져야 할까요? 아니면 인공지능의 의견을 따른 의사가 책임을 져야 할까요? 아니면 인공지능을 만든 회사가 책임을 져야 할까요?[53] 또한 오류가 있는 논문을 근거로 환자를 진단하고 치료하였다면 이에 대한 책임을 누가 져야 할까요? 이러한 여러 문제점들로 현재의 인공지능들은 환자들을 독자적으로 진단하고 치료하는 데 활용되기 보다는 사람의사들의 판단을 돕기 위한 일종의 보조도구로 사용되고 있습니다.

정리

인공지능의 기원은 1956년, 언어를 사용하고 추상의 개념을 이해하면서 인간의 일을 처리하는 기계를 개발하려는 열정을 가졌던 과학

---

53) 최은창. 인공지능 시대의 법적, 윤리적 쟁점. Future Horizon 제28권, p2-16, 18-21.

자들이 모여 워크숍을 열었을 때로 알려져 있습니다. 당시에 인간의 지능을 가진 인공지능의 시대가 20년 내에 올 것으로 예측하였지만 아직 오지는 않았습니다. 하지만 인공지능의 발전이 가속화되고 있는 것은 사실입니다. 이런 인공지능은 바둑을 두고 스타크래프트를 하는 좁은 인공지능에서 자율학습능력을 바탕으로 다양한 상황에서 스스로 대처할 줄 아는 범용인공지능으로 확장하고 있습니다.

인공지능을 의료보건 분야에 사용하는 것은 많은 장점을 가지고 있으며 인공지능은 이미 경제를 변화시키고 있습니다. 미래의료환경은 인공지능이 의사를 대체할 것이라는 연구보고도 있습니다. 하지만 인공지능을 의료보건 분야에 사용하는 것은 아직도 해결해야 할 많은 문제점들이 있습니다.

또한 환자치료과정은 이러한 의료지식과 함께 의료진과 환자의 상호신뢰관계 즉, 라포(rapport)형성도 매우 중요한 문제이며 수술을 하거나 치료에는 결국 인간의사와 간호사의 도움을 받아야 치료받을 수 있습니다. 마지막으로 만약 인공지능이 보건의료 분야의 사람들을 모두 대치할 수 있다면 현재 병원에서 일하는 상당수의 근로자가 잉여인력으로 전락함을 의미하며 이는 노동시장에 문제를 일으킬 수도 있습니다. [54]

---

54) 최윤섭. 인공지능: 미래의사의 역할을 대체할 것인가. Korean Medical Education Review 제18권, 2016, p47-50.

의료 분야에서 인공지능은 미래를 의미하는 것은 확실해 보입니다. 하지만 인공지능이 모든 것을 해결해 주는 해결사가 아닌 것도 분명해 보입니다. 앞으로 보건의료 관련 분야에 종사하고 있는 사람들 모두가 앞으로 인공지능이 지배하는 사회에 보건의료인들의 역할에 대하여 심도 깊은 대화와 고민이 필요할 것으로 보입니다.

6 독창적인 의료기술도 다른 기술과 마찬가지로 특허로 보호해야 할까요?

- 순수한 의료행위 특허 보호에 대한 논란

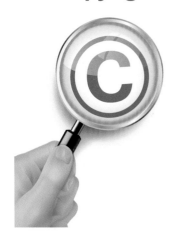

copyright

'미키마우스'에 대하여 잘 알고 계시죠? 미키마우스란 캐릭터가 나온지 이미 90년이 지났지만 많은 사람들과 어린이들이 아직도 미키마우스라는 캐릭터를 즐기고 있습니다. 미키마우스는 수컷 쥐를 의인화한 디즈니의 대표적인 캐릭터로서 디즈니 영화들은 영화 시작 전 다리와 엉덩이를 흔들고 신나게 휘파람을 불면서 배를 조정하고 있는 미키마우스 흑백필름이 잠시 나옵니다. 이 장면은 음악과 음향효과가 있는 첫 애니메이션인 '증기선 윌리(Steamboat Willie)'의 일부분으로 1928년 당시 신선한 시도와 함께 재미있는 이야기 때문에 엄청난 흥행에 성공했습니다. 1935년 컬러 애니메이션이 되면서 미키마우스의 트레이드 마크인 빨간 옷에 노란 신발을 가지게 되었고 1940년 '판타지아'라는 컬러 애니메이션부터 눈이 기존의 단순한 검정색에서 흰자위와 검은자위가 생겨 현재의 이미지와 유사해졌습니다.

중요한 것은 미키마우스란 캐릭터가 나온 지 벌써 90년이 넘었지만 이 캐릭터에 대한 특허(저작권)는 아직도 디즈니가 가지고 있어 다른 사람이 이 캐릭터를 사용할 때 로열티를 지불해야 합니다. 어떻게 90년이나 지난 미키마우스 특허가 아직도 유효할까요? 사실상 미키마우스에 대한 특허는 저작권의 역사라고 해도 과언이 아닙니다.

미국에서 지적재산권이 처음 제정되었을 때인 1790년에는 저작권 보호기간이 14년이었고 14년 연장이 가능한 정도였습니다. 하지만 1909년에 저작권 보호기간이 처음 28년에 추가 28년 연장가능으로 늘어났습니다. 1976년 미키마우스에 대한 특허 기간 만료가 임박해지자 미국의회는 미키마우스 저작권 보호를 위해 특허권을 저작권자 사망 직후 50년으로 인정하였고 이로 인해 미키마우스 저작권은 2003년까지 늘어났습니다.

하지만 1998년 미키마우스 저작권이 5년밖에 남지 않자 미국의회는 다시 특허법을 개정하여 1978년 이후 작성된 저작물의 저작권을 저작자가 사망하고 70년이 지날 때까지로 연장하고 기업저작물에 대한 저작권을 최초발행일부터 95년 또는 창작연도로부터 120년 중 어느 것이든 먼저 만료되는 시점까지 확대하였습니다. 이로 인해 디즈니사는 미키마우스 저작권을 2023년까지 소유하게 되었습니다.

미국의 국내 총생산(GDP)은 2014년 14조 3,480억 달러로 세계 GDP의 약 22.5%를 차지하는 최고의 부국입니다. 오죽하면 천조국(千兆國)이라는 말이 나왔겠습니까. 이 바탕에는 페이스북, 구글과 같은 인터넷 산업, 애플이나 마이크로소프트와 같은 정보통신기술 산업, 테슬라의 전기자동차, 보잉의 항공사, 나사와 같은 우주 산업 등 기술혁신경제가 자리 잡고 있습니다. 이러한 미국도 처음부터 기술왕국은 아니었습니다. 19세기 후반까지도 미국의 과학 기술은 유럽에 뒤처져 있었습니다.

하지만 미국에는 에디슨이라는 탁월한 발명가가 있었습니다. 에디슨은 연구 개발뿐 아니라 연구 개발 성과를 권리를 통해 보호하고 이익으로 실현하기 위하여 발명 특허의 중요성에 눈을 뜬 인물로 일생에 걸쳐 1,093건의 특허를 등록했고 특허로 등록한 기술을 통해 수익으로 만들기 위하여 끊임없이 싸운 발명가이자 사업가이었습니다.[55]

여기서 특허란 발명가에게 일정 기간 동안 발명에 대한 배타적인 권한을 부여하는 대신 새로운 발명의 내용을 세상에 공개하도록 하는 제도로써 점차적으로 특허 범위가 넓어지면서 최근에는 물건뿐만 아니라 제조기술, 사용 용도, 문학이나 예술작품, 예술가나 음악가의 실연행위, 상표 및 사업적 명칭과 표시, 영업 비밀과 데이터베이스까지도 특허로 인정하고 있습니다.

그렇다면 한 번 고민해 볼 것이 있습니다. 만약 어떤 의사가 독창적인 수술방법을 개발하였다면 이 의료기술을 특허로 인정받을 수 있을까요? 결론적으로 말씀드리면 특허로 인정받지 못합니다. 그렇다면 다른 기술의 경우 특허 범위가 점차적으로 확대되는데 의료기술만 특허로 인정받지 못하는 이유는 무엇일까요? 여기서는 의료기술 특허 대상 여부에 대한 논란에 대하여 이야기해보도록 해 보겠습니다.

---

55) 한편으로는 에디슨의 이러한 태도로 인하여 여러 문제가 발생하였습니다. 그 중 하나가 영화입니다. 1892년 에디슨은 촬영 장치인 키네토그래프와 볼 수 있는 장치인 키네토스코프를 발명하였지만 현재의 영화와 달리 한 사람만이 볼 수 있었습니다. 1895년 프랑스 뤼미에르 형제가 많은 대중을 모아놓고 영화를 상영하는 방식을 개발하여 영화가 대중화되었습니다. 원래 영화의 중심지는 미국 북동부 지역이었지만 에디슨이 영화특허회사를 만들어 자사와 계약한 업자들에게만 필름을 독점적으로 배급하는 등 독점적인 횡포를 부렸고 에디슨의 영화특허회사에 속하지 않는 영화사들은 에디슨의 특허 감시를 피해 멀리 서쪽인 캘리포니아 헐리우드로 옮겼습니다. 1915년 에디슨의 영화특허회사가 독과점 위반 판결을 받게 되면서 보다 자유롭게 영화 제작을 할 수 있게 되었고 결국 헐리우드는 세계를 주무르는 영화 제작의 메카가 되었습니다.

지식재산권과 특허

지식재산권을 법적으로 보호하려는 이유는 무엇일까요? 지적재산권의 대상이 되는 아이디어나 기술들은 형태가 없기 때문에 쉽게 도용하거나 복제할 수 있기 때문입니다. 만약 지적재산권이라는 제도가 없다면 창작자들은 더 이상 새로운 지식이나 기술을 만들려고 하지 않을 것입니다. 따라서 새로운 지식이나 기술을 법적으로 보호하여 창작자들의 창작활동을 활성화하고 이를 통해 사회적 이익을 얻을 수 있도록 지식재산권 제도가 생겨났습니다.

이런 지식재산권은 보호목적을 기준으로 크게 산업재산권과 저작권으로 나눌 수 있습니다.

산업재산권은 지식재산권 중에서 널리 산업에 이용되는 무형의 지적인 창조물과 식별표지를 보호하는 권리를 말합니다. 이에 비하여 저작권(copyright)이란 창작물을 만든 저작자가 자기 저작물에 대해 가지는 배타적인 법적인 권리로서 음악이나 소설, 시, 영화와 같은 문학이나 예술 분야의 창작물에 저작권이 부여됩니다.

산업재산권은 크게 특허권과 실용실안권, 의장권(디자인권), 상표권으로 나뉘는데 새로운 기술을 창작한 경우에는 특허권이 부여되고, 물품의 형상·모양·색채 등 외형에 대한 창작물에는 의장권이 부여됩니다. 상표권이란 상품이나 서비스의 명칭인 상표를 독점할 수 있는 권리를 말합니다. 실용실안은 특허에 비해 상대적으로 작은 발명에 주어지는 권리로 특허기술을 이용해 만든 제품이라고 생각하시면 됩니다.

지적재산권은 창작자들이 일정 기간 자신이 개발한 아이디어나 기술을 독점적으로 사용할 수 있도록 허용하는 것으로 일반적인 재산권과 달리 영원히 인정되지 않습니다. 예를 들어 집이나 자동차를 가진 사람은 팔거나 망가지기 전까지 소유물에 대한 권리를 영구적으로 보유하지만 특허의 경우 20년, 저작권은 저자가 죽은 후 70년과 같이 보호기간이 정해져 있습니다. 예외적으로 상표권의 경우 10년마다 갱신할 수 있으며 이론적으로는 영구적으로 유지가 가능합니다.

이러한 지적재산권이 처음으로 만들어진 곳은 바로 이탈리아 도시국가인 베니스입니다. 베니스는 당시 최신 기술인 유리 제조에 필요한 기술과 지식을 보호할 필요성과 함께 독점적인 지위를 인정받기 위하여 지적재산권에 대한 개념을 성립하고 1474년 최초로 특허법을 만들었다고 합니다.

영국의 경우 대륙에 비하여 공업기술이 낙후되었는데 대륙의 신기술을 습득하기 위하여 오늘날의 특허법에 해당하는 전매조례(Statute of Monopolies)를 만들어 신기술을 가진 사람들에게 독점권을 주고 대신 그들의 노하우를 문서로 공개하도록 하였습니다. 이 전매조례로 인해 강력한 독점권을 기대한 유럽대륙의 기술자들이 영국으로 몰려들어 영국에서 산업혁명이 일어난 원동력이 되었다고 합니다.

독일은 다른 유럽국가들에 비하여 원천 기술을 가지고 있지 못하였고 이로 인하여 기술 수준이 떨어졌는데 이런 기술 수준을 높이기 위하여 기존의 기술을 간단하게 개량하는 경우에도 권리를 부여하는 실용실안제도를 세계 최초로 창안하여 오늘날 기술 선진국을 위한 초석을 마련했다고 합니다.

참고로 지적재산권과 달리 인쇄물에 대한 저작권이란 제도가 생긴 이유는 유럽에서 인쇄술이 급격히 발전하면서부터입니다. 15세기 구텐베르크가 인쇄술을 개발하면서 출판이 활발해지면서 영국이나 유럽에서 저작물을 값싸게 대량 복제하는 것이 가능해지고 이로 인한 폐해가 발생하자 출판특권의 기한을 정하고 저자의 동의 없이는 어떠한 저작물도 출판하지 못하게 하였습니다.

이탈리아 베니스는 1517년 저작권법을 만들었고 이후 유럽 대륙과 전 세계로 저작권법이 전파되었습니다. 참고로 우리나라에서 특허제도가 처음 시작된 것은 1908년 미국과 일본이 맺은 조약부터입니다. 하지만 이 조약의 목적은 조선의 기술 혁신을 위해서가 아니라 이미 특허권을 가진 미국인과 일본인들의 기득권을 조선에서 보장하기 위해서라고 합니다.

이러한 특허제도는 장점만 있는 것은 아닙니다. 특허제도로 인해 경쟁사들 간의 특허 분쟁이 발생하는 원인이 되기도 합니다. 하지만 분쟁 양상이 각 분야마다 달라서 정보기술 분야의 경우 분쟁이 일어나더라도 당사자 간 합의로 종결되는 경우가 많은 반면, 화학이나 의약품의 경우 승패가 갈릴 때까지 소송이 진행되는 경우가 많습니다.

이러한 차이가 일어나는 이유가 흥미로운데 정보통신 분야의 경우 어느 제품을 특허권 몇 개로 독점할 수 없어 내가 경쟁사를 특허 침해라고 주장하면서 소송을 제기하면 경쟁사도 자신들이 가지고 있는 특허로 나를 공격하기 때문에 누구도 완승을 거두기 어렵기 때문입니다. 이와 달리 의약품의 경우 한두 개의 특허로도 관련 시장을 독점할 수 있기 때문에 특허소송이 발생하면 끝까지 진행되는 경우가 많다고 합니다.

의료행위의 특수성

그렇다면 어떤 의사가 독창적인 수술방법을 개발하였다면 이 방법도 특허로 인정받을 수 있을까요? 이 질문에 답을 하기 위해서는 법령에서 정의하는 의료행위가 무엇인지를 알아야 합니다. 현재 의료법에서는 의료행위에 대하여 구체적으로 정의하고 있지는 않고 포괄적으로 규정하고 있을 뿐입니다. 대법원에서는 의료행위를 '의학적 전문지식을 기초로 하는 경험과 기능으로 진찰 · 검안 · 처방 · 투약 또는 외과적 시술을 시행하여 하는 질병의 예방 또는 치료행위 및 그 밖에 의료인이 행하지 아니하면 보건위생상 위해가 생길 우려가 있는

행위'로 정의하고 있습니다.[56]

우리나라에서 특정 발명품이 특허로 인정받기 위해서는

첫째, 자연법칙을 이용하여 완성된 발명으로 산업에 이용할 수 있
는 분야이어야 하고,

둘째, 반복적으로 생산이 가능해야 하며,

셋째, 출원일을 기준으로 본 발명이 국내에 이미 알려져 있지 않거
나 사용되지 않았으며 이전에 기재된 발명과 달라야 하고,

넷째, 종래의 기술보다 기술적인 진보가 있어야 하는 등

총 4개의 조건을 만족시켜야 특허로 등록이 가능합니다. 이 기준
에 의하면 독창적인 수술행위는 특허로 인정받을 수 있어 보입니다.

하지만 우리나라 특허청 특허 및 실용실안 심사기준에서는 '인
간을 수술하거나 치료하거나 진단하는 방법의 발명인 의료행위'를
'산업상 이용할 수 없는 발명'으로 예시하면서 특허로 인정하지 않
습니다.

이는 대법원에서도 마찬가지입니다. 대법원 판례에 따르면 '사람
의 질병을 진단 · 치료 · 경감하고 예방하거나 건강을 증진시키는 의

---

56) 이봉문. 의료행위와 특허보호체제에 관한 연구. 인하대학교 법학연구 제22권, 2019, p1-40.

약의 조제방법 및 의약을 사용하는 의료행위에 관한 발명은 산업에 이용할 수 있는 발명이라 할 수 없으므로 특허를 받을 수 없다'고 판시하고 있습니다.[57)

여기서 주목할 것은 의료기기나 의약품을 사용하여 인간을 진단하고 치료하는 순수한 의료행위만이 특허를 인정받을 수 없고 의사들이 사용하는 의료기기나 의약품은 특허권의 대상이 된다는 것입니다. 조금 이해하기 어려운 부분이 있어 예를 들어 설명해 보도록 하겠습니다. 의사가 환자를 치료하기 위하여 의료기기를 조작하거나 의료기기를 이용하여 환자의 특정부위를 절개하거나 제거하는 것과 같은 의료행위는 특허로 인정받지 못하지만 혈액이나, 소변 · 피부 · 두발 · 세포 · 조직 등과 같이 인간으로부터 채취한 것을 처리하는 방법이나 이를 분석하여 각종 데이터를 수집하는 방법은 특허의 대상이 된다는 것입니다.

또한, 인간으로부터 채취한 것을 원재료로 가공하는 혈액제제 · 백신 · 유전자변환제제 · 인공뼈 · 피부와 같은 의료재료를 제조하는 방법의 경우에도 특허의 대상으로 인정하지만 이를 인간에게 이식하는 의료행위는 특허로 보호받지 못합니다.[58) 재미있는 것은 인간을 수술 · 치료 · 진단에 사용하는 의료행위라도 인간을 제외한 동물에만

---

57) 대법원 1991.3.12. 선고 90후250판결
58) 이봉문. 의료행위와 특허보호체제에 관한 연구. 인하대학교 법학연구 제22권, 2019, p1~40.

한정하여 사용한다는 사실이 특허청구범위에 명시되어 있으면 산업상 이용할 수 있는 발명으로 인정받을 수 있습니다. [59)]

이렇게 의사의 의료행위를 특허로 인정하지 않는 현재의 특허정책에는 논란이 있습니다. 여기서는 각각의 의견을 들어보도록 하겠습니다.

의료행위를 특허로 인정해서는 안 된다는 입장 [60)]

첫째, 사람의 생명을 다루는 순수한 의료행위가 특허권에 의해 사용이 제한을 받아서는 안 된다는 것입니다. 만약 의사의 순수한 의료행위에 대한 발명을 특허로 인정한다면 특허권자가 과도하게 높은 실시료를 청구하거나 특정 병원에 대하여 금지청구권을 행사하거나 독점적으로 사용하게 할 가능성이 있고 이로 인해 의사들이 특정 의료방법을 필요한 환자에게 사용할 수 없거나 특허권을 가진 사람과 번잡한 라이선스 협상으로 인해 적절한 치료 시기를 놓칠 수도 있고, 실시료 지불로 인해 의료비가 상승할 수도 있습니다. 또한 특허권자가 특정 병원에만 치료방법에 대한 독점을 허가한다면 특정 병원에 소속되지 않은 의사는 환자의 생명을 살리기 위하여 차선의 기술을

---

59) 대법원 1991.3.12. 선고 90후250판결
60) 김병일, 이봉문. 의료발명의 법적 보호. 지식재산권 연구센터 연구보고서 p1–11.

사용하거나 극단적으로는 환자를 치료하지 못하게 될 수도 있습니다.

특히 의료 분야의 경우, 공적자금이 연구비로 투입되어 기술혁신이 이루어진 경우가 많은데, 이렇게 개발된 기술혁신을 공익을 위해 모든 사람이 이용이 가능할 수 있도록 하여야 하며, 개발자들은 이미 특허 대상으로 인정받고 있는 의약 및 의료기기를 통해 기술혁신에 대한 인센티브는 충분히 확보할 수 있기 때문에 순수한 의료행위나 기술의 경우 특허 대상에서 제외시켜도 문제가 없다는 것입니다.

둘째, 의료기기 또는 의약품 발명의 경우 발명 과정에서 막대한 자금이 소요되고 집단적으로 대규모 조직이 연구 개발을 수행하여야 하기 때문에 발명한 사업체에 독점적 권리를 부여하여 투자자금을 충분히 회수할 수 있는 기회를 주어야 할 필요가 있지만 순수한 의료행위 발명의 경우 의사가 단독으로 개발하는 경우가 많고 상대적으로 개발 비용이 적게 들기 때문에 특허로서 보호해줄 필요성이 낮다는 것입니다.

의료행위를 특허로 인정할 수 있다는 입장

첫째, 국민복지를 향상시키기 위해서는 신약 개발과 동시에 보다 효과적인 치료법에 대한 연구 개발도 매우 중요합니다. 순수한 의료행위라도 특허로 보호한다면 의료행위에 대한 연구발전을 촉진하고 의료의 질 향상과 함께 환자의 삶의 질 개선에 도움을 줄 수 있고 이전에 존재하지 않던 새로운 산업을 창출할 수도 있습니다.

둘째, 의사의 의료행위에 대한 특허를 인정하면 의료기관들은 경쟁 우위를 확보하고 이윤을 높이기 위하여 독창적인 수술방법과 같은 새로운 의료행위를 개발하려고 많은 투자를 할 것이고 이러한 투자는 우리나라의 새로운 성장 동력이 될 수도 있습니다.

셋째, 순수한 의료행위에 관한 기술 발명도 지적 활동의 성과인 기술적 창작물로서 의료장비 · 검사약품 · 검사기기 · 치료장치 · 치료기기 및 약물에 대한 발명과 달리 단지 의료행위라는 이유만으로 발명에 대한 특허를 인정하지 않는 것은 너무 차별적이고 모순적이라고 볼 수도 있습니다.

마지막으로 의료행위의 특허권에 다른 특허권과 달리 일정 정도의 제한을 가한다면 국민 건강과 복지를 지키는 공익성과 개발자의 사적인 이익을 적절히 조화시킬 수 있다는 것입니다. 예를 들어 순수한 의료행위기술 발명의 경우 특허를 인정하더라도 특허권자에게 실시허락을 받지 못하더라도 환자들을 치료하거나 진단하는 데 사용할 수 있게 하는 것 등이 있을 수 있습니다.

이러한 제한은 특허로 인정하지 않음으로 발생하는 연구 개발 저해를 예방하면서도 특정 의료행위의 특허실시료가 지나치게 높아지는 것을 막아 의료비 급증을 억제시킬 수 있기 때문에 특허권자와 사용자 이익을 조화시킬 수 있다는 것입니다.

외국의 상황

유럽의 경우 의사의 의료행위는 우리나라와 유사하게 산업상 이용 가능성이 없다고 하는 이유로 특허 대상이 아니라고 규정하고 있습니다. 하지만 환자 신체를 직접 대상으로 하는 것만이 특허로 인정받지 못하고 체외에서 이루어지는 기술의 경우는 치료 목적이더라도 특허 대상이 된다고 합니다. 진단기술도 의사의 최종 판단을 위한 자료를 수집하는 데 불과한 방법의 경우에 한하여 특허 대상이 된다고 합니다. [61)]

미국은 의료기술을 특허의 대상에서 제외하는 명시적인 규정이 없기 때문에 실무적으로는 의료방법 발명의 특허가 가능합니다. 즉, 기타 다른 요건을 만족시킨다면 의료방법도 다른 발명과 마찬가지로 특허를 얻을 수 있습니다. 다만 의료업 종사자 또는 건강관리 주체의 경우 특허권 침해 주장을 할 수 없도록 하여 그 권리행사를 제한하는 방식으로 문제를 해결하고 있습니다. [62)] 하지만 이러한 권리행사 제한은 의료행위의 방법특허 경우에만 적용되며 장치나 물질특허 등 그 이외

---

61) 조영선. 4차 산업혁명과 의료기술의 특허법적 문제. 법조 제68권. 2019. p281-308.
62) 김병일. 의료방법과 특허. 비교사법 제11권. 2004. p393-417.

의 경우에는 의료행위에 사용하는 경우에도 특허 침해가 됩니다.

중국의 경우 인간이나 동물에 적용하는 수술이나, 치료, 진단방법은 산업상 이용 가능성이 없다고 하여 특허로 인정하고 있지 않지만, 인체나 동물체로부터 중간적 결과로 정보를 얻는 방법, 분리된 조직이나 배설물 등을 처리하여 외부에서 결과를 얻는 방법, 획득한 정보의 처리방법 등은 비특허 대상인 진단행위가 아니라고 하여 특허로 인정하고 있습니다.[63]

주요국의 의료방법 발명 관련 특허성 비교분석[64]

구분	한국	일본	미국	유럽	중국
인간의 순수한 치료행위나 방법	X	X	O	X	X
임상적 판단이 들어가는 인간의 진단방법	X	X	O	X	X
임상적인 판단이 들어가지 않는 인간의 진단방법	O	O	O	X	X
동물의 치료나 진단방법	O	O	O	X	X

63) 尹新天. 허호신(譯). 『중국특허법 상세해설』. 세창출판사; 2017, p399-402.
64) 심미랑 등. 인체의 치료 및 진단 방법 특허 보호에 대한 연구. 원광법학 제35권. 2019, p120-50.

정리

현재 인간에 대한 수술, 진단, 치료방법과 같은 의사의 순수한 의료행위는 다른 기술이나 발명과 달리 의료행위에 대한 특허나 독점권을 인정하고 있지 않습니다. 의사의 입장에서 보면 다른 분야와 달리 새로운 의료행위와 관련된 독창된 기술을 발명하더라도 이를 특허로 인정받지 못하는 것이 억울할 수도 있겠다는 생각이 드는 것도 사실입니다. 하지만 시간이 환자의 예후에 많은 영향을 미치는 질환에 있어서 효과적이라고 알려진 방법을 특허라는 이유로 사용하지 못하게 하는 것도 문제가 있어 보이기는 합니다. 어떤 방법이 공익에 더 도움이 될까요? 사익과의 절충점은 없을까요? 같이 고민해 볼 문제라고 생각합니다.

참고 1
의료행위 발명에 대한 특허 신청 사례.

편작온구기 사용방법- 특허법원 2013.3.21. 선고 2012허9587 판결

한의사 A는 편작온구기[65]를 기존의 방법인 통증 부위에 사용하지 않고 경혈에 사용하는 방법으로 특허출원을 진행하였으나, 특허청은 출원 발명이 편작온구기는 의료기기로써, 편작온구기를 사용하는 것은 순수한 의료행위에 해당되어 산업상 이용 가능성이 없다는 이유로 거절 결정하였습니다.

이에 한의사는 편작온구기는 통증 부위가 아닌 경혈에 사용하고 의료인이 아니더라도 누구나 할 수 있기 때문에 의료기기가 아니고 산업상 이용 가능성이 있기 때문에 특허로 인정받아야 한다고 법원에 소송을 제기하였습니다.

특허법원은 이 사건 출원 발명인 편작온구기 치료방법은 질병을 치료하거나 예방 또는 건강 상태를 증진하거나 유지하기 위한 처치방법으로 산업상 이용 가능성이 없고 특허로 인정하는 경우 특허로 인하여 의료인의 의료행위를 제한하게 될 가능성이 크기 때문에 특허로 인정할 수 없다고 판단하였습니다.

---

65) 편작은 중국에서 뜸으로 유명했던 명의이고, 온구기란 손쉽게 뜸을 뜰 수 있도록 만들어진 기구를 말합니다.

백내장 수술

우리나라 사건은 아닙니다만 현재의 상황을 이해하는 데 도움을 줄 것 같아 소개하자면 다음과 같습니다. 기존의 백내장 수술은 렌즈를 갈아 끼우고 나서 절개한 상처를 봉합했기 때문에 환자가 수술 후 난시가 되는 일이 많았습니다.

미국의사 팔린(Pallin)은 이러한 문제를 인식하고 백내장 수술을 할 때 눈의 특정 부위를 절개해서 렌즈를 갈아 끼우는 수술을 하면 봉합할 필요 없이 상처가 호전되어 난시 등이 나타나지 않는다는 것을 발견하였고 이러한 백내장 수술 치료방법에 대해 특허를 취득하였습니다.

이후인 1993년 팔린은 동일한 수술방법을 행하는 의사 싱어(Singer) 및 해당 의료기관을 특허 침해로 고소하였습니다. 법원은 팔린이 주장한 수술방법에 대한 특허 클레임은 무효이고, 원고는 피고 및 그 외 의사에 대해서 이 특허의 침해를 주장해서는 안 된다고 하는 동의 판결(consent judgement: 재판상 화해[66]에 해당)에 따라, 실질적으로 원고 패소를 내용으로 사건은 종료되었습니다.[67]

---

66) 소송 중에 당사자 쌍방이 소송물에 관한 주장을 서로 양보하여 소송을 종료시키기로 하는 합의
67) 김병일. 의료방법과 특허. 비교사법 제11권, 2004, p393–417.

일반적으로 특허권은 특허 출원일로부터 20년까지 지속되는데 개발에서 판매까지 고려한다면 실제적인 유효 특허권 존속기간은 15-18년 정도입니다. 하지만 의약품의 경우 약물에 대한 특허권을 받고서도 임상시험을 시행하고 행정당국의 판매 승인을 얻기까지 많은 시간이 필요하기 때문에 다른 특허 발명과 비교하여 특허권을 배타적으로 누릴 수 있는 기간이 8-12년에 불과하다는 문제점이 있었습니다. 또한 의약품의 경우 다른 산업과 달리 특징적으로 특허건 만료 시점이 다가올수록 의약품의 매출액이 급증하거나 정점에 도달하는 경향이 있어 특허권 존속기간을 연장함으로써 발생하는 추가적인 수익이 엄청나게 됩니다.

이런 문제점을 인식하고 미국에서 의약품에 대하여 1984년에 특허권 존속기간 연장등록출원제도를 시행하였고 이후 다른 나라에서도 유사한 제도를 도입하였습니다. 특허권 존속기간 연장등록출원제도란 특허권의 존속기간에 규제 당국의 허가를 받기 위하여 필요한 시험이나 심사로 인하여 장기간이 소요되어 특허권을 실제로 실시하지

---

68) 식품의약품안전처. 의약품 허가특허연계제도 교육프로그램-제약분야 지식재산전문가과정 제 2과정.

못한 경우에 일정 기간의 범위 내에서 그 실시하지 못한 기간만큼 존속기간을 연장시켜주는 제도를 말합니다.

우리나라도 1987년 물질특허제도를 도입하였고 1999년부터 본격적으로 특허권 존속기간 연장등록출원이 시행되고 있습니다. 이 제도를 통해 다국적 제약사들은 신약인 신규물질에 대한 특허 외에도 조성물·제형·제조방법 및 용도에 대해서도 특허권을 얻어 신규 물질의 시장독점적 범위와 기간을 확대할 수 있게 되었습니다. 따라서 다국적 제약사들은 에버그리닝(evergreening)이라는 특허권 존속기간 연장전략을 수립하여 신약의 보호기간을 연장하여 이익을 극대화하고 있습니다.

과거에는 주요 신약의 경우 평균 10개 정도의 특허권에 의해 보호되었으나 에버그리닝 전략을 통해 최근에는 최대 100개의 특허권을 통해 개발된 신약의 특허 보호 범위를 넓힘과 동시에 제네릭 의약품의 시장 진입을 막기 위해서 철저한 계산하에 특허권 신청과 보호 전략이 이루어지게 됩니다. 예를 들어 1986년 영국에서 처음 발매된 항우울제인 플루옥세틴(fluoxetine, 프로작™)의 특허권은 1995년 1월에 만료되었지만 이러한 특허권 존속기간 연장제도에 의하여 2000년 1월까지 5년간 시장 판매 독점권이 연장되었습니다.

그렇다면 제약사의 에버그리닝 전략이 실제로 어떻게 시행될까요? 대략적으로 다음과 같습니다.

우선 기초탐색기간 동안 신약후보물질에 대한 최초의 원천특허인 물질특허를 출원하고, 임상시험 전에는 본격적인 임상시험을 위한 조성물 및 제형에 대한 연구를 진행하여 제제 또는 조성물특허를 출원하게 됩니다. 또한 최초의 물질특허에 기재된 방법으로는 상업적으로 의약품 원료물질을 생산하기 어려우므로 다양한 제조방법을 연구하여 다시 신약에 대한 상업적인 의약품 생산에 대한 특허를 출원하면서 기본적인 용도특허도 함께 출원하게 됩니다.

임상시험기간에는 앞서 출원한 신약의 용도특허를 더 세분화하여 추가적으로 출원하고, 조성물특허와 제형특허 역시 사람을 대상으로 하는 최적의 제형을 중심으로 출연하고, 앞서 출원하였던 제법특허도 더 확장하여 출원하는 동시에 신약의 결정형, 수화물, 이성체 등에 여러 특허를 출원하게 됩니다.

제품이 출시되면 복제약(제네릭) 출시 시점을 대비하여 소송전략을 수립하고 유사한 구조의 개량된 약물을 발굴하여 추가적인 특허를 출원하게 됩니다.

만약 복제약이 출시되면 전 영역에 걸친 특허 침해 소송을 진행합니다. 이렇게 소송이 제기되면 복제약의 허가 절차가 자동으로 정지되는데 이를 통해 복제약품의 출시를 늦추는 효과가 있기 때문입니다. 참고로 미국의 경우 허가 절차 정지기간은 30개월이고 우리나라의 경우 6-12개월이라고 합니다. 또한 복제약을 만드는 회사들은 복제약을 가능한 빨리 팔고자 하여 특허 만료 전에 복제약을 개발하여 식약처에서 허가를 받고 특허가 끝나자마자 판매할 수 있었습니다. 하지만 2015년 한미 자유무역협정(FTA)에서는 이러한 허가 단계부터 특허권자가 브레이크를 걸 수 있게 하였습니다. 이 개정을 통해 의약품 특허가 만료되더라도 복제약이 나오는데 시간이 더 걸리게 하도록 하여 사실상 미국 제약사들의 특허권이 연장되었습니다.

의약용도 발명이란 의약물질이 갖는 약리효과를 밝혀 해당 물질이 특정 질환에 대하여 의약으로써 효능을 발휘하는 새로운 용도를 대상으로 하는 발명을 말합니다. 의약용도 발명은 크게 물질특허, 방법특허, 조성물특허, 제형특허, 기타로 나눌 수 있습니다.

물질특허란 신약 또는 신물질 발명으로 일컬어지는 유기화합물 발명을 말하며 주로 오리지널 의약품 회사에서 보유하게 됩니다.

방법특허란 주로 제조방법이나 의약품을 이용한 스크리닝 방법 또는 의료기구의 사용방법 등을 말합니다.

조성물특허란 발명의 여러 성분에 특허성이 인정되어 등록된 특허로서 각 조성물의 개별적인 성분 조합을 통해 구성의 곤란성이 개선되거나 현저한 효과가 입증되는 경우를 말합니다.

제형특허란 의약품의 제형적 유용성에 따라 등록된 특허를 말하는데 통상적인 조성물특허에 비하여 권리범위가 넓지는 않지만, 그 특허의 현저한 효과를 뒷받침하기 위하여 용출률이나 안정성에 대한 자료가 기재되는 경우가 많아 쉽게 무효화되지 않는 장점이 있습니다.

이 외에도 염특허, 결정형특허, 이성질체특허 등이 있고 발명의 표현 방식에 따라 선택 발명, 수치한정 발명, 파라미터 발명 등이 있습니다. 예를 들어 새로운 화합물을 제조한 경우는 물질 발명으로, 화합물의 적응증으로 특정 대상 질환에 대한 구체적인 치료나 예방효과가 확인된 경우에는 의약용도 발명으로 특허출원을 하게 됩니다.

그렇다면 이런 용도 발명은 어디까지 인정되나요? 우리나라에서 있었던 구체적인 사건[69]을 보면 좀 더 이해가 쉽습니다.

엔테카비어(Entecavir)는 만성 B형 간염바이러스 치료에 사용되는 약물인데 연간 1,600억 원 정도의 매출 규모를 가지고 2015년 원외 처방 1위의 전문의약품입니다. 이 약은 미국에서 개발되어 물질특허는 국내에 1991년 특허등록이 되었고 2015년 10월 특허가 만료되었습니다. 하지만 이 약을 만든 다국적제약사 A는 0.5 mg 또는 1 mg 투어용량의 조성물특허(제제특허)를 통해 특허 존속기간을 2021년 1월까지 연장시켰습니다.

이에 국내 제약사인 B는 0.5 mg 또는 1 mg 용법의 조성물특허는 자유실시기술에 불과하기 때문에 자신들이 만든 복제약이 다국적 제약사의 조성물특허를 침해하지 않았음을 주장하며 특허심판원에 청

---

69) 대법원 2015.5.21. 선고 2015후768

구하였습니다.

특허심판원은 투여용량 및 투여주기는 통상의 기술자가 선행발명으로 용이하게 실시할 수 있는 자유실시기술에 해당한다고 판단하여 특허가 인정되지 않는다고 판단하였고 이에 다국적 제약사 A는 소송을 제기하였습니다.

대법원은 '약물의 투여용법과 투여용량은 대상 질병 또는 약효에 관한 의약품 용도와 본질이 같다'라고 하면서 '동일한 의약이라도 투여용법과 투여용량의 변경에 따라 약효의 향상이나 부작용의 감소 또는 복약 편의성의 증진 등과 같이 질병의 치료나 예방 등에 예상하지 못한 효과를 발휘할 수 있고, 특정한 투여용법과 투여용량 개발에 의약의 대상 질병 또는 약효 자체의 개발 못지않게 상당한 비용이 소요되기 때문에 투여용법과 투여용량이라는 새로운 의약용도가 부가돼 신규성과 진보성 등의 특허요건을 갖춘 의약의 경우 새로운 특허권이 부여될 수 있다'고 하면서 기존에 '투여용량 및 투여방법에 대한 의약 발명은 의료행위에 해당하기 때문에 산업상 이용할 수 없는 발명에 해당한다는 이유로 특허로 인정할 수 없다'는 종래의 대법원 입장을 변경하였습니다.

다만 이 사건에서 문제가 된 엔테카비어의 경우 한 알에 1 mg, 1일 1회 투여용량은 임상시험 결과나 제반 사정을 종합한다면 통상의 기술자라면 비교 대상 발명들로부터 이를 용이하게 도출할 수 있고, 그 효과도 예측이 가능하기 때문에 신규성과 진보성을 갖추지 않은 자유 실시기술로서 다국적 제약사의 엔테카비어의 용량과 용법에 대한 방법을 특허를 인정하지 않는다고 판결하였습니다.

7 유전자 분석을 통한 정밀의료는 정말로 우리의 미래가 될까요?

- 정밀의료에 대한 논란

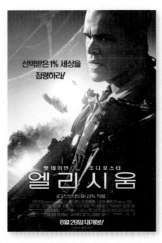

https://www.themoviedb.org/?language=ko-KR

2013년 개봉한 영화 '엘리시움'은 2154년 자원 고갈과 환경오염으로 살기 부적절한 곳이 된 지구의 이야기입니다. 세계의 정치·경제지도자들과 상위 1%의 재력가들은 축적된 기술로 만들어진 우주정거장 엘리시움으로 이주하고, 여기에 속하지 못한 사람들은 자원이 고갈되고 오염된 지구에 살아야 하는 사회적 배경에서 이야기를 시작하고 있습니다. 주인공인 맥스 다코스타(맷 데이먼)는 평범한 노동자로 지구의 한 공장에서 일하다 방사능에 피폭되어 5일 밖에 살지 못한다는 시한부 판정을 받게 됩니다. 맥스 다코스타는 살기 위해 엘리시움으로 가려고 온갖 노력과 고생을 하였고 결국은 엘리시움에 도착하였지만, 자신을 희생하여 다른 사람들이 엘리시움의 만능치료기로 치료를 받게 하면서 영화는 끝납니다.

이 영화에서 지구에 살고 있는 평범한 사람들은 낙후되고 열악한 의료시설로 인하여 질병이 있어도 제대로 치료받지 못하지만 엘리시움 사람들은 쾌적한 환경에서 최첨단 만능치료기의 도움을 받을 수 있는 상황은 미래의 빈부격차가 의료와 보건에 어떤 영향을 미칠 것인지에 대한 음울한 미래를 다루고 있다고도 할 수 있습니다.

이 영화에서 가장 주목할 만한 것은 바로 만능치료기입니다. 엘리시움 가정집에 있는 캡슐 모양의 만능치료기는 병들거나 아픈 사람이 기계에 누우면 자동으로 개인의 의료정보와 함께 신체 상태를 인식하여 즉시 진단할 뿐만 아니라 시술과 수술도 하고, 필요에 따라 3D 프린터로 생체조직을 재생하여 부러진 뼈나 손상된 장기도 회복시키고, 말기 백혈병이나 암도 잠시 누워 있으면 치료할 수 있습니다.

현실적으로 이런 기계의 능력이 과장되어 있는 것은 사실이지만 조금 앞선 미래에는 이와 유사한 기기가 가능할지도 모르겠습니다. 그렇다면 어떻게 가능할까요? 바로 정밀의료를 통해서입니다.

정밀의료는 미래기술로 추앙받고 있으며 앞으로 수요가 급증할 것으로 예측되기 때문에 전 세계적으로 많은 투자와 함께 집중적으로 육성되고 있습니다. 하지만 정밀의료를 구현하기 위해서는 많은 선제적인 투자가 필요하므로 인해 초기에는 그 서비스 비용이 비쌀 수밖에 없습니다. 따라서 만약 정밀의료가 실제로 서비스를 제공하기 시작한다면 엘리시움 영화에서 보여주는 것과 같이 사회·경제적 계층에 따른 건강 불균형이 악화되는 등 여러 사회적인 문제를 일으킬 수 있습니다. 이보다 더 근본적으로는 정밀의료가 정말로 질병을 예측하고 치료하는 데 효과적인가에 대한 의문도 있는 것이 사실입니다. 여기서는 정밀의료와 관련된 여러 논란에 대하여 살펴보도록 하겠습니다.

정밀의료와 맞춤의료[70]

정밀의료(precision medicine)란 개인의 유전정보, 질병정보, 생활정보 등을 토대로 개인을 분류하고 효과적인 치료방법을 제공하는 것으로 쉽게 말하자면 개인의 특성을 개별적으로 조사해서 가장 적합한 치료를 결정해 나가는 방법을 말합니다.

---

70) 문세영 등. 정밀의료의 성공전략. 한국과학기술기획평가원.

질병과 정밀의료를 공부와 학생에 비유하면 좀 더 쉽게 이해될 수 있습니다. 성적이 좋지 않은 학생의 성적을 높이기 위해서는 학생의 현재 상태를 면밀하게 파악하는 것이 중요합니다. 예를 들어 공부하는 시간의 절대량이 적은 것은 아닌지, 공부하는 절대적인 시간은 많지만 집중을 하지 못하는 것인지, 암기 과목이 문제인지 아니면 국영수가 문제인지 등을 확인하고 이에 맞추어 선별적이고 집중적인 방식을 통해 성적향상을 도모하는 것과 같이 특정 질병의 성격을 좀 더 면밀하게 파악해서 이에 대한 맞춤치료를 하는 것이 바로 정밀의료입니다. 이와 비슷한 말로 맞춤의료라는 말이 있습니다.

맞춤의료(personalized medicine)란 특정 질병에 대한 민감성 또는 특정 치료에 대한 반응에서 차이를 보이는 개인을 소집단으로 분류하고, 집단에 속하는 환자의 개인별 특성을 고려하여 의료를 제공하는 것입니다. 위의 정의를 보면 정밀의료와 맞춤의료는 거의 비슷한 뜻입니다만 최근에는 맞춤의료보다는 정밀의료란 말을 더 자주 쓰이는데 맞춤의료란 말이 개별적인 치료제나 기구 등을 만들어내는 듯한 인식을 주기 때문입니다.

또한 정밀의료는 개인의 유전정보, 질병정보, 생활정보 등을 토대로 정밀하게 개인을 분류하고 이를 활용하여 효과적인 치료방법을 선택한다는 점에서 맞춤의료보다 좀 더 구체화되고 개인의 특성에 대한 맞춤성과 정보의 정확성이 강화된 맞춤형 의료라고 할 수 있습니다.

초기의 정밀의료는 유전체 분석에 초점을 맞추었는데 인간의 유전자를 완전히 분석할 수 있다면 특정 질병의 위험도를 예측하고 원인이 되는 유전자를 교체하거나 없애는 방식으로 질병을 치료할 수 있다는 유전자 결정론을 바탕으로 하였기 때문입니다.

하지만 점차적으로 지식이 쌓이면서 많은 질환들의 발생에 유전자 외에도 환경과 생활습관 등 여러 인자들에 영향을 받는다는 것이 확인되었습니다. 따라서 질병 발생을 예측하기 위해서는 환자 개개인의 유전적 요인뿐 아니라 환경요인, 생활습관, 질병 병력 등 환자 개개인의 요인과 특성을 함께 분석할 필요가 생겼습니다. 이러한 변화에 맞추어 유전체 분석과 함께 환자의 개인의료정보를 빅데이터로 관리하고 분석하여 특정 치료가 도움이 되는 환자들을 골라 치료하여 치료의 정확도를 높이려는 여러 움직임들이 나타나기 시작했는데 이것이 바로 현재의 정밀의료입니다.

이러한 정밀의료가 가능하였던 배경에는 현재 거의 모든 의료기관들이 개인의료정보를 전산화하여 개인과 집단에 대한 방대한 양의 임상 정보를 축적, 공유 및 분석을 할 수 있는 환경이 조성되어 있고 동시에 유전자 검사에 드는 비용과 시간이 획기적으로 감소하였기 때문입니다.

그렇다면 이러한 정밀의료를 이용한 의료서비스는 앞으로 어떤 방향으로 이루어질까요?

가장 먼저 생각할 수 있는 것으로 건강한 사람들의 유전자 정보와 임상 정보, 생활환경 및 습관 정보를 분석하여 이 사람의 특정 질병의 발생 가능성을 예측하고 만약 가능성이 높으면 예방적으로 수술이나 치료를 제안하는 것입니다. 예를 들어 유전자 검사 결과 유방암과 난소암 유병확률이 높은 유전자 변이를 보유한 것으로 확인되면 예방적으로 유방과 난소를 절제하거나, 특정한 유전자 표지자를 가진 암에만 매우 좋은 효과를 보이는 암표적 치료제의 사용 여부를 결정하기 위하여 개인의 유전자 분석을 통해 약물의 효과를 예측해는 것 등입니다.

이 외에도 환자의 생활습관이나 환경적인 요인을 실시간 모니터링을 통해 평가하고 어느 수준을 넘어서면 환자에게 알리는 기능을 통해 생활습관과 환경요인을 바꾸는 데에도 이용할 수 있습니다. 앞으로 정밀의료는 현재의 진단과 치료를 넘어서 기술과 산업간에 다양하게 융합되어 더욱 발전할 것으로 예측되고 있습니다.

하지만 정밀의료가 점차 가속화되면서 이에 대한 찬반 논란도 더욱 거세지고 있습니다. 여기서는 정밀의료 관련된 각각의 입장을 들어보겠습니다.

정밀의료의 확대를 찬성하는 입장 [71]

첫째, 우리의 몸은 서로 다르지만 병에 걸리면 공장식으로 대량생산된 똑같은 약을 먹게 됩니다. 미국 의료기업인 애보트사의 분석에 따르면 암에 대한 표준치료는 25-80%의 환자에게만 효과를 보입니다. 따라서 20-75%의 환자는 효과가 없지만 약을 쓰고, 이로 인해서 많은 비용과 함께 약물 부작용을 경험하고 있다는 것입니다. 정밀의료는 약물반응 유무를 미리 확인하고 약물반응이 좋을 것 같은 사람만 약을 사용할 수 있도록 하여 비용을 절약하고 부작용을 최소화 할 수 있다는 것입니다.

둘째, 인간 유전체를 분석하는 비용이 급격하게 떨어지고 있습니다. 앞서 말씀드린대로 2003년 처음으로 인간 유전체를 분석하는 데는 어마어마한 시간과 돈이 들었지만, 최근에는 100만 원 이하의 비용으로 떨어졌습니다. 이러한 기술혁신으로 인한 분석 시간과 비용 감소는 정밀의료가 필요한 사람들에게 합리적인 가격으로 유전자 분석을 통한 질병예측서비스를 제공할 수 있게 되었습니다.

마지막으로 정밀의료는 산업적으로 다양하게 활용되어 희귀병을 검출하거나 환자에게 맞는 맞춤약을 제조할 수도 있을 뿐 아니라 더 나아가 개인에 맞춤건강관리를 조언해주고 모니터링 서비스와 같은

---

71) 윤혜선. 정밀의료의 출현에 대한 규제의 시선-미국의 '정밀의료 발전계획'을 단초로-. 법학논총 제35권, 2018, p55-p91.

다양한 방식의 가입형 의료서비스 창출이 가능하게 됩니다. 이러한 다양한 의료서비스는 우리나라의 미래의 경제성장동력이 될 수 있습니다. 정부는 정밀의료 연관사업으로 2025년까지 10조 원의 부가가치를 창출할 수 있을 것으로 전망하고 있습니다.

정밀의료의 확대를 반대하는 입장 [72)]

첫째, 질병의 원인은 매우 다양하고 복잡하기 때문에 많은 지식과 데이터를 축적하더라도 이를 완전히 예측하는 것은 불가능하며 현재와 같은 초기 단계의 정밀의료는 그 효과가 명확히 입증되지는 않았다는 것입니다. 예를 들어 당뇨나 고혈압과 같은 만성질환과 여러 암들은 유전적 요소들과 여러 환경적 요소들로 복잡하게 얽혀있다는 것은 이미 잘 알려져 있습니다. 하지만 현재의 정밀의료는 경제적인 혹은 사업적인 이유로 유전체 분석을 주로 하고 있는 것이 현실이며 질환에 따라서는 생활방식이나 사회경제적인 요소가 질병 발생에 더 많은 영향을 미치고 있다는 사실을 간과하고 있습니다.

현재의 정밀의료에서 주로 하고 있는 유전체 분석을 통해 질병의 발생 가능성 예측은 암에서도 극히 일부에서만 유효한 것으로 입증되

---

72) 윤혜선. 정밀의료의 출현에 대한 규제의 시선-미국의 '정밀의료 발전계획'을 단초로-. 법학논총 제35권, 2018, p55-91.

었을 뿐 다른 질환에서는 그 효과가 증명되지 않았습니다. 무엇보다도 개인수준에서 질병의 발병확률을 정확하게 예측하기 위해서는 보다 많은 연구들이 뒷받침되어야 하는데 이러한 현실적 상황에서 현재의 정밀의료는 허상일 수 있습니다.

둘째, 현재의 정밀의료에서는 개인에게 유전자 분석을 통해 질병의 발병 위험도를 정확히 제시하면, 문제가 있는 생활방식도 함께 개선할 것이라는 것을 전제하고 있습니다. 하지만 대부분의 사람들은 자신이 특정 질병에 높은 위험을 가지고 있다는 것을 안다고 하더라도 이와 관련된 생활방식을 개선하려고 하지 않는다는 것입니다.

예를 들어 흡연하는 A가 폐암의 위험이 높게 나왔다고 하더라도 금연할 가능성은 높지 않고, 음주를 즐겨하는 B가 간암의 위험이 높게 나왔다고 하더라도 금주할 가능성은 높지 않다는 것입니다.

셋째, 정밀의료가 과연 비용 편익과 효율성이 증명되었는지도 고려해 보아야 합니다. 현재 개발되고 있는 정밀의료의 경우 환자 맞춤치료에 중점을 두다 보니 소량 다종류 생산으로 인하여 비용이 매우 비쌉니다. 예를 들어 현재 시장에 나온 표적항암제의 경우 약물 비용이 개인당 연간 1억 원 이상인 경우도 있습니다. 이렇게 비싼 비용은 임상에서 실질적으로 정밀의료를 확대하여 사용하기 어려운 요인이기도 합니다.

유전체 분석 비용도 문제입니다. 비록 유전체 분석 비용이 백만 원이하로 떨어졌다고 하더라도 서민계층에서 이용하기는 비싼 것도 사실입니다. 아직까지 개인의 유전체를 분석하는 것이 어떤 이익과 혜택을 줄지 명확하지 않은 상태에서 이런 상대적으로 높은 비용은 의료 소비자들 간의 위화감을 조장할 수도 있습니다.

마지막으로 환자들의 질병을 예측하기 위해서는 우선적으로 방대한 개인의 민감의료정보를 모아서 분석하는 것이 필수적인데 도중에 민감한 개인정보가 불특정 다수에게 유출되거나 오용될 가능성이 있습니다(자세한 것은 제1단원 3장을 참고하시기 바랍니다).

외국사례

그렇다면 외국은 정밀의료를 현재 어떻게 진행하고 있을까요?

미국은 오바마 대통령 임기 때 이미 정밀의학계획(precision medicine initiative)을 주도하여 국가 전역에 자발적인 코호트를 구축하기로 하였습니다. 이렇게 국가적인 코호트 구축으로 모아진 참가자들의 유전정보, 생체시료, 생활정보 등을 다양한 연구자들에게 공유하게 하여 정밀의료 연구나 기초의학 연구 등 질병을 이해하고 진단할 뿐 아니라 질병을 예측하고 치료를 개선하는 데 도움을 줄 것으로 기대하고 있습니다.

이와 함께 미국의 주요 암 전문병원들이 정부 지원을 통해 대규모

암 환자 유전체를 분석하고 그 데이터와 정보 분석을 통해 환자 맞춤형 항암치료를 실시한다는 프로젝트를 암 정복은 인류의 달 착륙 계획에 비견되는 새로운 도전과제라는 의미로 문샷(moonshot)이라는 명칭으로 추진하고 있습니다.

영국정부는 2012년에 장기적으로 연구 환경을 조성하고 사기업과 연계하여 정밀의약품과 의료서비스를 개발하기 위한 목적으로 국영 기업인 지노믹스 잉글랜드를 통해 총 100,000명의 유전체를 분석하고 임상데이터를 연계하여 암과 희귀질환을 가진 개별 환자들에게 맞춤치료를 개발하는 프로젝트를 시작하였습니다.

중국은 2016년 중국인을 대상으로 대규모 코호트를 만들어 유전체 해독과 함께 생활패턴이나 환경요소와 같은 요소들을 포함한 데이터 베이스를 구축하여 환자에 대한 맞춤형 치료와 신기술 연구 개발 등을 목표로 하는 중국형 정밀의료 계획인 정준의료계획을 발표하고 2030년까지 약 10.7조 원을 투자할 계획임을 발표하였습니다.

우리나라 현황

우리나라는 정밀의료 분야를 4차 산업혁명의 핵심 분야로 분류하고 바이오헬스 강국으로의 도약을 위한 5대 추진전략에 포함하였으며, 이에 따라 기관별로 정밀의료의 개념을 적용한 다양한 플랫폼의 전략적인 투자가 이루어지고 있습니다.

예를 들어 마크로젠은 아시아인 10만 명의 유전체를 분석하는 '게 놈아시아 100K 프로젝트'에 참여하고 있고, 여러 대학병원에 정밀의 학센터를 개설하고 질병유전체 연구에 협력할 계획을 보였습니다. 비침습적인 산전검사 부분에서 두각을 나타내고 있는 랩지노맥스는 삼성서울병원과 협력하여 암유전체 진단을 고도화할 계획과 함께 개 인유전자서비스 부문까지 사업 영역을 확장하고 있습니다. 국회도 정밀의료사업을 육성하기 위해서 2016년 생명윤리법을 개정하여 일 반 소비자들이 병원을 통하지 않고도 미용과 건강에 관련된 42개 유 전자에 대한 유전자서비스를 이용할 수 있게 되었습니다만 질병 관련 유전자 검사는 아직 허용하고 있지 않습니다.

정리

다가오는 4차 산업혁명 시대에서 정밀의료와 같은 데이터 기반의 혁신은 전 세계 곳곳에서 도입될 전망입니다. 하지만 아직 이런 기술 이 완벽하게 실행되기까지는 많은 시간과 노력이 필요한 것도 사실입 니다. 물론 4차 산업혁명이 보여주는 미래사회는 우리가 살고 있는 시 대에 펼쳐질 수도 있지만 여러 세대가 지나서 생길 수도 있습니다.

그럼에도 불구하고 환자 맞춤형 정밀의료 시대로 점점 움직이고 있다는 사실은 부인할 수는 없습니다. 따라서 미래의 정밀의료 시대를 대비하는 것이 중요합니다. 하지만 이러한 정밀의료가 가진 문제점도 만만치 않습니다. 우리는 다가오는 정밀의료 시대의 장단점을 인식하고 해결하는 방안을 찾는 노력을 병행해야 합니다. 물론 그 문제점이 하루만에 해결될 것 같지는 않습니다. 지혜가 필요한 시점입니다.

참고 1
유전체 다형성(gene polymorphism)과 유전자 지문

인간의 DNA는 모두 약 30억 개의 염기로 구성되어 있고, 약 3만 개의 유전자가 46개의 염색체에 담겨 있습니다. 흥미롭게도 모든 인간의 DNA 99.7%는 동일하고, 0.3%만이 다른데 이 정도의 작은 차이가 인간의 모든 다양한 형질을 결정합니다. 하지만 염색체가 하나 더 있거나 변이가 너무 심한 경우는 다운증후군과 같은 선천성 질환으로 나타나게 됩니다.

이러한 유전자 변이 중에서 염기의 변이가 그 인구사회의 1% 이상에서 나타나는 흔한 변이를 가리켜 유전체 다형성(gene polymorphism)이라고 합니다. 유전체 다형성은 크게 SNP(Single Nucleotide Polymorphism)와 STR(Single Tandem Repeat)로 나눌 수 있습니다.

SNP란 유전자의 양은 같지만 염기서열 구성이 다른 부위이고,

STR이란 2-7개의 짧은 염기서열이 반복적으로 나타나는 부위입니다. 이런 유전체 다형성은 실제로 기능하는 유전자에 속하였는지 여부에 따라 개인의 특질에 영향을 미칠 수도 있고 아닐 수도 있습니다. 왜냐하면 앞서 말씀드린 바와 같이 우리 몸에는 30억 개의 염기서열이 있지만 이 중에서 약 3만 개 정도만이 실제로 이용되기 때문입니다. 만약 여기에 해당하는 부위가 유전체 다형성이 있는 경우 쌍꺼풀이 있거나 없고, 누구는 특정 질환에 더 잘 걸리고 하는 개개인의 특질을 나타나게 하는 것입니다.

이러한 유전체 다형성은 개인의 특질을 확인하거나 범인을 잡는데 이용됩니다. 예를 들어 범죄현장에서 범인의 DNA를 분석하거나 친자관계 여부를 확인하는 것과 같은 특정 목적을 위하여 STR을 분석하게 됩니다. STR이 범인의 DNA 분석이나 친자관계 여부 확인 등에 자주 이용되는 이유는 아무리 과학기술이 발전하였더라도 모든 사람의 약 30억 개나 되는 염기서열을 모두 비교하는 것은 많은 시간과 비용이 들기 때문입니다. 하지만 변이가 자주 일어나는 부위인 STR 부위만을 골라 집중적으로 분석한다면 유전적 차이를 확인하여 비교적 쉽게 개개인을 식별할 수 있습니다.

만약 범죄현장에서 발견되는 혈흔이나 머리카락 등에서 DNA를 추출하고 용의자로부터 DNA를 추출하여 약 15개 내외의 STR을 조사하여 분석한 결과 모두 일치한다면 친자관계 확률이나 범죄인 일치 확률이 99.99%로 나타나게 됩니다. 하지만 이런 STR을 비교하여 1개라도 일치하지 않는다면 친자 확률이나 범죄인 일치 확률은 0%로 간주하게 됩니다.

이에 비하여 SNP는 주로 각 개인의 특질에 영향을 미치는 경우를 분석하는 데 사용합니다. 예를 들어 커피를 대사하는 CYP1A2의 유전자에 변이가 발생한 사람의 경우 같은 양의 커피를 마시더라도 대사가 느려 카페인의 효과가 더욱 커지게 됩니다. 이와 같이 건강에 유의한 영향을 미치는 특정 SNP와 특정 질병과의 관련성을 밝혀내는 것을 유전체 의학이라고 하고 이런 유전자 변이를 가지고 개인의 질병을 예측하여 질병을 예방하고 맞춤치료를 통한 정밀의료에 사용합니다.

02

단일 국민건강보험 체제에 따른 의료기관의 자율성 제한에 대한 논란

1. 병원이 투자자에게 투자를 받아 이익을 배당해도 될까요?

2. 모든 의료기관은 건강보험 환자들을 받아야 하나요?

3. 비영리법인인 병원이 영리를 추구하는 법인을 설립해 이익을 추구하는 것은 문제가 없나요?

4. 경영능력이 있는 의료인이 여러 의원을 만드는 것을 허용해야 할까요?

5. 의사가 환자를 진료하고 돈을 많이 벌면 병원은 이에 대한 성과급을 지급해도 문제가 없을까요?

“

　4차 산업혁명이라는 혁명적인 파도 안에서도 사람들은 의료의 공공성은 계속해서 유지하고 싶어 합니다. 아무리 우리나라가 추구하는 것이 자유경쟁 시장경제라고 하더라도 의료라는 것은 인간이 누려야 할 가장 기본적인 권리라고 생각하기 때문입니다. 우리나라에서 의료의 공공성을 지탱하고 있는 가장 기본적인 틀은 단일 건강보험제도와 의료기관 당연지정제라는 제도입니다. 단일 건강보험공단은 모든 국민들을 강제적으로 가입하게 하고 개개인의 질병에 대한 위험성에 따라 보험비를 측정하는 대신 소득과 자산에 따라 보험비를 책정하는 방식으로 소득재분배의 기능과 함께 독점적인 지위를 이용하여 의료기기 회사나 제약회사에게 다른 나라보다 낮은 가격으로 기기나 약품을 공급하도록 강요합니다. 또한 비용효과성을 검토하여 비록 효과가 증명되었더라도 높은 가격으로 비용대비 효과가 떨어진다고 판단되면 사용을 제한하는 방식을 통해 국민들의 의료비용을 최대한으로 낮추고 있습니다.

　또한 우리나라는 국공립병원보다 사립병원의 숫자가 월등히 많은 현실을 감안하여 사립병원을 포함한 모든 의료기관에 있어서 설립 주체를 의료인과 비영리법인에게만 허가하였고, 국민건강보험에 대한 요양기관으로 강제하는 의료기관 당연지정제와 함께 의료비용도 국민건강보험에서 정한 비용만 받도록 하며 동시에 각 의료기관이 국민건강보험에 청구한 요양급여비용도 건강보험심사평가원에서 검토하여 과잉진료가 의심되면 청구된 비용을 삭감하는 방식으로 병원들을 통제하고 있습니다.

이러한 독특한 건강보험제도는 다른 선진국에 비하여 낮은 의료비용과 함께 모든 병원들의 수준을 평준화하는데는 성공하였지만 의료기관의 자율성을 극도로 제한하였고, 사람들의 다양한 욕구 즉, 고비용이지만 고품질의 의료서비스를 원하는 사람들이나, 비용효과성이 떨어지지만 최신의 치료를 원하는 사람들의 욕구를 만족시키는 데는 실패하였습니다.

이런 문제에 대한 대안으로 영리병원을 허용할지에 대한 논란은 몇 년 전부터 대두되고 있습니다. 또한 국민건강보험은 국민들의 의료비용을 낮추기 위하여 낮은 수가를 유지하고 있는데 이러한 정책으로 인하여 사립병원뿐만 아니라 국공립병원들도 재정 압박에 허덕이고 있습니다. 이를 해결하기 위한 고육책으로 의사들에게 진료성과에 대한 인센티브를 주어 의사들이 환자들을 더 많이 진료하도록 하고, 의료기관에 의료수익 이외의 부수익을 얻을 수 있도록 영리를 추구하는 영리자법인을 설립하는 것을 허용하였지만 이러한 제도 자체가 가진 문제점으로 인하여 여전히 논란이 되고 있습니다.

마지막으로 현재의 의료법은 1명의 의사가 여러 개의 의료기관을 설립하는 것을 제한하고 있는데, 여러 개의 병원 설립이 가능한 학교법인과 의료법인과 비교할 때 형평성 문제와 함께 이런 제한이 합리적인지도 논란이 되고 있습니다. 여기서는 우리나라의 단일 건강보험체제로 인하여 발생한 여러 제도적 논란에 대하여 여행을 떠나 보도록 하겠습니다.

,,

1

병원이 투자자에게 투자를 받아 이익을 배당해도 될까요?

- 의료민영화와 영리병원에 대한 논란

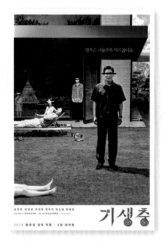

https://www.themoviedb.org/?language=ko-KR

지난 2019년 '기생충'이라는 영화가 2020년 92회 아카데미 시상식에서 작품상, 감독상, 각본상, 외국어 영화상 등 4관왕이 되며 영화계 역사를 새로 썼습니다. 우리나라 영화가 아카데미상을 받은 것은 최초이며 영어가 아닌 언어로 나온 영화가 작품상을 받은 것도 아카데미 역사상 최초입니다. 이렇게 동양의 작은 나라에서 만

148

들어진 영화가 프랑스 칸느영화제 황금종려상과 함께 미국의 아카데미상을 받을 수 있는 것은 빈부 양극화란 사회적 현실에 비판적인 주제가 국경을 넘어 세계적인 공감대를 얻었기 때문입니다.

'기생충' 영화가 나올 수 있었던 것은 봉준호라는 뛰어난 감독과 함께 감독이 생각하는 영화를 찍을 수 있도록 자본을 투자하고 세상에 알린 투자배급사와 제작사가 있었기 때문이기도 합니다. 일반적으로 영화관에서 상영이 시작되면 가장 먼저 나오는 회사 이름이 투자배급사이고 두 번째 나오는 회사 이름이 제작사입니다.

참고로 기생충의 총 제작비는 160억 원 정도로 CJ ENM이 125억 원을 투자하였습니다. 이렇게 투자한 금액은 우리가 지불한 영화 티켓값으로 회수하게 됩니다. 만약 영화 티켓값이 1만 원이면 10%인 천 원은 부가가치세로, 3%는 독립영화 제작이나 예술영화 제작 등 한국영화 발전을 위한 기금으로 쓰이게 됩니다. 이 돈을 제외하고 티켓 값의 45%인 3,915원은 영화관이 가지게 됩니다. 나머지 4,785원 중에서 10%는 영화를 유통한 배급사가 홍보비 명목으로 가지고 남은 돈은 영화제작비를 갚는 데 쓰인다고 합니다. 만약 모든 돈을 갚고도 돈이 남는다면 이익금에서 40%는 제작사가, 나머지 60%는 투자사가 가지게 된다고 합니다.[73]

---

73) 제작사·투자사·배급사? '기생충'이 번 돈 이렇게 나눠 갖는다. 독서신문, 2020.2.13.

고령화가 진행되고 경제성장률이 정체됨에 따라 우리나라는 차세대 먹거리를 찾기 위한 노력이 진행되고 있습니다. 한국경영자총협회는 혁신성장을 저해하는 규제 개혁의 하나로 보건의료산업에 대한 규제완화를 촉구하였고, 정부도 보건의료산업을 미래 먹거리로 지정하여 규제 완화를 고민하고 있습니다.

그렇다면 대기업과 정부가 제조업을 대체할 미래 혁신산업 분야로 보건의료산업을 고른 이유는 무엇일까요? 아마도 보건의료산업은 건강에 대한 사람들의 높은 관심과 함께 생명과 건강에 관해서는 돈을 아끼지 않는, 다른 산업과 다른 독특한 특성 때문이라고 생각됩니다.

또한 수익화할 수 있는 영역도 무궁무진하여 정보처리기술과 생체기술, 나노기술 등과 같이 최신기술을 융합하면 현재와 같이 아픈 사람을 진료하는 것 외에도 유전자검사나 건강관리서비스 등 질병예방과 예측과 관련한 많은 투자와 관련 산업을 육성할 수 있을 것으로 판단되기 때문입니다.

하지만 이런 보건의료 분야에 대한 규제 완화는 의료의 공공성과 마찰을 일으키기 쉽습니다. 가장 대표적으로 문제되었던 사건이 바로 제주녹지병원사건입니다. 최근인 2019년 제주녹지병원이 우리나라에서 최초로 제주도에 영리병원으로 허가되었지만 많은 진보사회단체들이 의료의 공공성이 훼손된다는 즉, 의료민영화의 시발점이라는 이유로 제주녹지병원의 영업을 허가하지 말도록 정치권 및 정부에 많은 압력을 가하였고 결국 제주도는 여러 핑계를 대며 허가를 취소하였고 많은 사회적인 논란을 일으켰습니다.

그렇다면 왜 진보 시민단체들이 최초의 영리병원인 제주녹지병원 영업허가 문제에 그렇게 많은 관심을 가지고 격렬히 반대하였을까요? 여기서는 의료민영화와 함께 영리병원 허용 논란에 대하여 생각해보겠습니다.

의료민영화

의료민영화란 의술로 병을 고친다는 '의료'와 국가에서 많은 통제를 받고 있는 영역에서 국가의 통제를 줄이거나 없애겠다는 의미의 '민영화'가 합쳐진 말입니다. 이런 의료민영화는 크게 의료공급의 민영화와 의료수요의 민영화로 나눌 수 있습니다.

의료공급의 민영화란 의료기관 운영을 민영화시키는 것으로 다시 의료기관 운영 주체의 민영화와 의료기관 운영 자금의 민영화로 나눌 수 있습니다.

의료기관 운영 주체의 민영화란 의료기관의 설립과 운영하는 주체를 정부나 공공기관이 아닌 민간에서 하는 것을 말하고 의료기관 운영 자금의 민영화란 의료기관이 운영 자금을 정부가 아닌 민간자본에서 조달하는 것을 말합니다.

이에 비하여 의료수요의 민영화는 크게 의료지불체계의 민영화와 의료감시체계의 민영화로 나눌 수 있습니다.

의료지불체계의 민영화란 의료보험회사를 국가에서 운영하는 단일 의료보험회사가 아니라 여러 민간의료보험회사의 영업을 허용하는 것을 이야기합니다. 의료감시체제의 민영화란 의료기관이 환자를 진료하거나 치료할 때 합리적이고 적정하게 약물이나 치료를 하였는지 등 의료서비스를 평가하고 감시하는 것을 정부가 아닌 민간에서 시행하는 것을 말합니다.

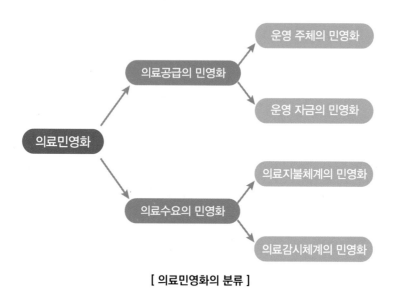

[의료민영화의 분류]

우리나라의 현재 의료제도는 의료의 공공성이 매우 강화된 상태라고 할 수 있습니다. 우리나라는 국민건강보험이라는 국가에서 단일 의료보험을 운영하고 있으며 모든 국민들은 강제로 가입하여야 하고 민간영역에서의 사보험은 이를 보충하는 역할만 하고 있기 때문입니다. 또한 개개인이 부담하는 보험비도 개개인이 가진 질병에 의한 보험비 청구 가능성에 따라 책정하지 않고 소득과 자산에 따라 책정하기 때문에 소득재분배의 기능을 가집니다.

국민건강보험은 단일보험이라는 독점적인 지위를 이용하여 의료기기 회사나 제약회사에게 다른 나라보다 낮은 가격으로 기기나 약품을 공급하도록 강요하고, 비용효과성을 검토하여 비록 효과가 증명되었더라도 높은 가격으로 비용 대비 효과가 떨어진다고 판단되면 요양급여를 허가하지 않는 방식을 통해 의료비용을 최대한으로 낮추고 있습니다.

또한 건강보험공단에서 각 의료기관의 요양급여비 지급을 합리적으로 관리하기 위하여 국가에서 운영하는 건강보험심사평가원(이하 심평원)이라는 조직을 통해 의료기관이 제출한 의료비 청구자료를 건강보험 요양기준에 따라 평가하고 이 결과를 바탕으로 수정된 진료비를 의료기관에 지불하는 방식으로 의료기관의 과잉진료를 억제하고 있습니다.

심평원은 신약이나 최신 의료기술의 안전성, 유효성과 함께 비용

효과성을 평가하여 우리나라에서 행해도 되는지 및 국민건강보험의 급여 대상이 될지 여부를 평가하는 방식으로 검증되지 않거나 너무 비싼 약이나 의료기술이 공급되지 않도록 조절하고 있습니다.

이와 함께 의료기관 설립기준을 강화하여 의료인이나 비영리법인만 의료기관을 설립할 수 있게 하였습니다. 즉, 우리나라는 의료기관을 열 수 있는 주체를 제한하여 개인이 아무리 충분한 돈이 있더라도 의사/한의사/치과의사와 같은 전문면허 소지자가 아니면 의료기관을 만들 수 없게 만들어 의료기관 설립의 진입장벽을 매우 높였습니다.

또한 우리나라의 의료기관은 모두 비영리법인으로서 영리를 추구하지 못하게 하고 의료기관 당연지정제(제2단원 2장을 참고하시기 바랍니다)를 통해 민간에서 설립한 의료기관이더라도 국민건강보험 환자의 진료를 거부할 수 없도록 하고 건강보험공단에서 정한 요양급여 비용만 받도록 하고 있습니다.

이러한 의료 분야에 대한 국가의 강력한 규제가 있기 때문에 현재 운영되고 있는 의료기관의 90%가 민간에서 만든 의료기관임에도 불구하고 의료의 공공성이 잘 유지되고 있다고 할 수 있습니다. 이런 의미에서 우리나라의 민간의료기관은 실질적인 의미의 민간의료기관이라고 하기는 어렵습니다.

우리나라의 이러한 독특하면서도 공공성이 강화된 의료제도는 국민들의 의료보험료와 의료비를 최소한으로 낮추면서 의료기관에 대한 접근성을 매우 높였습니다. 2019년 각국의 보험료를 살펴보면 독일 14.6%, 일본 10%, 벨기에 7.35%, 오스트리아 7.65%이지만 한국 직장인의 경우 6.46%로 외국에 비하여 보험료율이 낮았습니다. 반면 2017년 기준 외래이용 횟수 평균이 6.8회인 OECD 국가에 비하여 한국은 16.6회, 재원일 수 평균이 8.1일인 OCED 국가에 비하여 한국은 18.5일로 거의 세계 최고 수준의 의료접근성을 보장하고 있습니다.[74] 또한 코로나19 대유행 국면에서 우리나라의 의료보험제도가 다른 나라와 비교하면 얼마나 우수한 제도인지를 느낄 수 있었습니다.

의료민영화는 강력한 규제를 통해 공공화된 의료 분야에 대한 규제를 완화시키는 것이라고도 할 수 있습니다. 현재의 단일 건강보험을 쪼개거나 민간의료보험회사의 진입을 허용하고, 의료서비스를 평가하고 감시하는 영역도 쪼개거나 민영화하여 각 의료보험마다 의료서비스의 범위를 다르게 하거나 의료기관에 대한 민간자본투자를 허용하는 것이 될 수 있습니다. 이러한 의료민영화 중에서 최근에 문제를 일으킨 대표적인 것이 바로 영리병원 허용입니다.

영리병원 허용은 단지 의료기관이 영리를 추구할 수 있다는 정도가 아니라 의료기관에 대한 민간자본투자를 허용하는 것과 함께 의료

---

74) 코로나19 대응으로 본 건강보험제도의 우수성. 머니S, 2020.4.27.

기관 당연지정제, 의료기관 개설 주체 등 거의 모든 의료민영화 담론을 담고 있기 때문입니다. 여기서는 의료민영화 중에서 가장 대표적으로 논란이 된 영리병원에 대하여 생각해보도록 하겠습니다.

의료법인과 영리법인/비영리법인

사전적 의미로 영리(營利)란 재산상의 이익을 추구한다는 뜻으로 영리병원이란 병원을 운영해서 돈을 벌고 이윤을 남기는 것으로 생각할 수 있습니다. 동네의원, 대학병원, 심지어 국공립병원을 포함한 우리나라의 모든 병원은 환자를 무료로 치료해 주지 않고 환자로부터 진료비나 검사비, 수술비 등을 받기 때문에 영리를 추구한다고 볼 수 있습니다. 하지만 의료법에서 이야기하는 영리병원에서의 '영리'는 약간 다르게 해석됩니다.

즉, 의료법상 영리병원이란 주식을 발행하는 방식으로 투자자를 모아 병원을 만들고 병원을 운영해서 번 수익을 투자자들에게 배분하는 병원을 말합니다. 이에 비하여 비영리병원이란 병원을 만들고 운영하는 데 필요한 자금을 위한 투자자를 모을 수 없고 수익을 투자자에게 배당할 수 없습니다. 또한, 비영리병원은 병원 운영으로 인한 수익을 병원 자체에 재투자하거나 병원 직원들의 월급이나 복지에만 사용할 수 있습니다.

그렇다면 영리병원은 비영리병원과 무엇이 다를까요?

첫째, 영리병원은 정부의 허가를 받고, 돈이 있으면 누구나 세울 수 있습니다. 예를 들어 영리병원인 제주녹지병원의 경우 중국의 국영 부동산 개발업체인 녹지그룹이 전액 투자해 설립한 녹지제주헬스케어타운 유한회사 소속입니다. 하지만 현재 의료법에서는 의료기관을 설립할 수 있는 주체를 의사/한의사/치과의사, 국가나 지방자치단체, 의료법인, 그리고 학교법인과 같은 비영리법인으로 제한하고 있습니다. 현재의 제도에서 비의료인이 정부의 허가를 받지 않고 의료기관을 설립해 운영하면 이를 사무장병원이라고 하며 불법적인 행위로 처벌받게 됩니다. 제주녹지병원은 정부에서 예외적으로 허가한 것이라고 할 수 있습니다(자세한 사항은 아래 '참고'를 참고 바랍니다).

여기서 약간 의문이 생기시는 분도 있지 않을까요? 삼성서울병원은 삼성그룹이 만들고 서울아산병원은 현대그룹에서 만들지 않았냐구요. 맞습니다만, 약간 다릅니다. 우리나라의 경우 의료기관을 가진 기업들은 별도로 비영리법인을 설립해 운영하고 있습니다. 삼성서울병원의 경우에 삼성그룹에 속해 있지 않고 비영리법인인 삼성생명공익재단 소속입니다. 서울아산병원도 현대그룹이 소속이 아닌 아산사회복지재단 소속입니다.

둘째, 앞서 말씀드린 바와 같이 영리병원은 투자자를 모아 병원을 만들고 운영해서 번 수익을 투자자들에게 배분하는 것이 허용되지만 비영리병원의 경우 병원을 만들고 운영하는 데 필요한 자금을 위해 투자자를 모으고 이익을 배당하지는 못하는 대신 은행이나 개인으로부터 이자를 주면서 자금을 빌리는 방식은 허용이 됩니다.

이런 현재의 방식은 논란이 있을 수 있습니다. 예를 들어 의사가 병원을 짓는데 돈이 부족해 지인으로부터 기한의 제한 없이 이자를 5% 주는 조건으로 돈을 빌리는 것은 문제가 되지 않지만 지인으로부터 투자를 받아 병원을 설립하고 운영수익에 대한 배당을 5% 준다면 이러한 행위는 불법이 되기 때문입니다.

여기서 하나 더 의문이 있습니다. 동네의원 의사들은 자신의 의원을 운영해서 얻은 이익을 모두 가져가 생활비나 자동차를 사는 데 사용하는데, 그렇다면 동네의원들은 영리병원이라고 할 수 있을까요? 만약 개인의원을 설립한 투자자인 의료인에게 그 이익을 모두 배당하는 개념으로 이해한다면 영리병원이라고 할 수 있지만 개인의원에서 일하고 있는 의료진의 급료와 복지를 위해 모든 이익을 사용한다고 생각하면 비영리법인과 마찬가지라고 생각할 수 있습니다. 이와 함께 개인의원도 투자자를 모집하고 이익을 배당하는 행위는 금지됩니다. 현재 의료법에서는 개인의원을 영리병원으로 규정하고 있지 않습니다.

셋째, 영리병원은 국민건강보험의 통제를 받지 않기 때문에 진료

과목이나 진료비용도 병원이 스스로 알아서 책정할 수 있고 국민건강
보험에 가입된 환자들이 진료를 받더라도 국민건강보험의 혜택을 받
지 못하게 됩니다.

그렇다면 진보 시민단체들의 주장처럼 영리병원은 무조건 나쁘기
때문에 허용되지 않아야 할까요? 반드시 그렇지는 않아 보입니다.
여기서는 영리병원을 허용하자는 입장과 반대하는 입장의 각각의 이
유들을 살펴보도록 하겠습니다.

영리병원 허용을 찬성하는 입장 [75, 76)]

첫째, 현재 우리나라 국민건강보험의 고질적인 낮은 수가와 행위
별 수가제로 인해 과잉진료와 진료비 부당청구와 같은 여러 사회적인
문제들이 발생하고 있습니다. 만약 영리병원을 허용한다면 이들은
경쟁에서 살아남기 위하여 자율적으로 적정한 수가를 산정하고 과잉
진료에 대하여 엄격한 처벌을 하기 때문에 현재 문제가 되고 있는 과
잉진료나 진료비 부당청구를 막을 수 있다는 것입니다.

둘째, 우리나라의 상당수 비영리의료법인의 운영자들이 병원을 운

---

75) 임금자. 영리법인 도입의 장단점 및 정책제안. 대한의사협회지 제53권, 2010, p169-74.
76) 백경희, 김영순. 의료법상 의료법인의 비영리성에 관한 소고: 영리성 도입 여부와 세제에 대한
고찰을 중심으로. 한국의료법학회지 제22권, 2014, p71-91.

영하면서 발생한 이익을 자회사로 넘기거나 비용처리 등을 통해 투자 비용을 회수하고 병원 이익의 상당수를 가져가는 등 영리법인과 다를 바 없는 경영 태도를 보이고 있는 것은 공공연한 비밀입니다. 이런 현실을 인정하고 차라리 영리법인을 합법화하여 병원에서 발생한 이익에 대한 적절한 세금을 내도록 하는 것이 오히려 병원의 합리적인 경영에 도움을 줄 수 있다는 것입니다.

셋째, 병원서비스의 질적인 차이에 상관없이 같은 의료행위에 대하여 동일한 건강보험수가를 적용하는 현재의 건강보험공단 수가 정책은 병원들이 의료서비스를 향상시키려는 노력을 사실상 거의 하지 않는 부작용을 낳았습니다. 대학병원에서 장시간 대기하고 의사를 만나는 시간은 고작 3분인 현재의 문제점들을 고치려는 노력을 하지 않는 이유이기도 합니다.

영리병원이 국민건강보험의 통제에서 벗어나 민간자본을 통해 병원 시설이나 설비 확충, 그리고 필요한 간호사/의사 적극적 고용 등을 통해 양질의 의료서비스를 제공한다면 의료시장 내에서 병원들 사이의 자율경쟁을 촉진시킬 수 있게 됩니다. 또한 경영 지식이나 마인드가 부족한 의사들보다 경영을 전문적으로 공부한 전문경영인이 의료기관을 경영하게 되면 회계의 투명성과 경영 효율성을 높일 수 있게 됩니다.

생명보험회사들과 민간영리병원의 협약을 통해 다양한 형태의 보험상품을 개발하여 진료비 지원을 받을 수 있게 한다면 영리병원이 오히려 환자들의 의료비 부담을 줄이고 관련 시장을 활성화시키는 등 경제를 활성화하는 데 도움이 될 수도 있습니다.

또한, 영리병원도 이익을 최대화하기 위하여 고급화 및 차별화전략을 앞세운 영리병원이나 건강보험보다 오히려 진료비를 낮게 책정하여 박리다매식 수익전략을 추구하는 영리병원 등 다양한 형태의 병원이 나올 수도 있습니다. 이러한 의료기관의 다양성을 통해 환자들의 다양한 욕구를 충족시킬 수 있습니다.

넷째, 영리법인이라고 무조건적인 자율을 주지 않을 수도 있습니다. 비록 영리법인이라고 하더라도 마음대로 의료수가를 정할 수 없도록 하는 등 필수 진료과목에 대하여는 의료수가에 대한 자율성은 주지 않고 성형이나 미용과 같이 일부 진료과목에 한정하여 영리를 추구하도록 허용한다면 영리병원이 지나치게 수익성을 추구하지 못하도록 규제할 수 있다는 것입니다.

다섯째, 급격한 고령화, 출산율 저하 등의 사회적 변화로 인해 제조업에 대한 투자의 감소와 함께 자산거품이 사회적인 문제로 떠오르고 있습니다. 사회의 잉여자본을 영리병원에 합법적으로 투자할 수 있게 한다면 경제효과와 고용 창출을 통해 국민에게 기여할 수 있습니다.

마지막으로 최근 우리나라의 경제성장률이 점차 정체되는 상황에서 정부가 건강보험 보장률을 지속적으로 확대시키는 것은 거의 불가능해 보입니다. 만약 영리병원을 허가하여 고소득 계층이 자유롭게 이용하게 하고, 이를 통해 발생한 국민건강보험 여유분을 중저소득층에 대한 건강보험 보장률을 올리는 데 이용한다면 국민건강보험을 좀 더 효율적이고 내실 있게 사용할 수 있습니다.

영리병원 허용을 반대하는 입장

첫째, 영리병원은 공공성이 강한 의료서비스를 상업화시켜 의료행위가 지니고 있는 질병 치료라는 고유 목적을 저해할 수 있고, 병원의 이익을 극대화하는 전략으로 인하여 결국 저소득층보다는 고소득층에 서비스를 집중할 가능성이 높기 때문에 의료서비스 이용에서 빈부격차를 확대하고 의료체계의 근간을 뒤흔들 가능성이 있습니다.

둘째, 영리병원의 설립 초기에는 시장 진입을 위하여 의료서비스의 가격을 낮출 수 있지만 일단 시장 진입에 성공하고 시장점유율을 충분히 확대하면 차별화된 서비스를 통해 높은 의료비를 요구할 가능성이 높습니다. 이러한 영리병원 행태는 나중에 국민들의 급격한 의료비 상승으로 이루어질 우려가 있습니다.

예를 들어 병원 설립 초기에는 막대한 자본을 바탕으로 외래진료나 입원진료비를 미끼상품으로 가격을 낮게 책정하여 인근 경쟁 병의원을 도산시킨 후에는 외래나 입원진료비를 모두 올리거나 혹은 입원치료가 필요한 수술이나 시술에는 높은 의료비를 청구하는 방식으로 국민들의 의료비 부담을 증가시킬 수 있다는 것입니다.

셋째, 만약 병원이 경영을 전문으로 하는 전문경영인에 의하여 운영된다면 높은 대리인 비용 발생과 함께 의료를 일탈하는 의사결정의 가능성이 있습니다. 독일의 경우 민간영리병원이 증가하면서 병원 업무의 상당 부분을 아웃소싱하여 고임금의 직원을 퇴사시키면서 충원을 하지 않거나 싼 임금의 계약제 직원을 뽑는 등 단기적으로 일자리가 창출되기보다는 줄어드는 결과가 나타났습니다.

넷째, 지금도 우리나라는 인구에 비하여 너무 많은 병원이 설립되어 있습니다. 이로 인하여 의료기관 사이에 경쟁이 극도로 심화된 상황에서 영리병원을 허용한다면 여러 사회적인 문제들을 악화시킬 수 있습니다.

예를 들어 영리병원이 수익성을 극대화하기 위해서 산부인과나 흉부외과, 응급실과 같이 필수적이지만 수익성이 낮은 진료과목은 없애고 수익성이 높은 비급여 과목에 집중할 가능성이 높습니다. 이러한 비영리병원의 영업 전략으로 인하여 수익성이 낮은 과목이 비영리병원에 집중되어 진료과목의 불균형 및 의료기관의 양극화도 더욱 심화시킬 가능성이 있습니다.

다섯째, 영리법인의 설립이 허용되면 투자를 활성화하고 인력을 고용함으로 인하여 우리나라의 경제가 활성화된다는 것을 추정하고 있습니다. 하지만 외국의 사례에서 보이는 것은 상당수의 영리병원은 비영리병원을 인수하여 리모델링하고 인력 구조조정을 통해 인건비를 절감하여 이익을 극대화하는 전략을 취하고 있습니다. 이런 방식에서는 영리병원을 통한 투자 효과는 미미하고 인력 구조조정으로 인하여 고용을 줄이거나 비정규직을 늘리는 역효과를 불러 일으킬 수 있습니다.

마지막으로 우리나라의 경우 90% 이상의 병원이 민간 소유이기 때문에 영리병원의 영리 극대화 전략이 현재의 비영리병원에도 확산 및 전파되어 과잉진료와 진료비 부당청구 등이 만연될 가능성이 있습니다. 이렇게 된다면 국민들의 의료비가 급등하고, 부적절한 과잉진료가 확산되어 비영리병원들에 대한 불신 등 부작용이 발생할 가능성이 높습니다.

영리병원의 외국사례[77, 78]

미국에서 병원들은 처음에는 모두 비영리병원이었고 지역사회에 대한 봉사 차원에서 설립되어 세금 감면을 받거나 정부 보조 및 기부금을 받아 운영되었습니다. 하지만 1960년대 말부터 영리병원이 증가하기 시작하면서 1970년대 초까지 전체 병원의 약 7%가 영리병원으로 전환하였고 2009년 미국에 있는 병원의 약 18% 정도가 영리병원으로 전환하였습니다.

비영리병원이 영리병원으로 전환된 병원을 분석한 많은 연구들에서 영리병원의 사망률이 비영리병원의 사망률보다 높은 등 의료의 질적 수준이 떨어지고 환자 1인당 의료비는 20% 정도 높은 양상을 보였습니다.

이렇게 영리병원의 질적 수준이 떨어진 이유는 병원의 경우 인건비 비중이 다른 제조업보다 높은데 영리병원은 이익 극대화를 위해 고용을 줄이거나 비정규직을 늘렸기 때문이었습니다. 또한, 환자가 부담하는 의료비가 높은 이유는 영리병원의 경우 고가의 의료장비를 사용하는 등 상대적으로 수익성이 높은 진료에만 집중하였기 때문으로 분석되었습니다.

독일의 경우 독일의 공공병원이나 공익병원에 대한 정부나 지자체

---

77) 고은지. 해외사례로 본 영리법인 병원도입방안. 대한병원협회지. 2008. p84-95.
78) 의사협회 의료정책연구소. 영리의료법인에 대한 검토와 대안 모색. 2010.12.

에서 재정지원이 감소하면서 병원들의 영리병원화가 가속화되어 현재 독일에 있는 전체 병원 중에서 영리병원이 33%를 차지하고 있습니다. 대다수의 영리병원들은 병원을 새로 만들기보다는 기존의 공공병원을 인수하거나 합병하는 사례가 많았습니다.

독일은 크기에 따라 병원 형태와 역할이 나누어져 있으며, 민간영리병원은 주로 재활병원이나 특수병원 같은 소규모 병원 운영에 집중하고 있고 공공기관은 주로 대형병원 운영에 치중하여 영리병원 도입에 따른 부작용을 최소화하고 있습니다.

싱가포르는 의료서비스를 새로운 성장동력의 하나로 여겨, 영리병원은 공공병원에서 제공하지 못하는 질 높은 서비스를 제공하여 소비자들의 고급 의료서비스를 충족시키고, 해외 환자를 유치하여 국부를 창출한다는 전략적인 목적과 함께 보건의료서비스의 비효율성을 개선하기 위하여 국공립병원과 민간병원을 차별화하는 작업을 하였습니다. 이를 위하여 민간에서 운영하는 대형병원의 경우 주식회사형 병원 즉, 영리병원을 허용하여 주식 상장, 의료광고, 프랜차이즈 사업, 건강기능식품 판매, 해외 마케팅 등 진료 외의 다양한 분야에서 수익사업을 할 수 있게 하였습니다.

2005년 현재 민간병원은 총 16개로써 각 의료기관은 의료수가를 자율적으로 책정하고 잉여금을 배분하며, 일부 의료기관은 주식회사 형태로 주식시장에 주식을 상장하고 있으면서 외국인 진료와 함께 내국인 진료도 병행하고 있습니다. 이러한 영리병원은 대기시간이 없고 의사를 비교적 자유롭게 선택할 수 있기 때문에 직장인들의 이용도가 높다고 합니다. 또한 내국인과 외국인들에 대한 의료비용이 같게 책정되었습니다. 다만 영리병원은 병원 이익률에 대한 규제는 없지만, 의료의 질을 유지하기 위하여 의료질보증위원회를 설치하고 이를 보건부에 보고해야 합니다.

태국은 1967년 병원에 대한 외국 투자자본 유입을 허용하여 의료시장을 개방하였지만 낮은 의료기술 수준으로 인한 수요 부족으로 외국인 투자가 활성화되지 않다가 1980년대 들어 관광산업과 의료서비스산업을 접목하여 급성장하였습니다. 특히 고소득 국가의 고령자층을 대상으로 한 간호 · 간병서비스에 특화하여 의료관광의 대표국가로 부상하였습니다.

태국 병원의 약 21%가 영리병원으로 2005년 현재 13개 민간병원이 주식시장에 상장되어 있습니다. 영리병원은 의료수가를 병원이 자율적으로 책정이 가능하기 때문에 진료비는 비영리병원의 3-4배, 개인의원의 약 10배 정도로 매우 높은 편입니다. 하지만 생명보험회사들과 민간영리병원과 협약을 통해 영리병원을 찾는 환자들이 다양한 형태의 민간보험을 통해 진료비 지원을 받을 수 있게 하였습니다.

영국은 세금으로 운영하는 국민의료서비스(NHS)를 가지고 있었는데 악명이 높은 긴 대기시간과 함께 지역 간의 의료 인력 불균형, 설비 노후와 같은 불만이 들어나면서 영리병원 및 민간병원을 확대하는 조치가 이루어졌습니다.

유럽의 경우 공공의료에서 나타나는 고급 의료의 공급 부족과 같은 부작용을 완화하기 위하여 고급 의료를 추구하는 환자들에게 높은 수준의 서비스를 제공하는 대신 높은 진료비를 부과하는 사적병상(pay bed)를 운영하고 있는데 전체 병원에서 영리병원의 비율은 5% 미만입니다. 특이한 점으로 공공병원에서 일하는 전문의들이 일과시간 후 민간병원에서 진료할 수 있도록 허용하여 민간병원의 진료를 활성화하고 공공병원의 대기시간을 단축할 수 있도록 유도하고 있습니다.

캐나다의 경우 영리병원은 대기시간 증가와 의료의 질 저하 등 공공의료기관에서 제공하기 어려운 서비스를 보완적으로 제공하기 위하여 영리병원을 허용하였는데 전체 병원 중에서 2% 정도에 불과합니다. 하지만 영리병원에 대한 많은 규제를 두어 영리병원이 의료수가를 자율적으로 정하는 것은 허용하고 있지 않으며 장기 요양, 일부 수술, MRI/CT, 성형, 미용 등 일부 진료과목에 한정하여 영리를 추구할 수 있도록 규제하고 영리병원이 지나치게 수익성만 쫓지 못하도록 온타리오 주의 경우 주주들의 투자에 대한 수익률이 6.5%를 넘지 못하도록 제한하고 있습니다.

일본의 경우 영리를 목적으로 하는 의료사업은 허용하지 않는 등 공식적으로는 영리법인의 참여를 배제하고 이익배당을 금하지만 사단 형태의 의료법인의 경우 지분을 가진 소유자가 자유롭게 지분을 처분하거나 소유를 인정하는 등 제한적으로나마 영리성을 용인하고 있습니다. 또한 의료기관 설립이나 진료서비스에는 민간자본투자가 허용되지 않으나 의료서비스와 관련한 부대사업에는 민간자본의 투자가 허용됩니다.[79)]

정리

외국의 사례를 보면 많은 선진국들이 영리병원의 영업을 허용하고 있지만 전체 병원 중에서 영리병원의 비중이 높지 않고 공공병원들이 제공하지 못하는 분야의 보충제로써 인식하고 있는 것으로 보입니다. 하지만 우리나라의 경우 영리병원의 영업을 허가하는 데 가장 문제점으로 지적되고 있는 것은 우리나라에서 국공립 의료기관 및 특수법인이 전체의 6.8%(병상 수 기준 12.7%)에 지나지 않는다는 근본적인 문제점이 있기 때문입니다.

혹자는 이런 문제들을 해결하기 위하여 공공병원을 더 많이 만들어야 한다고 주장하는 경우도 있는데 이미 대도시에는 민간병원들에

---

79) 김영찬. 영리의료법인 허용관련 법제이슈. 법제이슈. 법제이슈브리프 제15권. 2016. p1-6.

의하여 이미 의료공급이 과잉된 상태에서 추가적으로 공공병원을 만든다는 것은 비효율적이며 민간병원과의 경쟁에서 공공병원이 살아남을 수 있을지도 의문입니다. 또한 이미 대도시의 경우 충분한 의료서비스가 제공되고 있기 때문에 중소도시에 공공병원을 설립하여야하는데 이런 병원의 경우 필요한 의료진을 확보하기 어렵고 병원 운영에 상당한 적자를 감수해야 한다는 것입니다.

의사들 사이에도 영리병원을 허용할지에 대하여 다양한 입장을 취하고 있습니다. 예를 들어 병원 경영자들의 모임인 대한병원협회의 경우 민간의 자본과 경영 기법을 도입하여 병원 간에 자율적인 경쟁을 촉진하고 경영의 효율성을 높일 수 있다는 기대에서 영리법인을 찬성하지만, 개원의들은 의료계에 비의료인이 진출하는 것에 대한 염려와 앞으로 더욱 치열해질 병원 경영 환경에 대한 우려로 반대하고 있습니다.[80]

물론 영리병원을 허용함으로 인해 발생할 문제들이 많습니다. 하지만 비영리병원들이 현재 국민건강보험 시스템에 안주하면서 의료서비스의 질적 향상을 외면하고 있다는 비판도 무시할 수 없습니다.

앞으로는 국내 병원들은 국내뿐 아니라 외국의 의료기관과도 경쟁해야 하고 환자들의 권리의식이 강화되면서 보다 향상된 의료서비스

---

80) 고은지, 해외 사례로 본 영리법인 병원 도입방안, 대한병원협회지 2008, p84-95

를 제공할 것을 요구받고 있습니다. 이러한 시대적 흐름에 맞추어 적정한 정도의 영리병원이 허용된다면 어항 속의 메기가 되어 비영리병원과의 경쟁을 통해 보다 향상되고 다양한 의료서비스를 제공하는 원동력이 될 가능성도 있습니다. 앞으로 영리병원에 대한 좀 더 많은 논의가 필요할 것으로 보입니다.

참고
제주녹지병원사건

우리나라가 영리병원 도입을 추진하게 된 계기는 2001년입니다. 당시 세계무역기구 회의에서 의료기관의 영리성에 대한 논의가 있었고 외환위기 이후였던 2002년 당시 인천이나 광양과 같은 외국인이 많이 사는 경제자유구역에 높은 품질의 의료서비스를 제공하는 병원을 만들 수 있도록 하는 경제자유구역법이 제정되면서 국내의 경제자유구역에 영리병원 설립에 대한 법적 근거가 마련되었습니다. 하지만 법에서 허용된 외국인만의 진료로는 수익성이 낮아 운영이 어렵기 때문에 1년 만에 법률을 개정하여 내국인 진료도 허용하였습니다.

제주도의 경우 2006년 경제자유구역법의 외국인 영리병원 허용조항이 준용되어 외국인에 의한 영리병원 설립이 허용되었고 영리병원 설립을 둘러싼 여러 논의들이 있었습니다.

2007년 미국 의료법인 PIM-MD(Philadelphia International Medicine-Management Development)와 업무협약을 맺었지만 설립 부지가 확보되지 않고 국내 협력사의 재무구조가 열악하여 결국 무산되었습니다.

같은 해 일본 의료재단법인 의진회와 암치료 전문병원 설립을 위한 양해각서를 체결하였지만 무산이 되었습니다.

2010년에는 중국 북대청조그룹, 홍콩엔지니어스와 컨소시엄을 통해 성형 관련 의료타운을 조성하는 양해각서를 체결하였지만 흐지부지되었고, 2013년 중국 천진하업그룹 한국법인이 48병상 규모의 영리법원 설립계획서를 제출하였지만 보건복지부가 승인하지 않았습니다.

2015년 정부는 제주헬스케어타운 내에 최초로 영리병원 설립을 승인하였는데 이것이 바로 제주녹지병원으로 2017년 완공하여 개원할 준비를 마쳤습니다.

하지만 2018년 제주도는 영리병원의 허가를 취소하라는 진보 시민단체의 여론에 떠밀려 결국 제주녹지병원의 내국인 진료를 금하고 외국인 진료만 허용하는 조건부개설허가를 하였고 병원은 이에 반발하여 개원을 미룬 채 행정소송을 제기하였습니다.

2019년 제주도는 정당한 이유 없이 3개월의 기한을 넘긴 채 개원하지 않았다는 이유로 제주녹지병원에 대한 조건부 개설허가를 취소하였고 병원은 이에 반발하면서 폐업신고를 하였습니다.

이렇게 제주녹지병원 사건이 마무리되었을까요? 그렇지는 않습니다. 제주녹지병원은 이미 투자한 투자금을 회수하기 위하여 제주도에 대하여 손해배상 소송을 제기하였고 2020년 4월에 첫 재판이 열렸습니다. 소송의 결과는 어떻게 나올까요? 귀추가 주목됩니다.

2 모든 의료기관은 건강보험 환자들을 받아야 하나요?

- 의료기관에 대한 건강보험 당연(강제)지정제에 대한 논란

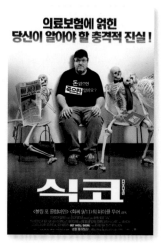

https://www.themoviedb.org/?language=ko-KR

최근 전 세계를 빠르게 강타한 코로나19는 선진국과 개발도상국을 가리지 않고 모두에게 많은 생채기를 내고 있습니다. 특히 우리가 선진국이라고 여겼던 미국, 영국, 프랑스, 이탈리아 등에서 많은 감염자와 사망자를 내어 비교적 통제를 잘 한 우리나라와 비교되었습니다.

코로나19에 대하여 많은 보도가 있

었지만 그중에서 가장 놀랐던 것은 코로나19의 검사 비용입니다.

우리나라의 경우 코로나19 검사 비용은 8만 원 정도에 불과하고 의심 증상이 있어 검사하였을 경우에는 국민건강보험에서 이 비용의 70%를 부담하기 때문에 본인 부담이 많지는 않습니다.

하지만 미국의 경우 코로나19가 시작되던 초기에는 코로나19 검사에 수천 달러가 들었다는 뉴스가 나와 세상을 놀라게 하였습니다. 이뿐이 아닙니다. 최근에 대학생이 미국 그랜드캐넌에 추락하여 치료를 받았는데 그 비용이 약 10억 원에 이른다고 해서 한국을 떠들썩하게 했던 적이 있습니다.

이와 같이 미국의 악명 높은 의료비용은 지난 2007년 미국과 한국에서 개봉해서 화제가 되었던 마이클 무어 감독의 '식코(SICKO)'라는 다큐멘터리 영화에서 잘 나와 있습니다. 이 영화는 평범한 서민들에게 민간의료보험회사의 자유를 최대한 보장하는 미국의 의료체계가 얼마나 가혹한지를 적나라하게 보여주고 있습니다. 이 영화의 감독은 한 웹사이트에서 실제로 있었던 사례들을 수집해 이를 기초로 다큐멘터리를 제작했다고 합니다.

영화에서는 일하다가 사고로 손가락 두 개가 잘렸지만 의료보험이 없어 한 손가락만 봉합할 수밖에 없던 한 근로자 이야기, 자신이 가입한 의료보험을 적용해 주는 병원을 찾다가 숨겨가는 한 흑인 소녀 이야기, 의료보험이 없어 자신의 피부를 스스로 봉합하는 사례 등 충격적인 장면들이 소개되고 있습니다. 또한 보험 가입자들에게 보험료 지급을 어떻게 해서든 회피하려는 의료보험회사, 그리고 의료보험회사와 제약회사에게 후원금을 받는 정치인들의 모습까지 보여주면서 미국 의료제도의 문제점을 적나라하게 보여주었습니다.

실제로 미국에서는 공영 의료보험이 있지만 65세 이상의 노인과 저소득층만을 대상으로 하고 나머지 사람들은 임의적으로 민영의료보험에 가입하게 됩니다.[81] 문제는 민간의료보험 보험료가 너무 높아 차상위 계층이나 자영업자들은 아예 건강보험에 가입하고 있지 않거나 가입하더라도 보장 수준이 낮은 보험에 가입되어 있어 큰 수술이나 장기적인 입원치료가 필요한 경우 의료비로 인한 파산이 심심찮게 일어난다고 합니다. 예를 들어 2007년 하버드대학의 연구결과에 따르면 미국 내 파산의 60%가 의료비로 인한 것이라고 합니다.

또한 민영의료보험에 가입하였더라도 가입자가 모든 병의원을 갈수는 없습니다. 즉, 보험사와 계약된 의사나 병원을 먼저 찾아가야 하고 만약 전문적인 치료가 필요할 경우에는 주치의에게 의뢰서를

---

81) 2009년 차상위 계층에게 보조금을 지원하고 건강을 이유로 민간의료보험의 가입 거절을 금지하는 방식으로 온 국민이 의료보험에 의무적으로 가입시키고 의료혜택을 부여하는 오바마케어가 국회를 통과하였습니다. 이 오바마케어는 건강보험이 없는 국민의 수를 줄이고 의료혜택을 받지 못하여 사망하는 국민의 수를 대폭 낮추었습니다. 하지만 2018년 연방 대법원에서 온 국민을 강제로 가입하게 하는 의무조항이 위헌이라는 판결이 나오고 오바마케어를 유지하기 위해 중·상류층의 의료보험료 인상과 함께 정부가 부담하는 막대한 의료보험 비용과 민간의료보험사의 이익률이 떨어지는 등 여러 부작용이 나타나자 이를 개정하려는 시도들이 나오고 있습니다.

받아 보험사와 계약된 전문병원이나 의사를 찾아가야 합니다. 이런 것이 싫으면 원하는 병원에 가서 원하는 진료를 받을 수 있는 보험에 가입하면 되는데 이런 보험은 보험료가 매우 비쌉니다.

더불어 많은 미국인이 가입하고 있는 직장의료보험이라는 제도가 가지는 근본적인 문제가 코로나19로 인해 더욱 도드라졌습니다. 많은 기업이 복지 혜택의 하나로 근로자와 그 가족들에게 저렴한 가격에 직장의료보험에 가입할 수 있도록 하고 있었는데 코로나19 대유행으로 많은 사람들이 직장을 잃으면서 동시에 의료보험 혜택이 없어지는 동반효과가 발생하였습니다. 이런 상황은 코로나19 감염과 관련된 조기진단과 치료를 하지 못해 사망률이 증가하는 악순환이 발생하였습니다.

이와 달리 우리나라의 건강보험은 저소득층을 위한 의료급여 대상자를 제외하고 모든 국민이 국가에서 운영하는 건강보험에 강제로 가입해야 하고 납부하는 보험료의 많고 적음과 상관없이 같은 보장을 받습니다. 또한 국민건강보험에 가입한 사람은 우리나라의 어떤 병원이라도 요양급여 의뢰서만 있으면 진료와 요양급여 혜택을 받을 수 있습니다. 우리나라에서 이러한 체제를 유지하기 위하여 요양기관 당연지정제라는 제도를 운용하고 있습니다.

요양기관 당연지정제란 우리나라에서 영업하고 있는 모든 의료기관은 국민건강보험의 요양기관으로 지정되며, 지정된 의료기관은 건강보험 가입자의 진료를 거부할 수 없고 의료수가도 건강보험공단에서 결정한 의료비용만을 받을 수 있도록 하는 제도입니다. 하지만 요양기관 당연지정제는 그 필요성에도 불구하고 강제성 때문에 여러 논란이 있습니다. 여기서는 요양기관 당연지정제에 대한 논란에 대하여 이야기하도록 하겠습니다.

요양기관 당연지정제 도입과정 [82]

우리나라에 의료보험에 관한 기본법은 1963년도에 제정되었지만, 보험료 부담능력, 보험 관리 체계 등 제반 여건이 성숙되지 않았다는 이유로 시행을 미루다가 1979년 공무원/국공립학교 교직원 및 그 가족을 대상으로 처음으로 의료보험이 시행되었고 1980년에는 군인가족과 사립학교 교직원 및 그 가족으로 적용이 확대되었습니다. 1989년부터는 전국민을 대상으로 하는 강제적인 가입 원칙의 의료보험제도를 시행하고 있습니다.

이와 같은 제도의 변화는 가입대상만이 변화한 것이 아닙니다. 1963년 의료보험에 관한 기본법이 제정될 당시 보험의료기관인 요양

---

82) 임금자. 한국의 요양기관 당연지정제의 문제점과 개선방안:독일의 요양기관 지정제도 및 계약제도운영과의 비교. 자유와 시장 제9권, 2017, p25~45.

기관[83]은 보험자(건강보험)의 신청에 의해 지정되고 의료기관은 언제든지 이를 취소·청구할 수 있는 권리를 보장하였습니다. 하지만 1970년 의료보험법 개정을 통해 보험자(건강보험)의 지정권이 정부로 넘어갔지만 병의원의 지정취소청구권은 유지되었습니다.

1976년 개정된 의료보험법부터는 의료기관의 지정취소청구권이 폐지되었고, 1979년 의료보험법이 다시 개정되어 요양기관 지정 및 취소권자가 보험자 외에 보험자단체로 확대되었고 지정을 받은 의료기관은 정당한 이유 없이 이를 거부하지 못하도록 규정되었습니다.

2000년 기존의 의료보험법과 국민의료보험법이 폐지되고 국민건강보험법이 제정되어 국민건강보험공단을 건강보험의 단일보험자로 규정하였고 우리나라의 모든 의료기관은 법률에 의해 국민건강보험 요양기관으로 지정되고 요양기관으로 하여금 정당한 이유 없이 요양급여를 거부하지 못하고 이를 위반하는 경우 500만 원 이하의 벌금에 처하는 등 요양기관 당연지정제를 지키지 않는 경우에는 이에 대한 형사처벌 규정까지 두고 있습니다.

---

83) 요양기관이란 보험자 또는 보험자단체에서 요양급여나 분만급여를 행하기 위하여 지정한 기관을 말하는데 현재 지정된 요양기관은 보건소와 같은 보건기관, 일반 병의원과 같은 의료기관, 약국 및 국민보험공단 일산병원과 같이 보험자가 설치 및 운영하는 의료기관이 있습니다.

요양기관 당연지정제의 의의

요양기관 당연지정제에 대한 논란을 이해하려면 먼저 요양기관이 어떤 행위를 하는지 생각해 보아야 합니다. 우선 요양기관인 의료기관이 수행하는 의료행위는 공적인 행위일까요? 사적인 행위일까요? 만약 공적인 행위라면 국가의 통제를 받는 것이 당연하지만 사적인 행위라면 국가가 통제할 근거가 약해지기 때문입니다.

통설은 국공립병원은 물론 민간병원이라고 하더라도 공적인 국민건강보험과 의료계약을 맺었기 때문에 요양행위를 수행하는 한도에서는 사회보험상의 공적인 의무를 담당하는 공적인 법률관계라는 것입니다. 물론 의료계약을 공적인 국민건강보험과 맺은 것은 상관없이 의료행위 자체는 의료기관과 환자 간의 사적인 의료계약이기 때문에 요양기관이 행하는 의료행위는 사적인 법률관계라고 하는 소수의 견도 있습니다.

이러한 요양기관 당연지정제로 인하여 우리나라에서의 모든 의료인과 의료기관은 정당한 사유 없이 국민건강보험 가입자의 진료를 거부할 수 없고, 의료서비스에 대한 비용도 국민건강보험에서 정해준 비용만을 받을 수 있으며 의료서비스도 국민건강보험에서 정해준 한도에 한하여 의료행위를 할 수 있습니다. 하지만 이러한 요양기관 당연지정제도가 반드시 필요한 제도인지에 대하여는 여러 논란이 있습니다. 그러면 각각의 의견을 들어보도록 하겠습니다.

요양기관 당연지정제를 **찬성하는 입장** [84]

첫째, 요양기관 당연지정제는 전국의 모든 의료기관이 요양기관이 되게 함으로써 부족한 재원으로 모든 국민이 의료혜택에서 소외받지 않으면서 의료 욕구를 만족시키기 위해 채택된 규정이기 때문에 반드시 필요하다는 것입니다.

둘째, 우리나라 경우 2018년 기준으로 전체 의료기관에서 공공의료기관 병상 수는 10%이고 공공의료기관 수는 6.1%인 반면 영국의 공공의료 병상 비율은 100%, 호주 69.5%, 프랑스 62.5%, 일본 26.4%, 미국 24.9%이었습니다. 또한 2018년 국민건강보험의 보장률은 63.8%인 반면 프랑스는 78%, 독일은 76%였습니다.

이 통계에서 보여지듯이 다른 선진국과 비교하여 공공의료 기반이 미비하고 건강보험의 보장성이 취약한 상태에서 요양기관 당연지정제가 폐지될 경우 국민들은 재정 상태에 따라 의료기관 접근성에 차이가 날 수 있고 민간보험의 활성화로 인하여 국민건강보험은 이류보험으로 약화되거나 부유한 국민들의 국민건강보험제도에서 이탈을 조장할 수도 있기 때문에 당연지정제에 대한 폐지 논의는 국공립병원이 확충되고 국민건강보험의 보장성이 좀 더 강화된 후에 논의하는 것이 좋겠다는 것입니다.

---

84) 김계현 등. 의료기관의 공적의료체계 참여방법에 대한 비교법적 고찰. 한국의료법학회지 제17권, 2009, p135-58.

셋째, 당연지정제가 폐지되면 경쟁력이 있는 일부 의료기관만이 건강보험에서 벗어날 것이기 때문에 당연지정제를 폐지해도 문제 되지 않는다고 주장하지만 실제로 당연지정제가 폐지되고 민영보험이 활성화되면 어떤 일이 일어날지는 아무도 모른다는 것입니다.

넷째, 의료시장에 진입한 모든 의료기관들이 국가의 건강보험정책에 예외 없이 적용되어야 사회문제가 발생하였을 때 국가가 정책적으로 의료기관을 통제하기 쉽다는 것입니다. 예를 들어 2000년 의사 파업 동안에 의사협회는 요양기관 당연지정제 폐기를 주장하면서 이를 수가 인상을 요구하는 데 사용하였습니다. 만약 당연지정제가 폐지되면 국민건강보험과 의사단체와의 수가 협상이 결렬되었을 때 의사단체는 모든 민영의료기관이 국민건강보험 요양기관에서 탈퇴하겠다는 등 정부를 압박하는 카드로 이용할 수도 있습니다.

요양기관 당연지정제를 반대하는 입장 [85]

첫째, 현재의 요양기관 당연지정제는 민간자본에 의해 설립된 민영의료기관임에도 불구하고 공적의료보험제도에 참여 여부에 대한 자율성 내지 자유의지를 인정하지 않는 제도로서 사유재산을 인정하

---

85) 김계현 등. 의료기관의 공적의료체계 참여방법에 대한 비교법적 고찰. 한국의료법학회지 제17권, 2009, p135–58.

고 자유시장 경제를 지향하는 우리나라의 근본 원리와 어긋난다는 것입니다.

둘째, 요양기관 당연지정제는 최선의 진료를 제공하고 받을 권리가 있는 의사와 환자의 기본권을 침해한다는 것입니다. 의사는 건강보험에 얽매이지 않고 최선의 진료로 의술을 수행하고자 하고 환자는 최첨단 치료, 선진 의료, 최고급 진료에 대한 욕구가 있는데 요양기관 당연지정제는 이러한 욕구를 충족시키지 못한다는 것입니다.

셋째, 요양기관 당연지정제는 각 의료기관이 새로운 기술을 빠르게 받아들이거나 개발하는 등 의학 발전을 통한 수익창출보다는 현재 건강보험공단에서 지정한 수익을 보장한 검사나 수기에서 최대한의 수익을 얻기 위한 방법에만 집중하게 만드는 등 모든 의료기관들을 하향평준화를 시켜 의료산업의 경쟁력을 떨어뜨리는 요인으로 작용할 수도 있다는 것입니다. 많은 선진국들은 공적의료체계에 포함되는 병원과 함께 포함되지 않는 병원들도 허가하고 서로 경쟁하도록 하여 의료기관들의 효율성 향상을 도모하고 있습니다.

넷째, 당연지정제를 폐지하면 국민건강보험이 의료의 질 평가를 통해 기준에 미달하는 의료기관과의 계약을 파기하여 퇴출시키는 등 의료서비스의 향상을 촉진시킬 수 있습니다.

요양기관 당연지정제를 일부만 허용하는 입장

첫째, 현재의 당연지정제를 유지하면서 일부 병원에 한하여 일부 의료행위에 대하여만 부분적으로 허용하는 것입니다. 예를 들어 현재의 비보험급여 검사나 시술은 건강보험에서 모든 비용을 환자가 부담할 수 있도록 허가한 의료행위에 대하여만 할 수 있습니다. 하지만 이런 제도를 폐지하여 건강보험의 승인이 없이도 또는 승인이 안 된 의료행위를 제한적으로 허용하자고 하는 것입니다.

물론 이런 제도라고 하더라도 사전에 국가의 승인을 얻은 일부 병원에 한해서 일정 범위 이내로 제한하는 등 해당 의료기관이 고가의 비보험의료행위에만 몰두하지 않도록 하는 규제 장치를 마련한다면 부작용을 최소화할 수 있습니다.

둘째, 요양기관 당연지정제를 일괄적으로 폐지하는 것이 아니라 선택적으로 폐지하는 방안도 생각해 볼 수 있습니다. 예를 들어 요양기관 당연지정제를 폐지하되 의료비 책정에 일정한 제한이나 규제를 가하여 가격이 급격히 오르지 않도록 통제하거나, 자동차보험이 책임보험과 종합보험으로 나누어 책임보험은 반드시 가입하게 하고 종합보험의 범위와 내용은 보험회사와 운전자가 계약으로 정하게 하는 것과 같이 내과, 외과, 산부인과와 같은 필수 의료서비스는 현재의 당연지정제를 유지하고 그렇지 않은 진료과목은 자율적인 선택에 맡기는 방법도 고려할 수 있습니다.

마지막으로 당연지정제와 계약제를 혼합하여 운영하는 방안도 있습니다. 국공립병원, 대학병원, 의과대학 협력병원과 같이 공공성이 강한 의료기관만 현재의 요양기관 당연지정제를 유지하고 중소 병의원에 한하여 요양기관 당연지정제를 폐지하는 방안도 고려할 수 있습니다.

외국사례 [86)]

일본은 의료보험의 적용을 받는 요양기관을 선정할 때 우리나라와 같이 당연지정제가 아니고 의료기관의 자율적인 신청에 의해 지정합니다. 하지만 대부분의 의료기관은 보험의료기관으로 신청을 하여 지정을 받고 있으며 의사들도 대부분 보험의로서 보험의료기관에서 활동을 하고 있습니다. 하지만 보험의료기관을 지정받지 않은 소수의 의료기관들은 사회적 특수계층이나 특별한 진료를 원하는 환자와의 자유계약에 따라 진료가 이루어지기 때문에 국가 의료보험체계의 근간이 흔들리는 모습은 보이고 있지 않습니다.

대만도 요양기관 당연지정제를 시행하지 않고 보험자와 의료기관 간의 계약관계의 형식을 띠고 있지만 그 계약률은 90%를 상회하고

---

86) 황덕남. 요양기관 당연지정제도에 관한 헌법적 고찰. 2002년 석사학위논문.

있다고 하는데 그 이유는 포괄적인 의료보험 급여범위로 계약을 맺지 않는 의료기관은 환자를 확보하기 곤란하기 때문이라고 합니다. 하지만 비급여가 많은 성형외과의 경우 건강보험과의 보험 체결 비율이 낮은 편이라고 합니다.

독일의 경우 당연지정제라는 것이 없습니다.[87] 의사들은 보험의로 진료행위를 할 수도 있지만 비보험의로도 활동할 수 있고, 환자도 보험의뿐만 아니라 비보험의를 선택하여 진료를 받을 수 있습니다. 그러나 비보험의에게 진료를 받는 경우, 모든 비용을 자신이 부담해야 합니다.

하지만 의료기관 중에서 정부의 의료보장정책에 의해 설립되거나 수용된 의료기관인 대학병원이나 계획병원은 모두 공적의료보험 요양기관이 되고 요양기관은 설립자금과 시설, 장비 구입비 등을 정부 예산에서 지원받게 됩니다. 민간병원의 경우도 공적의료보험 요양기관이 될 수 있으며 요양기관이 되면 정부 예산이 지원됩니다.

프랑스의 경우 보험자인 공적의료보험과 의사조합의 협약으로 진료보수를 결정하는 구조를 띠고 있는데 이러한 협약제도에 포함되지

---

87) 독일의 의료보험이 공적의료보험과 민영의료보험으로 구분되어 연수입이 일정액 이상인 근로자들이나 공무원, 자영업자들은 공적의료보험을 탈퇴하여 민간의료보험을 가입할 수 있도록 선택권을 허용하고 있습니다. 민간의료보험에 가입한 인구는 전체 독일인구의 약 10~15% 정도라고 합니다. 민영의료보험을 가지고 있으면 공적의료보험 및 비공적의료보험 의료기관을 모두 이용할 수 있으며 이런 경우 진료에 있어 진료 대기시간이 주는 등 공적의료보험보다 여러 혜택들 줍니다. 하지만 불이익도 있어 한번 공적의료보험에서 탈퇴하면 다시 돌아올 수는 없다고 합니다.

않은 비협약 의사가 적지만 존재합니다. 그리고 협약의 내에서도 다양한 형태의 협약이 가능해서 보통 협약의의 경우 협약 요금을 준수하지만 자유요금 협약의 경우 진료보수를 자유로이 결정할 수 있도록 하고 있어 환자들이 의사의 수준이나 경력에 따라 더 많은 진료비를 지불하고 높은 질의 진료를 받을 수 있도록 하고 의사들에게도 환자와의 진료계약에 있어서 여러 자유를 부여하도록 하고 있습니다.

영국의 경우 영국의 국가보건서비스(National Health Service, NHS)의 대다수를 차지하는 일반의들은 독립적인 계약자로서 공무원이 아닙니다. 영국의 병원급 의료기관 중에서는 NHS와 무관한 민간병원이 존재하는데 환자는 자신의 지불능력에 따라 NHS에 속하지 않은 의료서비스를 이용할 권리를 가지고 있으며 의사도 국가의료보장체계 안에 있을 수도 있지만 그렇지 않을 수도 있습니다.

정리

우리나라가 의료보험을 처음으로 도입하였을 때는 공적인 의료서비스를 제공하는 의료기관을 확보하기 위해서 의료보험과 의료기관이 서로 지정계약을 체결하도록 하였지만 낮은 보험수가 등을 이유로 지정계약을 기피하는 의료기관이 늘면서 결국 당연지정제로 바뀌게 되었습니다. 이러한 당연지정제는 의료서비스에 대한 접근성을 획기적으로 향상시켰고 의료시장 규모를 확대시키는 데 많은 도움을 준 것도 사실이지만 최근에 들어 의료서비스의 다양성을 추구하는 목소리가 점차적으로 높아지면서 소수이지만 의료기관 당연지정제에 대한 문제점을 제기하는 목소리도 나오고 있습니다.

현재의 건강보험제도는 사회연대를 통해 우리 사회가 건강하게 유지되도록 하는 중요한 제도임은 틀림이 없습니다. 하지만 공무원이 아닌 의료인이나 민간의료기관들을 강제적으로 의료보험제도 안에서 의료행위를 하도록 하는 것은 자유민주주의와 시장경제를 표방하고 있는 우리나라에 걸맞지 않다는 비판도 있습니다. 앞으로 이에 대한 좀 더 많은 논의가 필요할 때라고 여겨집니다.

 참고

요양기관 당연지정제에 대한 헌법소원
-헌법재판소 2014.4.24. 2012헌마865

의사협회와 의사들은 현재의 요양기관 당연지정제가

1) 의사들의 자유로운 의료행위를 불가능하게 하여 직업의 자유와 행복추구권을 침해받았고,

2) 동일한 수준의 규격화된 요양급여를 실시하게 되어 의학의 발전에 정진할 수 있는 기회를 상실하여 학문의 자유를 침해받았고,

3) 의료시설이 사유재산임에도 불구하고 자유롭게 사용하여 수익
   창출을 하지 못하게 제한을 받을 뿐 아니라 낮은 수준의 요양급
   여비용은 의료인의 재산권을 침해하면서,

4) 모든 의료기관이 개설 주체·시설·능력 등의 여러 차이에도 불
   구하고 동일하게 취급을 받기 때문에 평등권을 침해받았고,

5) 의료기관 개설자의 자유로운 경제활동과 경쟁을 제약함으로써
   경제상의 자유와 창의의 존중을 기본으로 하는 자유시장 경제
   질서에도 위배되며, 의료소비자들은 요양급여와는 다른 내용의
   의료행위를 선택할 수 있는 기회가 차단되어 행복추구권을 침해
   받았다는 이유로 2014년 헌법소원을 제기하였습니다.

헌법재판소는 요양기관 당연지정제는

1) 의료보장체계의 기능 확보 및 국민의 의료수급권 보장이라는 정
   당한 입법 목적을 달성하기 위한 적정한 수단으로 이에 대한 예
   외를 두는 경우 의료보장체계의 원활한 기능 확보를 달성하기
   어려울 수 있고,

2) 의료보험의 시행은 인간의 존엄성 실현과 인간다운 생활의 보장
   을 위해 헌법상 부여된 국가의 사회보장의무의 일환이기 때문에
   최소침해의 원칙에 위배되지 않으며,

3) 요양기관 당연지정제를 통해 달성하려는 공익적 성과와 의료기

관 개설자의 직업 수행의 자유 제한의 정도가 합리적인 비례관
계를 현저하게 벗어났다고 볼 수 없어 직업 수행의 자유를 침해
한다고 볼 수 없다고 하였습니다.

4) 요양기관 당연지정제 아래서도 요양급여비용의 산정과 비급여
의료행위가 가능하고 이를 통해 의료기관 사이의 실질적인 차이
가 반영되기 때문에 본질적으로 같은 것은 같게, 다른 것은 다
르게 취급되는 양상이 나타나므로 의료기관 개설자의 평등권을
침해하지 않는다고 보았습니다.

5) 요양기관 당연지정제 아래서도 의료소비자는 의료기관을 자유
롭게 선택할 수 있고, 비급여의료행위를 선택할 수 있기 때문
에 요양급여기관에서 보험급여검사나 시술 제공에 따른 의료
소비자의 의료행위 선택권이 제한을 받는다고 하더라도 이러한
제한은 의료보험의 기능 확보라는 중대한 공익의 실현을 위한
것으로 과도한 제한이 아니기 때문에 의료소비자로서의 자기결
정권이 침해되었다고 볼 수 없다고 하면서 합헌결정을 내렸습
니다.

3

비영리법인인 병원이 영리를 추구하는 법인을 설립해 영리를 추구하는 것은 문제가 없나요?

- 비영리기관인 의료기관의 영리자법인 허용에 대한 논란

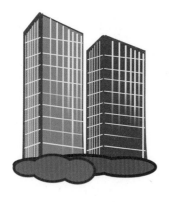

KTX를 타기 위해 서울역에 가면 상단에 '연세대학교 세브란스'라고 크게 쓰여있는 건물을 볼 수 있는데 이 건물이 바로 연세대학교 세브란스빌딩입니다. 연세대학교 세브란스빌딩의 외벽은 파란색 창문과 상단과 좌우 측에는 하얀색 마감재를 사용하였는데 이는 연세대학교를 상징하는 파

란색과 하얀색이라고 합니다.

이 건물은 1993년에 완공된 사무실 건물로 원래 세브란스병원이 있었던 곳이라고 합니다. 하지만 1963년 세브란스병원이 신촌으로 이전하게 되면서 기존 병원 건물은 더 이상 사용되지 않고 철거되었고 그 자리에 이 빌딩을 세운 것입니다. 학교법인 연세대학교는 이 건물을 운영하면서 나오는 임대료를 학교 교육재원으로 사용하고 있다고 합니다.

그렇다면 여기서 의문점이 생깁니다. 학교법인은 영리를 추구하지 않는 비영리법인임에도 불구하고 빌딩과 같은 수익자산을 통해 이익을 추구하는 것이 가능하다면 같은 비영리법인인 의료법인도 다른 수익자산을 통해 이익을 추구하는 것도 허용해야 할까요? 더 나아가 비영리법인인 의료법인이 다른 사기업과 함께 영리자법인을 설립하여 이익에 대한 배당수익을 얻는 것은 문제가 없을까요? 여기서는 비영리법인인 의료법인의 영리자법인 설립에 대한 논란에 대하여 생각해보도록 하겠습니다.

의료법인

우리나라에서는 의료인 · 의료법인[88] · 민법 또는 특별법에 따라 설립된 비영리법인 및 정부 또는 지방자치단체만이 의료기관을 설립할 수 있습니다.

이렇게 의료기관을 개설한 법인 · 의료법에 근거하여 설립된 의료법인 · 그 밖에 공공법인은 모두 공중위생에 이바지하여야 하고 영리를 추구하지 못합니다. 이렇게 의료기관을 설립할 수 있는 법인을 비영리법인으로 규정한 것은 인간의 생명을 대상으로 하는 의료서비스는 오직 의료수요자의 이익을 위해서 제공되어야 하며, 의료사업도 의료수요자 및 사회 전체의 이익을 위한 것이어야 하기 때문입니다.

만약 영리를 목적으로 의료를 제공한다면 사람의 생명이 이익 추구의 수단으로 전락할 수 있고, 의료수가가 상승하고 동시에 저소득층에게 의료서비스가 제공되지 못할 수도 있습니다(자세한 것은 제2단원 1장을 참조 바랍니다).

하지만 비영리법인만이 병원을 설립할 수 있게 되면서 의료기기나 시설에 투자할 자본이 부족하고, 법인 재산을 자유롭게 처분하지 못하기 때문에 부실한 의료법인이라도 즉각적으로 시장에서 퇴출시키기 어렵다는 문제점도 있습니다.

---

88) 여기서 의료법인이란 의료업을 목적으로 설립된 법인을 말합니다.

의료기관의 영리행위와 자법인 설립

우리나라의 모든 의료기관은 국민건강보험에서 정한 치료와 비용만을 받아야 하는데 건강보험에서 정한 수가가 매우 낮아 환자 진료 수익만으로는 충분한 수익을 내기 어렵습니다. 하지만 병원 사업을 운영하기 위해서는 지속적으로 의료기기와 시설에 대한 지속적인 투자가 필요합니다. 이런 문제들을 해결하기 위해서는 병원을 소유한 법인이나 재단에서 지속적으로 자금을 투입하면 좋겠지만 아쉽게도 그런 병원은 거의 없습니다. 따라서 병원은 환자 진료수익 외에 다른 방법으로 수익을 내는 방법을 찾아야 합니다.

현재 의료법에서는 원칙적으로 의료법인은 수익사업을 할 수 없습니다. 그러나 예외적으로,

1) 의료인 보수교육이나 양성과정에서 교육비를 받거나,

2) 의료나 의학과 관련된 연구를 하면서 연구비를 받거나,

3) 장례식장, 부설주차장을 설립하여 사용료를 받거나,

4) 병원에 식당을 운영하면서 식비를 받을 수 있습니다.

하지만 위에서 말한 수익사업은 규모도 작고 수익도 많이 나오지 않는 사업들로서 의료장비나 설비를 현대화하는데 필요한 자금을 충분히 모을 수 없습니다.

이에 대한 대안으로 제시되는 것이 의료법인에게 이익을 추구하는 영리자법인을 만들어 수익사업을 제한적으로 허용하는 것입니다. 이미 같은 비영리법인인 학교법인의 경우 수익사업이 허용되고 있습니다. 예에서 보듯이 연세대학교라는 비영리법인인 학교법인은 세브란스빌딩을 만들어 여기서 나오는 임대료를 받는 수익사업을 하고 있습니다.

하지만 좀 이상하지 않습니까? 비영리법인이 영리법인과 같은 수익사업을 한다? 이는 언뜻 생각하면 잘 이해가 되지 않지만 다르게 생각하면 이해가 됩니다. 수익사업을 통해 영리를 추구한다는 것이 항상 영리성을 추구하는 것이 아닐 수 있기 때문입니다. 예를 들어 비영리법인이 설립목적을 달성하기 위해서는 돈이 필요하고 이러한 범위 내에서 자금을 조달하기 위하여 수익사업을 하는 경우는 영리를 추구하는 것이라고 할 수 없기 때문입니다. 하지만 수익사업의 범위와 종류가 지나치게 확대되어 영리법인과 비영리법인의 경계가 흐려지면 안 되겠지요.

하지만 비영리법인인 의료법인이 영리자법인 설립하여 수익사업을 하는 것에 대하여 찬반 의견이 대립하고 있습니다. 그렇다면 각각의 이야기를 들어보도록 하겠습니다.

의료기관의 영리자법인 설립 허용을 반대하는 입장 [89]

첫째, 비영리법인인 의료법인에게 수익사업을 허용하는 것은 의료업이라는 고유목적사업을 제대로 수행하기 위한 것이지만 역설적으로 비영리법인인 의료법인이 영리자법인을 통해 이윤의 극대화를 추구할 수 있게 된다면 병원을 영리자법인 수익을 올리는 수단으로 활용할 수 있고 이로 인해서 환자의 이익이 침해될 수 있다는 것입니다.

예를 들어 재단 소속 병원 의사가 환자들에게 영리자회사에서 제조하거나 판매하는 상품이나 관련 용품을 권유하거나 의료법인의 자법인으로 설립된 도매회사들이 모병원에 독점적으로 의약품이나 의료장비 등을 판매하여 이익을 챙길 수 있습니다.

둘째, 제약회사들이 영리자법인을 통해 의료법인이나 그 구성원에게 간접적으로 경제적인 이익을 제공하는 등 리베이트 제재를 회피하는 우회로가 될 수 있습니다. 예를 들어 제약회사가 자법인이나 자법인의 임직원에게 경제적 이익을 제공하는 방법으로 의료법인은 리베이트에 대한 행정제재나 형사제재를 피할 수 있게 됩니다.

셋째, 의료법인이 영리자법인을 설립하는 것이 가능해진다면 자본투자유치에 유리한 여건을 가진 수도권의 대형종합병원들과 그렇지 않은 대다수의 지방의 중소병원들과 격차가 더욱 벌어질 것이고 이로

---

89) 조경애. 의료법인의 자회사 허용, 무엇이 문제인가? 의료정책포럼 제12권, 2014.

인하여 대형병원 쏠림과 의료기관의 지역 간 격차가 더욱 심화될 수 있습니다.

넷째, 대형병원을 운영하는 학교법인이나 사회복지법인들이 영리자법인 설립을 남용하거나 관리·감독에 문제가 있을 수 있습니다. 예를 들어 의료법인이 의료 도매나 물류 영리자법인을 설립한다면 재벌들의 일감 몰아주기와 유사한 방식으로 독점적인 지위를 이용하여 제약사나 의료기기 회사와 협상력을 강화시키고 병원과 관련된 모든 부수이익을 독점할 수 있습니다.

다섯째, 비영리재단인 의료법인의 특수 이해관계인이 영리자법인을 통해 합법적으로 투자금을 회수하거나 이익을 배당하는 수단으로 이용할 수 있습니다. 예를 들어 의료법인이 재단 특수관계인과 공동으로 영리자법인을 설립하고 병원이 영리자법인으로부터 고금리의 돈을 빌린다면 결국 의료법인의 수익은 줄고 영리자법인의 이익은 증가하는데 이 증가된 이익은 지분을 소유한 재단 특수관계인에게 들어가게 됩니다.

마찬가지로 의료법인이 특수관계인과 공동으로 영리자법인 도매회사를 설립하고 독점적인 지위를 이용하여 제약회사와 의료기기에서 싸게 물건을 구입한 후 병원에 비싸게 팔고 얻은 이익을 재단 특수관계인과 나눈다면 이익의 상당수가 재단 특수관계인에게 들어가게 되는 것입니다.

비영리법인의 영리법인의 설립 허용을 `찬성하는 입장` [90]

첫째, 의료법인이 영리자법인을 만들어 벌어들인 수익을 병원의 본질적인 역할을 수행하는 데 도움이 되는 최신 장비를 사거나 환경을 개선하는 데 사용한다면 이러한 수익사업은 공익에 부합하는 것으로 의료법인 역시 다른 비영리법인과 다르지 않기 때문에 비영리법인에게 적용되는 원칙을 달리 적용할 이유는 없다는 것입니다.

둘째, 다양한 수익사업을 통해 의료법인의 수익이 증가한다면 이는 병원의 재정상황이 좋아진다는 것을 의미하는 것으로 환자나 의료소비자에게 긍정적인 영향을 미칠 것이라는 것입니다. 또한 병원의 재정상황이 좋아지면 건강보험공단의 진료수가 인상에 대한 압력이 줄고, 양질의 의료서비스 제공을 위하여 병원 시설이나 최신 의료기기에 투자하거나 직원 처우를 개선하는 데 사용하기 때문이라는 것입니다.

셋째, 의료법인에게 영리자법인를 허용하면 영리자법인을 통한 자본 조달이 용이해지고 전문 경영을 통하여 성과를 높일 수 있다는 것입니다.

의약품이나 의료기기 연구 개발, 숙박업의 경우 초기에 큰 규모의 자본이 필요한데 의료법인 단독으로 자본을 조달하는 것은 재원 마련이 어렵고 투자위험이 커서 수익사업 진출이 어렵습니다. 하지만 영

---

90) 이기효, 의료법인 자법인 설립관련 쟁점, 의료정책포럼 제12권, 2014.

리자법인을 세우고 투자자를 모집해서 이익을 공유한다면 큰 규모의 자본이 필요한 사업에 참여가 가능해지고 의료법인과 다른 별도의 전문 사업조직과 전문인력에 의한 전문적인 경영을 통해 좀 더 효율적인 경영이 가능해질 수 있습니다.

넷째, 의료법인이 영리자법인을 세운다고 해서 병원이 모두 영리병원화되는 것은 아닙니다. 현재까지 학교법인이나 사회복지법인은 영리자법인을 세울 수 있지만 이로 인하여 사회문제가 된 적은 거의 없습니다. 의료법인의 영리자회사에서 수익이 발생하면 지분에 따라 의료법인에 그 수익이 배분되며 의료법인의 수익이나 잔여재산은 자회사 주주를 포함한 어떤 누구에게도 분배될 수 없기 때문에 문제가 되지 않습니다.

또한 성실공익법인[91]인 의료법인만 영리자법인을 설립할 수 있게 자격을 제한하고 영리자법인의 운영에도 현재 방식[92]과 유사한 규정을 둔다면 영리자법인 설립제도가 남용되는 것을 막을 수 있습니다.

---

91) 성실공익법인이 되기 위해서는 외부 회계감사를 받아야 하고, 전용계좌를 개설해서 사용해야 하고, 결산 서류 등을 공시해야 하고, 장부를 작성하고 비치하고, 운용소득의 80% 이상을 공익목적에 사용하여야 하고, 출연자와 특수관계인이 이사 수의 1/5을 초과하지 않아 의료법인에 출연한 출연자의 친인척의 참여를 제한하고, 특수관계인 간 자기내부거래를 금지하여 부당내부거래를 제한하고 사사로운 이익을 추구하는 데 자법인을 남용하지 못하게 하고, 전단에 따른 광고나 홍보를 하지 말아야 합니다.

92) 영리회사의 주식을 10% 이상 취득하기 위해서는 주무관청인 보건복지부장관의 허가를 받아야 하고, 영리자법인을 설립한 경우 해당 회사의 주식의 30%만을 보유하면서 최다 출자자일 것(즉 다른 투자자들은 29% 이하로 가져야 합니다)을 요구하는 등이 있습니다.

마지막으로 의료법인의 영리자회사를 의료 외의 사업 분야에 대하여만 허가하여 환자 진료 방식과 내용에는 영향을 미치지 않게 한다면 설립에 문제되지 않는다는 것입니다. 예를 들어 건강기능식품 판매나 의료기기 구매 지원은 사업 범위에서 제외하고, 특히 건강기능식품 판매와 같은 경우에는 건물 임대를 통해 제3자가 하는 것도 허용하지 않는 등 의료법인의 영리자법인이 할 수 있는 부대사업을 환자와 의사의 진료에 부정적인 영향을 미치지 않도록 제한한다면 문제가 되지 않습니다.

외국사례 [93]

일본의 경우 의료법인이 영리를 추구하는 것은 원칙적으로 금지하고 있지만 우리나라와 마찬가지로 의료관계자 교육, 연구소 설치, 방문간호, 양로원, 편의점, 및 주차장 운영과 같은 부대사업은 운영할 수 있습니다. 하지만 2007년 의료제도 개혁을 단행하여 민간병원이더라도 공익성이 높은 사회의료법인의 경우 예외적으로 수익사업을 영위할 수 있고 부대사업이나 수익사업에서 수익이 발생한 경우 보통 법인들의 법인세인 22.5%보다 적은 우대세율을 적용하고 상속

---

93) 의료정책연구소, 의료법인의 영리자법인 설립 허용정책의 쟁점. 2015.12.

세나 증여세를 비과세하는 등의 세제혜택을 주고 있습니다.

미국의 경우 의료법인이 반드시 비영리적 특성을 지닐 필요는 없기 때문에 영리의료법인에 대한 제한이 없습니다. 하지만 비영리병원의 경우 목적사업으로 인한 면세혜택 분야 이외의 사업에 대하여는 연방소득세를 납부하여야 합니다. 즉, 비영리법인인 의료기관에 의해 설립된 영리자회사의 경우 이익에 대한 법인세를 납부하고 세후 배당금을 모법인에게 배당하는 방식으로 비영리병원이라고 하더라도 목적 이외의 사업을 영위할 수 있습니다.

최근 우리나라 경향

학교법인이나 사회복지법인 등 다른 비영리법인의 경우 고유목적사업에 반하지 않는 범위 내에서 수익사업을 할 수 있도록 포괄적으로 규정되어 다양한 수익사업을 할 수 있었습니다. 그러나 의료법인에게만 의료법에서 부대사업의 범위 및 수행 방식을 제한하고 있다는 문제점이 지적되자 2014년 6월 정부는 의료법 시행규칙 일부 개정을 통해 병원을 경영하는 의료법인도 외부 투자를 받아 여행, 온천, 호텔 등 다양한 업종에서 자회사를 세우고 이익을 추구할 수 있게 하고 의료법인의 부대사업도 외국인 환자 유치, 여행업, 국제회의업, 목욕장업, 체육시설업, 장애인보장구 제조·수리 등으로 확대하였습니다.

하지만 2018년 정부는 영리병원 등 공공성을 훼손하는 의료영리화 정책은 추진하지 않겠다고 하면서 영리자법인을 설립할 수 있게 허용한 가이드라인을 바꿔 더는 허용하지 않기로 하였습니다.

정리

의료법인의 영리자법인을 설립하는 것을 허용할지 여부는 뜨거운 감자라고 할 수 있습니다. 현재 비영리법인이 의료법인이 영리자병원을 설립하는 것은 긍정적인 면과 부정적인 면이 모두 있기 때문입니다.

병원을 짓고 운영하는 데는 막대한 돈이 드는 것은 엄연한 사실입니다. 우리나라가 짧은 시간 안에 전 세계가 부러워하는 의료기반을 만드는 데 성공하였지만 그 안에 해결해야 할 것도 많습니다. 특히 대다수의 병원들은 의료기기나 시설을 유지·보수하기 위해서는 막대한 자본이 지속적으로 투자되어야 함에도 불구하고 현재의 의료보험제도 아래에서는 새로운 최신의료기기나 장비를 구입하고 능력이 있는 의료진을 충분히 고용하는 것이 어려운 것도 사실입니다.

그렇다고 정부도 의료수가를 파격적으로 올려주기는 어렵습니다. 이런 딜레마를 해결하기 위하여 고육책으로 영리자법인 설립을 허가하였던 것으로 보입니다. 하지만 최근 보도에 나온 병원재단이나 병원을 가진 학교·재단의 영리자법인 운영행태를 보면 우려한 바대로 현 의료제도가 가지고 있는 여러 모순점들이 서로 얽히면서 원래 목적과 다르게 비틀어져 운영되고 있음을 관찰할 수 있습니다(아래 참고를 보면 좀 더 쉽게 이해할 수 있습니다).

보건의료서비스는 국민의 건강과 생명권을 보장받기 위한 수단으로, 이는 국가의 책임이라고 할 수 있습니다. 국가는 국민이 보건의료서비스를 적정하게 받을 수 있는 여건을 조성하며 동시에 의료인들이 국민에게 적정한 보건서비스를 제공할 수 있는 여건도 조성해 주어야 합니다. 어떤 방법이 최소한의 비용으로 국민들의 의료서비스에 대한 니즈를 만족시키면서도 의료서비스의 질을 향상시킬 수 있을까요? 고민해 볼 문제입니다.

참고
대학병원 직영도매업체(간납업체)의 문제점

최근에 간납업체가 사회적인 문제가 된 적이 있습니다. 간납업체란 주로 학교재단이나 병원재단의 영리자법인으로 재단이 직영하거나 그 친인척이 운영하는 업체로서 소속 병원과의 관계로 얻는 우월적 지위를 이용해 제약회사나 의료기기 회사로부터 의약품이나 의료기기를 최저가격으로 납품받고, 해당 병원에는 보험상한가로 구입하게 하여 차액에 해당하는 약가 혹은 의료기기 마진을 취합니다. 또는 10-20%에 해당하는 판매대행료나 용역수수료를 받거나 결제지연을 강요하는 방식으로 수익을 올리기도 합니다.

이렇게 만들어진 간납업체의 이익금은 기부금 형식으로 소속 병원에 우회적으로 리베이트를 하여 운용수익에 대한 세금을 회피하거나 특수관계인에게 배당하는 방식으로 병원 수익을 합법적으로 빼돌리는 경우가 발생하였습니다.

실제로 연세대학교가 100% 지분을 보유한 직영도매인 안연케어(구 제중상사)는 2008년 117억 원의 영업을 올리고 2억 원이 많은 119억 원을 학교에 기부하여 순손실을 내면서 법인세를 한 푼도 내지 않았고, 중앙대병원 직영도매상 '두레약품'은 10.2%, 인제대학교 소속 백병원 직영도매상 '성산약품'은 8.0%, 한림대학교 소속 성심병원 직영도매상 '소화'는 7.8%, 가톨릭대학교 소속 성모병원 직영도매상 '보나에스'는 6.0% 등 국공립병원보다 6-10% 비싼 가격에 재단병원에 의약품을 공급하는 방식으로 이익을 남겨 계열 병원 소유 법인이나 특수관계인들에게 1,000-3,900%의 배당을 하였습니다.[94]

이렇게 간납업체가 사회적인 문제가 되자 2012년 6월 정부는 약사

---

94) 대형병원, 직영도매상 통한 신종 리베이트, 의협신문, 2009.10.6.

법 개정을 통해 법인의 임원, 그의 2촌 이내의 친족, 해당 법인을 사실상 지배하고 있는 자[95]는 해당 병원에 의약품을 판매할 수 없게 하였습니다. 하지만 이 법을 우회하기 위하여 학교법인/의료기관들이 제3자 명의를 빌려 도매업체를 설립해 병원 직영도매로 운영하는 등 편법으로 운영하고 있다는 논란과 함께 다른 사립대학에서도 이와 유사한 방법으로 직영도매업체를 설립을 검토하자 결국 2019년 10월 교육부는 부속병원을 가진 사립대학교를 대상으로 의약품 납품업체 거래실태를 조사하여 수의계약과 입찰을 통한 계약 내역을 조사하기로 결정하였습니다. [96]

---

95) 해당 법인의 총 출연금액, 총 발행 주식, 총 출자지분의 50%를 초과하여 출연 또는 소유하는 자 및 해당 법인의 임원 구성이나 사업 운영 등에 대하여 지배적인 영향력을 행사하는 자가 해당됩니다.
96) 전국 36개 사립대 부속 '대학병원 직영도매' 조사. 데일리메디. 2019.10.30.

4

경영능력이 있는 의료인이 여러 의원을 만드는 것을 허용해야 할까요?

- 의료인의 이중개설 금지에 대한 논란

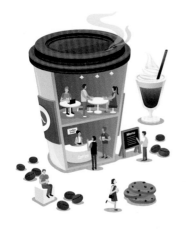

'스타벅스(STARBUCKS)'란 커피숍을 들어보지 못하신 분은 없겠지요. 별다 방이라는 애칭으로도 유명한 스타벅 스는 세계 최대의 커피체인점으로 세 계 64개국에서 총 약 23,000개의 매장 을 운영하고 있습니다. 우리나라에는 1999년 진출하여 2019년 기준 1,200여 개의 매장을 운영하면서 커피프랜차이 즈 1위를 차지하고 있습니다.

여기서 잠깐, 스타벅스란 이름은 어디서 나왔을까요? 바로 유명소설인 모비딕에 등장하는 포경선 피쿼드(Pequod) 호의 일등항해사의 이름에 's'를 붙여 탄생하게 되었다고 합니다. 초록색 로고 안에 들어 있는 것은 세이렌(Siren)입니다. 세이렌이란 그리스 신화에서 나오는 바다 인어로 아름답고 달콤한 노랫소리로 지나가는 뱃사람을 유혹하여 바다에 빠져 죽게 하였다고 하는데 스타벅스의 로고는 사이렌처럼 사람들을 홀려 자주 발걸음을 하게 만들겠다는 뜻이랍니다. 스타벅스의 CEO 하워드 슐츠는 '스타벅스라는 이름이 친근하면서도 신비로운 느낌을 풍기고, 우리의 서비스 본질을 나타낼 뿐 아니라 고객에게 제공하려는 약속과도 잘 어울리는 이름이었다'고 말하였습니다.

우리나라의 스타벅스는 이마트와 미국 스타벅스가 50:50 합작한 스타벅스커피 코리아라는 법인이 한국의 1,200개 모든 스타벅스 매장을 소유하고 운영하고 있습니다.

이와 다른 운영방식의 예로는 파리바게트가 있습니다. 아시다시피 파리바게트는 전국에 4천여 개의 매장을 보유한 대표적인 제빵브랜드입니다. 최근 본사의 갑질, 제빵사 고용문제 등 여러 문제점이 제기되어 왔지만 여전히 1위를 유지하고 있습니다. 파리바게트의 경우 스타벅스와 달리 각각의 점포의 주인이 따로 있고 파리바게트 본사는 가맹비를 받는 대신 브랜드를 구축하고 인력지원 등의 방식으로 경영을 지원해 주는 프랜차이즈 방식으로 운영하고 있습니다.

그렇다면 우리나라에서 스타벅스처럼 의사 1명이 여러 의원을 소유하고 운영하는 것이 가능할까요? 결론적으로 말하면 불가능합니다. 단지 파리바게트와 같이 여러 의사가 각기 1개의 의원을 소유하는 프랜차이즈 방식은 가능합니다. 법에서 1인의 의료인이 2개 이상의 의료기관을 개설하는 것을 금지하고 있기 때문입니다.

아니 대학병원들은 여기저기 분원을 내는데 이것도 불법이 아닌가요? 그렇지 않습니다. 대학병원과 같이 학교법인이나 의료법인은 여러 의료기관을 개설하는 것을 허용하기 때문입니다. 여기서 의문이 생깁니다.

그렇다면 학교법인이나 의료기관과 달리 왜 의료인은 여러 병의원을 개설하는 것이 불법일까요? 여기서는 의료인의 복수의료기관 개설 금지에 대한 논란에 대하여 생각해보도록 하겠습니다.

의료인의 복수의료기관 개설 논란 사건의 계기

의료인의 복수의료기관 개설이 논란이 되었던 것은 'OO치과 사건' 때문입니다. OO치과는 K원장이 소유한 치과 의원으로서 2015년 당시 국내에 127개소를 운영하면서 각종 기자재의 공동구매와 공동마케팅 방식으로 치아 1개당 250-300만 원인 임플란트 가격을 120만 원 이하로 가격을 낮추어 급성장을 할 수 있었습니다. 하지만 이렇게 가격을 낮추는 경영방식으로 인해 치과의사들에게 미운 털이 박혔고 치과협회는 OO치과 고사작전을 벌였습니다. 당시 의료법은 '의료인은 하나의 의료기관만 개설할 수 있다'고 규정하였는데 대법원은 이를 '의료인이 2개 이상의 의료기관에서 진료를 하는 경우에만 적용이 될 뿐 진료는 한 곳에서 하고 다른 곳에서는 경영만 하는 경우 금지되지 않는다'고 판결[97]하면서 사실상 한 의료인이 여러 개의 의원을 개설하고 운영하는 것이 가능했습니다.

하지만 2011년 국회는 의료의 공공성을 제고하기 위한다는 명목으로 '의료인은 어떠한 명목으로도 둘 이상의 의료기관을 개설 · 운영할 수 없다'고 법을 개정하면서 1명의 의료인이 둘 이상의 의원을 설립하거나 운영하는 것이 금지되었습니다.[98]

법이 개정된 이후에도 OO치과는 이전과 같은 이름으로 전국에서 영업을 계속하였고 치과협회는 설립자가 각 지점 원장들의 명의를 도용해 실질적으로 운영했으며 경영지원회사 직원들이 각 지점에 파견되어 병원 경영을 맡았다고 주장하면서 OO치과를 고발하였습니다.

OO치과의 K원장은 각 지점 원장과 일대일 동업계약을 체결하고 수익을 나누던 기존 방식에서, 각 지점을 독립채산제로 운영하며 수

---

97) 대법원 2003.10.23. 2003도256판결
98) 당시 치과협회가 문제의 의료법 조항을 개정 청탁을 위해 국회의원들에게 거액의 금품 로비를 벌였다는 논란이 있었습니다만 결국 결론이 나지 않고 사건은 마무리되었습니다.

익과 손실을 각 지점이 책임지는 네트워크 병원(소위 프랜차이즈) 방식으로 변경하여 운영하고 있으며 병원경영지원회사는 브랜드 사용료와 컨설팅 자문료만 받았다고 주장하면서 동시에 의료인의 복수의료기관 개설 금지조항에 대한 위헌법률심판제청을 하였지만 2019년 8월 헌법재판소는 합헌결정을 하였습니다(참고2를 참고바랍니다).

이후 지속된 소송에서 대법원은 치과협회가 OO치과에 대하여 불공정한 영업방해 행위를 인정하면서 3천만 원의 손해배상과 함께 치과협회의 상고를 기각했습니다.

하지만 1인의 의료인이 하나의 의료기관만 설립이 가능하게 한 현재의 복수의료기관 개설금지조항은 많은 논란이 있는 것도 사실입니다. 왜 이런 조항이 필요할까요? 문제는 없나요? 여기서는 각각의 의견을 들어보도록 하겠습니다.

의료인의 복수의료기관 개설을 반대하는 입장 [99]

첫째, 한 명의 의료인에 의해 설립된 네트워크 병원은 환자를 무리하게 유치하고, 지나치게 영리를 추구하기 때문에 과잉진료를 할 가능성이 높다는 것입니다.

---

99) 김준래. 네트워크 병원과 의료기관 복수 개설 · 운영 금지제도에 관한 고찰. 의료법학 제17권, 2016, p281-313.

국민건강보험공단의 연구에 따르면 1인 소유의 네트워크 병원의 경우 일반 의료기관보다 입원율이 11배 높았고, 수술 비율은 낮으면서도 입원 비율이 상대적으로 높게 나타났으며, 진찰료 단독 청구 비율이 8배 높고 병원 종사자의 친인척 외래진료 비율이 약 2.4배 높았습니다. 또한 입원에 따른 요양급여조정 비율이 평균 조정 비율보다 월등히 높았는데 위의 사례들은 1인의 의료인에 의해 설립된 복수의 의료기관들이 과잉진료를 했을 가능성이 높다는 것을 말합니다.

특히 1인 소유의 네트워크 병원 치과의 경우 일반 치과에 비하여 위험한 처치는 적게 하면서 비급여 처치 비율이 높았고, 스케일링 등 진료보조인력인 치과위생사를 활용하는 진료를 선호하는 경향이 높았습니다.

둘째, 의료설비와 시설에 대한 막대한 투자가 가능한 1인 소유의 네트워크 병원이 생기면 인근의 소규모 개인소유 의료기관이 폐업할 가능성이 높습니다. 예를 들어 개정된 의료법이 시행되기 전인 2011년도와 그 이후를 비교할 때 2011년 이전 일반 치과의 폐업률이 높게 나타났는데 이는 1인 소유의 네트워크 치과와 경쟁을 해야 하는 일반 치과가 폐업할 확률이 높다는 것을 보여준다고 할 수 있습니다.[100]

셋째, 여러 의료기관이 한 개인의 소유가 되는 경우 여러 개의 의

---

100) 국민건강보험공단. 시군구별 치과의원 폐업비율현황.

료기관을 가진 의료인은 의료행위에 집중하는 것이 불가능하기 때문에 결국 의료의 질이 떨어질 가능성과 함께 의료기기나 약품을 사용하는 데 불법적인 리베이트를 받을 가능성이 높아진다는 것입니다. 실제로 의사 3명이 다른 의사의 명의를 빌려 여러 병원을 개설하고 운영한 것이 적발되어 고발된 사건에서 새로운 네트워크 의료기관을 추가로 개설할 때 의료기기를 제조하거나 판매하는 업체로부터 거액의 리베이트를 받은 사례가 있었습니다.[101]

넷째, 1인 의료인이 복수의 의료기관을 개설할 수 있게 하는 것은 결국 영리병원을 허용하는 결과를 초래할 수 있습니다. 예를 들어 한 명의 의료인이 100개의 의료기관을 개설하기 위해서는 막대한 자금이 필요한데 이를 위하여 일반 투자자들을 모집하여 배당을 하거나 더 나아가 대자본을 유입한다면 결국 영리병원과 다르지 않다는 것입니다. 특히 1인이 다수의 병원을 지배하는 것을 허용한다면 독과점으로 인한 폐해가 나타날 수도 있습니다. 만약 다수의 의료기관을 경영하는 것이 목적이라면 법인 형태로 전환하여 운영하도록 하면 되지 굳이 1인의 의료인이 다수의 의료기관을 가진 필요는 없다는 것입니다.

다섯째, 의료사고가 발생하거나 의료기관의 재정 파탄 등 경제적

---

101) 복수의료기관 개설 · 운영 폐해 심각. 치의신보, 2016.8.12.

인 책임이 따르는 경우에는 실질적인 개설·운영 주체인 의료인이 책임을 명의를 빌려준 의료인에게 넘길 가능성을 배제할 수 없습니다. 이런 경우 명의를 빌려준 의료인도 본인이 실질적으로 운영하지 않았다고 하면서 책임을 회피한다면 발생한 손해는 환자나 이해관계인이 짊어질 수도 있습니다.[102]

의료인의 복수의료기관 개설을 찬성하는 입장 [103]

첫째, 의료인의 복수의료기관 개설을 허용하지 않는 현재의 법령은 과도한 규제라는 것입니다. 의료인이 의료기관을 어디서 얼마나 둘 것인지는 자신이 잘 알기 때문에 의료기관 개설에 필요한 자금을 고려하여 합리적으로 원하는 만큼 의료기관을 만들 자유를 주는 것이 시장경제에 더 적합하다는 것입니다. 즉, 정부는 의료인이 아닌 자가 의료기관을 만들지 않도록 규제만 하면 되지 의료인이 여러 곳에 의료기관을 개설하고 각 장소에서 일할 의료인을 지정하여 성과에 따른 적절한 보수를 주는 것까지 금지하는 규제는 과도하다는 것입니다.

---

102) 김준래. '의료법 제33조 제8항 관련 헌법재판소의 합헌결정'에 대한 평가 및 보완입법 방향에 대하여. 의료법학 제20권, 2019, p143-74.
103) 김성수. 복수의료기관 개설 및 운영 금지 위헌성 여부. 병원경영·정책연구 제5권, 2016, p14-21.

둘째, 복수의료기관 개설 금지조항은 의료기관의 건전한 경쟁을 억제하여 환자들의 의료기관 선택권을 막을 수 있다는 것입니다. 경영능력이 있는 의료인이 자신의 능력에 맞게 경쟁력이 있는 여러 의원을 개설하고 운영하게 하여 경쟁력이 있는 병의원만 살아남는 것이 우리나라가 추구하는 자유시장 경제제도이며 이로 인한 혜택은 소비자인 환자들에게 가는 것입니다. 하지만 이와 같은 자유경쟁을 막으면 도태되어야 할 병의원들이 좀비기업으로 살아남을 수 있게 하는 것으로 이는 결국 소비자에게 비용으로 전이될 가능성이 높습니다.

셋째, 이전에 의료인이 복수기관 개설이 허용되었던 시기에 이런 병의원들이 제약사나 기기 회사로부터 리베이트 수수나 유인행위가 많아졌다는 주장에 대하여 이미 불법적인 리베이트나 환자의 유인행위는 모두 의료법상 별도의 금지규정이 있기 때문에 그에 따른 적절한 제재를 가하면 되는 것입니다. 현재까지 한 명의 의료인이 다수의 의료기관을 소유하여 네트워크 방식으로 운영한 병원이 그렇지 않은 병원보다 불법적인 리베이트나 환자유인행위가 더 많이 발생한다는 논리적 근거나 객관적인 통계자료가 없습니다.

넷째, 의료의 선진화나 발전을 도모하기 위해서는 1인의 작은 규모로 개설하여 운영하는 소규모 개업보다는 다수의 의료기관이 협력하여 의료기술이나 경영정보를 공유하는 것이 더욱 발전적이고 다양한 의료공급체제를 이룰 수 있습니다.

다섯째, 우리나라에서 한 군데서 병원을 크게 만들어 1,000명을 고용하면 문제가 되지 않는데 네트워크 병원을 100개 만들어 1,000명을 고용하면 불법이 되는 현재의 법률은 이상하다는 것입니다.

의료법인 혹은 학교법인의 복수 병원 설립

참고로 우리가 아시다시피 가톨릭재단은 전국에 8개의 대학병원을 운영하고 있습니다. 마찬가지로 서울대학교는 2개, 연세대학교의 경우도 3개의 대학병원을 운영하고 있습니다. 심장 분야로 유명한 세종병원도 부천과 인천에 2개의 병원을 운영하고 있습니다. 이렇게 하나의 의료법인 혹은 학교법인이 여러 개의 병원을 개설하고 운영하는 것은 문제가 되지 않나요? 복지부에 따르면 해당 법령이 주체를 '의료인'으로 규정하고 있기 때문에 국립대병원 등 의료법인과 공익법인과 같은 비영리법인의 경우 정관에 근거해 복수의 의료기관을 개설하고 운영을 해도 문제가 되지 않는다고 합니다.

참고로 1인의 의료인이 1개의 병원만 설립/운영하여야 한다는 규정은 국내만 적용되는 것으로 1인의 국내 의료기관 개설자가 해외에 의료기관을 추가로 개설하는 경우에도 의료법 적용 대상이 아니기 때문에 이 조항에 위배되지 않는다고 합니다.[104]

외국사례

미국은 의료인이 복수의 의료기관을 가지는 것에 제한을 두지 않고 있습니다. 예를 들어 지역사회나 주정부 또는 종교 및 개인이 운영하는 공립 네트워크 병원과 1,538개 사립 네트워크 병원이 있는데 이 중에는 유명한 메이요클리닉이 소유한 네트워크 병원도 있습니다. 이는 미국의 경우 개설 기준에 따라 의료기관을 관리하기보다는 허위청구, 부당청구 등 개설 이후 의료공급자의 부당행위에 중점을 두고 관리하고 있기 때문이며 만약 불법행위가 적발되는 경우 매우 강력하게 처벌하고 있습니다.

영국, 캐나다 싱가포르, 독일, 일본과 같은 주요 국가는 의사가 2개 이상의 의료기관을 개설할 수 있고 경영에 참여할 수 있습니다. 다만 대만의 경우 의사의 1인1개소 규제를 두었지만 형사처벌 규정은 없다고 합니다.

---

104) 복지부 "1인1개소법, 서울대병원은 해당 안 되". 연합뉴스. 2016.8.30.

타 전문직의 규정

그렇다면 다른 전문직들은 어떨까요? 변호사는 물론 변리사, 약사, 공인중개사, 노무사, 건축사, 법무기사 등 각종 전문직들의 경우 모두 둘 이상의 사무소를 개설하는 것을 금하고 하나의 사무소만 개설하도록 규정하고 있습니다. 이와 같은 규정의 취지는 전문자격증을 가지고 자신이 직접 그 본연의 업무를 수행하기 위해 장소적 범위 내에서 사무소를 책임지고 개설 및 운영하라는 취지라고 합니다.

정리

의료인의 복수의료기관 개설 금지조항은 자유경쟁을 통한 시장경제라는 우리나라의 경제원칙을 벗어난 과도한 규제이며 미국과 일본 등 대부분의 선진국에서는 의료기관의 경쟁력을 강화하고 서비스 수준을 향상시키기 위하여 허용되고 있는 것을 우리나라만 금지하는 것은 과도한 규제라는 비판이 있습니다.

또한 이런 규제를 통해 현재 합법적으로 존재하고 있는 네트워크 병원까지 불법으로 몰아가는 것이 아니냐는 우려도 나오고 있습니다. 하지만 의료기관이 지나치게 경쟁에 몰두하거나 영리를 추구하는 것을 억제하기 위하여 복수의 의료기관을 설립을 금지해야 한다는 주장도 이해 못 할 바는 아닙니다.

의료의 공공성을 해치지 않으면서도 적절한 경쟁을 통해 의료의 질을 높이기 위해서 의료인의 복수의료기관 설립을 금지하는 현재의 방식이 과연 옳은 방식일까요? 앞으로 더 고민해야 할 문제라고 생각합니다.

참고 1
병원경영지원회사(Management Service Organization, MSO)와 네트워크 병원

병원경영지원회사(이하 MSO)란 의료행위 이외에 구매, 인력 관리, 마케팅, 회계 등 병원 경영 전반에 관련된 경영서비스를 지원하는 회사를 말합니다. MSO는 크게 경영지원형과 자원조달형으로 나눌 수 있는데 경영지원형은 구매대행·인력 관리·법률·회계·컨설팅 등을 지원하여 비용 절감과 효율화를 도모하는 형태이고 자본조달형은 시설 임대·경영 위탁 등 MSO를 통해 외부 자본을 의료기관에 투자하는 형태입니다.

현행 의료법상 경영지원형의 MSO는 허용되지만 자본조달형 MSO는 허용되고 있지 않습니다. 또한 의료인이 둘 이상의 의료기관을 개설하고 운영하면서 이를 주도적으로 지배하기 위한 수단으로 만드는 형식상의 회사(지주회사)도 허용되지 않습니다. 만약 의료인이 의료기관을 지배나 운영하기 위해 MSO를 설립한다면 영리를 목적으로 하는 회사가 의료기관을 실질적으로 지배하고 운영하는 것으로 인정되어 사무장 병원에 해당하여 처벌받을 수 있습니다.

이에 비하여 네트워크 병원이란 운영은 개별 원장들이 하고 의료기관의 이름을 공동으로 사용하면서 진료 기술, 치료 프로그램, 마케팅, 경영 철학 등은 공유하는 방식을 말합니다. 이러한 네트워크 병원은 크게 프랜차이즈형, 조합형 또는 지분투자형, 오너형 또는 경영주도형의 3가지로 구분할 수 있습니다.

프랜차이즈 형식의 네트워크 병원이란 여러 명의 의료인이 각자 자신이 소유하는 의료기관을 개설·운영하지만, 단순히 의료기관 명칭만 공동으로 사용하는 것을 말합니다.

조합형 또는 지분투자형 네트워크 병원이란 의료인이 지분을 투자하여 의료기관에 참여하는 유형입니다.

오너형 또는 경영주도형 네트워크 병원이란 비의료인이 자금조달, 인력 채용 등 주도적으로 의료기관의 개설과 운영에 참여하여 실질적으로 지배하는 유형입니다. 우리나라의 경우 오너형 또는 경영주도형 네트워크 병원은 금지되고 있습니다.

최근 들어 네트워크 병원이 많은 주목을 받고 있습니다. 이렇게 네트워크 병원들이 주목을 받는 가장 큰 이유는 첫째, 의료기관끼리 경쟁이 치열해지면서 네트워크 병원 형식으로 개업하는 것이 마케팅이나 홍보 측면에서 유리하기 때문입니다. 예를 들어 모 성형외과의 경우 광고비를 월 2억 원 이상 쓰는 곳도 있고, 의사 1인이 운영하는 의원도 평균적으로 연 수백만 원 이상의 광고비를 쓴다고 보도된 바 있습니다.

이와 같이 어마무시한 규모의 광고나 홍보비를 써야 하는 상황에서 소규모 의원급 의료기관들은 시장경쟁에서 점점 살아남기 어려워지기 때문에 네트워크 병원이라는 동일 브랜드와 공동마케팅을 통해서 광고홍보비용을 절감하고 동시에 브랜드 이미지를 향상시킬 수 있습니다. 예를 들어 지하철 광고만 하더라도 한 건에 수백만 원부터 수천만 원까지 들어 개인의원이라면 지하철 광고를 지속적으로 유지하기 어렵지만, 네트워크 병원의 경우 가입된 의원들이 나누어 분담하기 때문에 광고비에 대한 부담이 크게 줄어들게 됩니다.

둘째, 환자 관리와 유지 및 서비스 등 의료품질서비스 측면에서 표준화된 매뉴얼을 사용하고 정기적인 교육을 통해 진료 전반의 품질을 향상시키는 등 차별화된 경쟁력을 통해 고객들의 브랜드에 대한 충성도를 높일 수 있습니다. 병원의 주된 업무는 의사가 환자 진료를 하는 것이지만 이 외에도 의사가 얼마나 친절한지, 병원 직원들이 얼마나 상냥한지, 내부 환경이 얼마나 깨끗하고 단정한지, 내부 프로세스가 얼마나 간편하고 편리한지도 환자들이 병원을 선택하는 데 영향을 미치기 때문에 병원 직원에 대한 교육과 관리도 필수적입니다.

네트워크 병원의 경우 병원 직원들끼리 회의와 사례 발표를 통해 업무의 노하우를 공유하여 직원 수준을 상향평준화 할 수 있습니다.

셋째, 잘 조직된 네트워크 병원에 가입하면 의료기관 개설에 필요한 부동산과 관련된 정보를 얻는 데 도움을 받을 수 있습니다. 또한 의료기관 운영에 있어서 필요한 재료를 공동구매를 통해 비용을 절감하고 직원을 선발하는 데에도 공동의 인력풀을 이용하여 도움을 받을 수 있습니다.[105]

마지막으로 의료인은 의료에 있어서는 전문가이지만 경영에 있어서는 전문가가 아닙니다. 네트워크 병원의 MSO와 같은 경영에 전문화된 조직의 도움을 받는다면 보다 합리적이면서 투명한 경영이 가능하고 이를 통해 수익을 창출하는 데 도움을 받을 수 있습니다.

참고 2

의료기관 복수개설 금지에 대한 위헌 논란-헌법재판소 2019.8.29. 2014헌바212 2014헌가15, 2015헌마561, 2016헌바21(병합) 결정.

자신이 개설한 의원을 가지고 있는 의사A는 의사 B에게 월급여 6백만 원 및 매출에 따른 인센티브를 주기로 하고 의사 B의 명의로

---

105) 경기 어려워지자 네트워크 병원 '주목'. 헬스코리아뉴스. 2018.3.19.

추가로 의원을 개설하였으며, 이 같은 사실이 적발되어 기소되었습니다. 이 사건에서 의사 A는 의료인의 복수개설 금지 조항에 대하여 위헌법률심판제청을 하였습니다.

청구인들은 의료기관 복수개설 금지조항에서 '운영'의 의미가 불명확하여 명확성 원칙에 반하고, 과잉금지 원칙에 반하여 직업의 자유와 재산권을 침해한다고 주장하였고, 의료기관 복수개설 금지는 청구인들의 재산을 침해하고 신뢰보호 원칙에 반하며 평등의 원칙과 비례원칙에 반한다고 주장하였습니다.

헌법재판소는 '법률조항이 금지하는 중복 운영 방식은 1인의 의료인이 주도적인 지위에서 여러 개의 의료기관을 지배하거나 관리하는 것으로 이러한 운영은 의료행위에 외부적인 요인을 개입하게 하고, 의료기관의 운영 주체와 실제 의료행위를 하는 의료인을 분리시켜 지나친 영리행위를 추구하여 의료의 공공성을 훼손할 우려가 크다'고 하면서 이는 우리나라의 취약한 공공의료 및 의료인이 여러 의료기관을 운영할 때 발생하는 국민보건 전반에 미치는 영향과 함께 국가가 국민의 건강을 보호하고 적정한 의료급여를 보장해야 하는 사회국가적인 의무를 고려할 때 과잉금지 원칙에 반한다고 할 수 없다고 하면서 합헌결정을 하였습니다.

참고 3

복수로 개설된 의료기관의 진료비 청구가 불법인가?
- 대법원 2019.5.30. 선고 2015두36485.

그렇다면 이렇게 법에서 제한하고 있는데도 불구하고 1인의 의료인이 2개 이상의 의료기관을 설립하여 운영하다가 적발된 경우 해당 의료기관이 당시까지 국민건강보험에서 수령한 요양급여비도 환수 대상이 될까요? 최근에 이에 대한 흥미로운 판결이 있어 소개하면 다음과 같습니다.

경기도 A 병원은 의사 B가 의사 C의 명의를 빌려 영업을 해온 복수의료기관의 한 지점으로 검찰에 적발되었습니다. 검찰은 국민건강보험공단에 이 사실을 통보하였고 공단은 의료법에 따라 개설된 적법한 의료기관이 아니기 때문에 건강보험요양급여를 청구할 자격이 없다고 하면서 진료비 지급을 거부하였습니다.

이에 반발한 의사 B가 건강보험공단에 소송을 낸 사건에서 대법원은 '의료인의 명의를 빌려 개설한 의료기관도 의료인에 의해 개설이 되었다는 점에서 다른 의료기관과 본질적인 차이가 없고, 해당 의료기관의 진료행위도 국민건강보험법에서 정한 요양급여의 기준에 미달하거나 그 기준을 초과하는 등 다른 사정이 없는 한 정상적인 의료기관의 개설자로서 하는 진료행위와 질적인 차이가 없기 때문에 자격과 면허를 갖춘 의료인이 자신의 명의로 병원에 관한 개설허가를 받아 질병 치료를 시행하고 건강보험공단에 요양급여비용을 청구하였다면 이 병원이 다른 의사가 중복으로 운영하는 의료기관이라는 이유로 공단이 요양급여비용 지급을 거부할 수 없다'고 판시하였습니다.

이번 대법원 판결에 따라, 앞으로는 1인의 의료인이 복수의 의료기관을 운영하다가 적발된 경우에도 명의상 원장인 월급의사들에게 실질적으로 병의원을 소유한 원장과 연대하여 도저히 감당할 수 없는 액수의 부당이득 반환청구(건강보험공단의 요양급여비용 반환청구)가 제기되거나, 복수의료기관이라는 이유로 요양급여비용 환수처분이나 지급정지처분이 내려져 병원이 순식간에 파산 위기에 몰리는 일은 없어질 것으로 생각됩니다. 하지만 이번 판결과 무관하게 비의료인이 개설한 사무장 병원에 대한 요양급여비용 환수 및 처벌과 함께 복수의 의료기관을 개설한 병원장에 대한 처벌은 계속 이뤄질 것으로 생각됩니다. 그러나 2020년 12월 2일 국회는 1인1개소 원칙을 위반한 의료기관에 대하여 의료비 지급을 보류하고 금액을 환수할 수 있도록 하는 등 제재와 처벌의 법적 근거를 신설하는 보완입법을 통과시켰습니다.

참고 4

1인의 의료인이 복수의 의료기관에 등록하는 것은 불법인가?

앞서 말씀드린 대로 의료인 1명은 1개의 의료기관만 개설할 수 있습니다. 그렇다면 의료인이 여러 개의 병원에서 일하는 것은 문제가 없을까요? 결론적으로 말씀드리면 의료인의 경우 2009년 12월부터 신성장동력 확충을 위한 규제개혁 추진의 일환으로, 등록된 의료기관의 장의 허가를 받는다면 복수의 의료기관에서 근무하는 것이 허용되고 있습니다. 단, 의료인이 복수의 의료기관에서 진료를 한 경우 실시한 진료행위에 대하여 건강보험공단에서 요양급여비용을 인정하며 그 비용은 진료가 이루어진 해당 요양기관에서 청구해야 합니다. 하지만 이 그럼에도 불구하고 의료기관 개설자 및 공동 개설자, 수련 중인 전공의, 공중보건 의사의 경우에는 겸직이 금지됩니다.

5

의사가 환자를 진료하고 돈을 많이 벌면 병원은 이에 대한 성과급을 지급해도 문제가 없을까요?

- 의사의 진료성과에 따른 금전적 인센티브(성과급)제도 논란

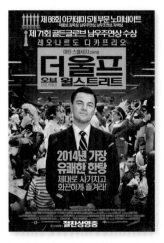
https://www.themoviedb.org/?language=ko-KR

'더 울프 오브 월 스트리트(The Wolf of the Wall street)'란 영화를 아시나요? 1980년에서 1990년대 미국 전역을 떠들썩하게 했던 증권 브로커 조던 벨포트의 자전소설을 바탕으로 2014년 개봉한 영화이며 레오나르도 디카프리오가 주연을 맡았습니다. 영화는 평범한 증권사 인턴사원에서 출발하여 몇 년 안에 수천만 달러를 가진 금융가의 황제로 부상했지만 주가조작으로 파산과 함께 감옥에 갔던 주인공인 벨포트를 통해 미국의 월스트리트가 얼마나 광기와 탐욕이 넘치고 돈을 향한 욕망만이 숨 쉬는 타락한 세상인지를 잘 보여주고 있습니다.

이런 월스트리트의 광기와 탐욕을 가장 잘 보여주는 것이 바로 투자은행입니다. 이들은 예금과 대출의 예대마진으로 수익을 창출하는 일반적인 상업은행과 달리 금융투자를 통해 수익을 내는데, 여기서 근무하는 사람들은 수학과 공학을 총동원해서 파생금융상품을 만들고 이를 통해 수억 원에서 수십억 원의 성과급을 받습니다. 이러한 엄청난 성과급은 이들이 주당 80-100시간을 근무하는 가혹한 근무환경에서도 불평하지 않고 일하게 하는 원동력이 됩니다.

임금이란 사용자가 근로의 대가로 정기적이고 규칙적으로 근로자에게 지급하는 금품을 말합니다. 근로자들에게 임금이란 노동의 대가로 받은 교환물로 기본적으로 생계를 유지하는 수단이며 동시에 자녀교육이나 문화생활 등을 하는 등 사회에 대한 욕구를 충족하기 위한 수단입니다. 또한 임금은 근로자들에게 사회적인 지위를 규정하면서 동시에 근로자들이 일을 하고자 하는 동기를 부여하게 됩니다.

회사에게 근로자 임금은 회사가 생산하는 제품이나 서비스의 원가를 이루는 주요 요소 중의 하나로서 노동시장에서 우수한 인력을 확보하거나 유지하는 결정적인 역할을 합니다. 따라서 회사는 제품의 가격경쟁력을 유지하기 위해서는 근로자들의 임금을 낮게 유지하여야 하지만 우수한 인력을 확보하기 위해서는 경쟁회사들보다 높은 임금을 보장해야 하는 딜레마에 빠지게 됩니다. 사회적으로는 회사가 지급한 임금은 결국 소비와 저축으로 이어져 사회를 구성하게 하는 기반이 됩니다.

그렇다면 이러한 임금은 어떤 기준으로 주는 것이 정당하다고 할 수 있을까요? 혹자는 열심히 일해서 많은 성과를 낸 사람이 많은 임금을 받아야 한다고 주장합니다. 다른 사람은 성과보다는 한 직장에서 오랫동안 근무한 사람이 임금을 더 많이 받아야 한다고 주장합니다. 돈이 많이 필요한 사람이 많이 받아가야 한다고 주장하는 사람도 있습니다.

우리나라의 전통적인 임금체계는 연공서열형 임금체제로서 근로자의 성과에 상관없이 회사에 근무한 연수에 따라 임금이 오르는 구조입니다. 이러한 임금구조는 근로자들에게 안정적인 직장 생활을 보장하여 장기적으로 충성심을 유도하기 때문에 공무원을 비롯한 많은 기업들이 이 제도를 운용하고 있습니다. 하지만 개인의 직무능력이나 업적, 기업의 성과와 상관없이 근속연수에 따라 자동으로 임금이 인상되는 구조는 근속연수에 따른 임금격차를 심화시킬 뿐 아니라 기업의 인건비부담을 가중시키고 경쟁력을 떨어뜨리는 요인이기도 합니다.

또한 기업이 인력에 대한 구조조정을 하는 경우 장기근속자들을 우선적으로 고려하는 이유가 되기도 하고 신기술을 습득하거나 기술개발 등 기업의 핵심 업무에 종사함에도 불구하고 연차가 낮다는 이유로 상대적으로 낮은 임금을 받는 젊은 근로자들이 불만을 가지게 되는 원인이기도 합니다.

직무급 임금체계란 임금의 주된 부분이 직무의 난이도 · 업무 강도 · 책임 정도 · 요구되는 기술 등 직무의 특성에 따라 결정되는 임금체계를 말합니다. 직무급 임금체계에서 임금은 직무에 따라 결정되기 때문에 원칙적으로 같은 직무를 수행하는 근로자는 누구이던 상관없이 동일한 임금을 받게 되기 때문에 직무 변화가 없으면 원칙적으로 임금 조정도 없으며 상위 직무로 이동해야 임금이 인상이 되는 구조로 미국이나 서구에서의 대표적인 임금체계입니다.

직무급 임금체계는 객관화된 직무 특성에 따라 임금이 결정되기 때문에 임금차별의 소지가 적고 미숙련, 여성 등 취약계층에 대한 공정한 대우가 가능하다는 장점이 있는 반면 오랫동안 근무하여 숙련된 기술이나 우수한 능력을 보이더라도 그렇지 않은 사람들과 일괄적으로 같은 임금을 준다는 문제점이 있습니다.

직능급 임금체계란 근로자의 직무능력 또는 숙련 정도에 따라 임금이 결정되는 체계로서 임금도 직무능력이나 숙련의 향상에 따라 변하기 때문에 어느 정도 연공성을 가지지만 직무능력이나 숙련의 향상이 있어야만 임금 인상이 이루어지기 때문에 근속연수에 따라 자동으로 임금이 오르는 연공서열형 임금체계와는 다릅니다.

역할급 임금체계란 우선적으로 역할 등급을 정하고 등급별 임금 구간을 설정한 후에 역할에 대한 이행 정도 및 성과에 따라 임금이 결정되는 체계로써 주로 일본에서 시행되는 제도입니다. 이 제도에서 임금은 성과에 의해 결정되기 때문에 자동적인 임금 인상은 없고 성과가 저조할 경우 감급이 가능합니다.

마지막으로 성과급 임금체계란 연공급, 직무급, 직능급, 역할급 등 다양한 임금체제의 문제점을 보완하고자 성과에 따라 차등을 두어 연봉을 조정하는 방식으로 근로자는 자신이 회사에 수익을 얻게 하면 자신도 보상을 더 받을 수 있기 때문에 수익을 만들어 내려는 강한 동기를 가지게 됩니다.

따라서 현재 많은 기업들이 다양한 형태의 인센티브 또는 성과급 제도를 운영하여 영업이익 목표를 초과 달성을 하였을 때 모든 직원들에게 혹은 부서별 또는 개인별 기여도에 따라 차등적으로 인센티브를 줍니다. 이 외에 업무 개선, 연구, 전략과제 달성 등 질적인 성과에 대하여 인센티브를 주기도 합니다.

성과급제도(인센티브제도)의 분류와 장단점

앞서 말씀드린 바와 같이 성과급제도란 업무성과에 따라 임금을 보상하기 때문에 이를 통해 기업이 수익을 더 올릴 수 있도록 근로자들의 경쟁을 유도하는 방법입니다. 성과급제도에서의 임금은 크게 기본연봉과 성과연봉으로 나눌 수 있습니다.

기본연봉이란 성과와 직접 연계되지 않은 고정된 부분을 말하고 성과연봉이란 성과에 따라 변화되는 가변적인 부분을 말합니다. 성과연봉제가 어떻게 적용되는지에 따라서 개인과 집단 방식으로 나눌 수 있습니다.

개인성과급제도란 기본급 자체도 성과에 따라 차등적으로 인상하여 지급하는 방식과 기본급 자체는 성과급이 아니지만 개인성과에 따라 성과연봉을 차등적으로 보상하는 보너스 차등 지급 방식이 있습니다. 집단 방식은 기업이나 집단수준에서 목표한 경영성과를 달성하면 개인의 기여여부와 상관없이 사전에 약속한 기준에 따라 추가적으로 보상을 지급하는 방식으로 크게 성과배분제와 이익배분제로 나눌 수 있습니다.

성과배분제란 작업 현장의 생산성 증가를 위해 생산성이 올라가거나 원가절감을 이룰 경우 이 이익을 회사와 근로자가 나누어 갖는 제도입니다. 이익배분제란 기업이 일정 수준 이상의 이익을 올릴 때 그 이익의 일부를 근로자들에게 나누어 주는 제도를 말합니다.

이러한 성과급제도에서는 자신이 회사에 수익을 얻게 하면 자신도 성과급을 통해 더 많은 보상을 받을 수 있기 때문에 근로자들이 일을 더 열심히 하려는 강한 동기를 가지게 됩니다. 또한, 근로자가 일해 만들어낸 잉여가치를 고용주와 근로자가 나누기 때문에 경제 정의라는 측면에서 바람직한 면이 있으나 근로자끼리 과도한 경쟁을 일으키기 때문에 부작용도 있습니다.

병원에서의 의사에 대한 진료성과급제도(인센티브제도)에 대한 논란

의료법인은 비영리법인으로 공익성이 강조되고 영리를 추구하는 것은 엄격히 금지되고 있습니다. 그렇다면 일반적인 사기업들이 이익을 극대화하기 위해서 사용하는 방법인 성과급제도를 병원에서 적용하는 것은 어떨까요? 이미 많은 병원에서 의사들에 대하여 정해진 월급과 함께 진료실적 또는 매출에 따라 추가적으로 성과급을 주는 진료성과급제도(소위 인센티브제도)를 운영하고 있습니다.

의료기관은 일반 사기업과 달리 영리를 추구해서는 안 되는 비영리법인이기 때문에 성과급제도와 같이 이익을 최대화하기 위한 방법을 의사들에게 적용해서는 안 된다고 주장하는 사람들도 있지만 병원도 일종의 기업인 만큼 효율적인 경영을 위해 어쩔 수 없이 성과급제도가 필요하다는 주장도 있습니다. 여기서는 의료진들에게 시행되고 있는 진료성과급제도에 대한 논란에 대하여 이야기해 보도록 하겠습니다.

병원에서 의사들에게 진료성과급제도가 필요하다는 입장 [106]

첫째, 성과급제도는 성과와 보상을 직접 연계함으로써 열심히 일한 의료진들에게 더 많은 경제적인 보상을 통해 생산성을 향상시킬 수 있다는 것입니다. 개인은 각자의 이익을 극대화하기 위해 행동하는 합리적인 존재로서 각 개인이 특정한 일에 얼마나 노력을 기울일지는 그 일이 유인하는 경제적 보상의 크기에 달려있음에도 불구하고 한번 월급이 정해지고 나면 특별한 일이 없는 한 급료가 고정되어 있는 연공서열형 또는 직무급 임금체계에서는 의사들이 열심히 일할 동기를 잃고 나태해질 수 있다는 것입니다.

의사에 대한 진료성과급제도는 병원의 구성원인 의사들이 더 많은 환자들을 진료하도록 진료 의욕을 고취시켜 좀 더 열심히 업무를 수행하게 할 것입니다. 만약 많이 높은 진료성과를 달성하였음에도 불구하고 그렇지 않은 사람들과 똑같은 보상을 받으면 그 의사는 업무 성취에 대한 만족감을 느끼지 못해 결국 생산성이 줄어들 것입니다.

---

106) 김재현. 의사 개인별 성과급제도의 명암과 제언. 대한병원협회지 2010, p89~107.

이러한 진료성과급제도는 의료진의 진료 의욕을 고취시켜 병원의 복지부동 조직문화를 좀 더 활동적으로 변화시킴과 동시에 병원의 재정적인 성과를 좋게 하여 병원의 경쟁력을 높일 수 있습니다.

또한 이렇게 얻은 병원의 초과 이득을 근로자들의 처우를 개선하고 병원 시설 및 의료기기에 재투자하는 등 올바르게 사용한다면 크게 문제되지 않을 것이라는 것입니다.

둘째, 병원들은 능력과 실력이 있는 의사들을 구하기 위해 많은 노력을 합니다. 하지만 연공서열형 임금체계만 가진 병원은 우수하고 능력이 있는 의사를 구하기도 어렵고, 어렵게 구한 실력이 있는 의사들 지속적으로 유지하는 것도 매우 어렵습니다.

성과급제도와 같이 차별화된 보상만이 유능한 의사들을 확보하기 쉽고 유지하기도 쉽습니다. 또한 성과급제도는 업무능력이 떨어지는 의사들은 상대적인 빈곤감으로 인하여 병원에 안주할 수 없게 만들기도 합니다.

마지막으로 일반적인 영리기업과 다른 비영리조직인 병원에서도 성과급제가 도입된 것은 현재의 건강보험 수가로는 병원을 유지하기 어렵다는 것을 반증하는 것이기도 합니다. 즉, 의료기관 간에 경쟁이 심해지면서 비영리기관인 병원에서도 비용을 절감하거나 생산성을 향상시키는 등 생산성과 경영 효율성을 극대화하지 않으면 살아남을 수 없다는 위기의식이 나타났기 때문이기도 합니다.

병원에서 의사들에게 진료성과급제도가 `필요없다는 입장`

첫째, 병원에서 의사들에게 진료에 대한 성과급제도를 운용하면 과잉진료를 유발하여 병원의 질이 떨어질 수 있습니다. 즉, 의료영역은 전문적인 지식을 가진 의사가 독점적인 지위를 이용해서 환자를 대신해서 의료서비스의 종류와 양을 결정하기 때문에 공급자인 의사들이 필요하지 않은 검사나 치료를 극대화하는 방식으로 수요를 인위로 조정하여 경제적인 이익을 추구할 수 있기 때문입니다.

또한 현재 우리나라는 진료비 지급 방식으로 각각의 의료행위에 대한 비용이 지불되는 행위별 수가제를 채택하고 있는데 이러한 제도 하에서는 과잉진료로의 유인동기가 매우 강하게 작동하여 환자의 방문횟수를 늘리거나 불필요한 의학적 검사나 서비스를 유도하는 방식으로 진료비를 높일 수 있습니다.

둘째, 성과급제도는 의사들 간의 소득격차를 일으켜 의사 간 팀워크와 협동 형성을 막고 갈등으로 이어질 수 있습니다. 특히 성과급제도가 제로섬(zero-sum)이나 마이너스-섬(minus-sum)제도로 운용되는 경우 소수의 동기유발을 위해 다수가 희생되는 비극이 일어날 수도 있습니다.

셋째, 현재 대다수 병원의 진료성과급제도는 의사들의 처방이나 시술, 수술 등 각 의사의 총매출액을 기반으로 성과급을 지급하고 있습니다. 하지만 의사가 환자들을 얼마나 효과적으로 진료하였는지,

환자들에게 어떤 평가를 받는지와 같이 병원의 질과 밀접한 관련이 있는 지수들은 측정하거나 개량하기 어렵다는 이유로 성과급 평가기준에 포함되지 않는 경우가 많습니다. 이러한 성과급 평가기준은 의사들이 환자들의 생존율이나 완치율을 높이기 위해 노력하기보다는 검사나 시술 숫자에만 골몰하게 만들 수 있습니다.

넷째, 현재 병원의 성과급제도는 장기적이고 조직적인 차원의 성과보다는 개인별 성과에 집중하게 만들고, 위험하지만 도전적인 과제나 목표보다는 달성하기 쉬운 단기과제에 매달리게 합니다. 특히 진료매출만을 가지고 성과급정도를 평가한다면 조직구성원들은 눈앞의 재정적인 성과만을 추구하고 환자를 돌보는 일 자체에 대한 보람을 등한시하게 되어 오히려 우수한 인재들이 이탈하는 부작용을 초래할 수도 있습니다.

다섯째, 평가자는 성과급제도의 성과급 평가기준을 통해 구성원들을 쉽게 통제할 수 있게 됩니다. 이러한 환경은 평가자인 병원 경영진이 의사들에게 환자의 이익보다는 병원의 경제적 이익을 우선하는 행동이나 태도를 보이게 만들거나, 자신에게 불만을 가진 세력을 제압하는 수단으로 이용할 수도 있습니다.

여섯째, 이러한 진료성과제도는 비교적 수가가 높게 책정된 진료나 시술에 해당하는 진료영역은 매우 성행하게 하고 국민의 건강을 위하여 필요하지만 노력에 비하여 건당 진료비가 적은 진료나 시술은 소외시켜 버리게 됩니다. 이러한 진료성과제도 아래에서는 의사들이 매우 비싼 신의료기기나 기술의 사용에 있어서 환자의 이익이 되는 선택을 하기보다는 병원의 수입 증대를 우선적으로 고려할 수도 있습니다.

이런 문제점으로 인해 선진국의 경우 성과급을 목적으로 과잉진료를 하는 경우 병원에서 퇴출당할 수 있다는 서약을 하거나 프랑스의 경우 의사에게 성과급을 주는 것을 아예 법으로 금지하는 등 성과급에 대한 감시체계나 제어장치를 가지고 있지만 우리나라에는 이런 감시체계나 제어장치를 가지고 있지 않습니다. 몇몇 병원의 경우 의료진 간의 진료실적으로 공개하여 의사 간의 경쟁을 유발시키고 무언의 압박이나 부담을 주기도 합니다.

성과급 효과에 대한 연구

이전 연구들[107]을 보면 성과급제는 직원들의 태도를 개선하고 생산성을 향상시키는 등 조직성과를 증대하는데 긍정적인 영향을 미치는 것으로 보입니다. 직원들을 대상으로 한 연구에서 성과급제는 직원들 간의 업무협력이 증대되었고 커뮤니케이션도 개선되었고, 참여가 증대되었습니다. 다른 연구에서 성과급제는 작업태도를 개선시키

---

107) 하혜수, 정광호. 성과중심 보수제의 효과분석: 국내 11개 공공기관의 성과급을 중심으로. 행정논총 제52권, 2014, p145-77.

고, 작업을 효과적으로 수행하도록 하며, 기업의 분위기를 개선하고 기업에 대한 충성도를 강화시키는 것으로 나타났습니다.

또 다른 연구에서 성과급제도는 직원들의 사기를 진작시키고 협력을 증대시키며 비용을 절감하는데 효과적인 것으로 나타났습니다. 물론 성과급제가 장점만 있는 것은 아닙니다. 성과급을 받지 못한 직원들의 경우 불만과 사기 저하가 나타났고 성과급과 같은 경쟁문화로 인하여 상하 간 혹은 동료 간 불신을 초래하여 부서 내에서 결속력을 저하하여 결국 조직의 안정성을 해치기도 하였습니다.

병원도 마찬가지입니다. 의사에 대한 성과급제도는 의료 품질을 전반적으로 향상시켰습니다. 예를 들어 미국에서 의사에게 기존의 진료에 대한 인센티브에 50% 정도 더 높은 인센티브(평균 3,355불)를 준 군과 그렇지 않은 군으로 나누어 1년간 비교하였더니 더 높은 인센브를 준 군이 만성질환 치료에서 근거중심의학(여러 임상연구나 근거에 따라 치료하는 것)에 따라 치료하는 비율이 증가하였습니다.[108]

미국에서 고혈압 조절 정도에 따라 인센티브를 받는 군과 그렇지 않은 군으로 나누어 비교하였더니 인센티브를 받은 의사들의 고혈압 조절률이나 표준진료지침에 따르는 비율이 더 높았습니다.[109] 주의

108) Navathe AS et al. Effect of financial bonus size, loss aversion, and increased social pressure on physician pay-for-performance. JAMA Netw Open 2019;2:e187950.

109) Peterson LA et al. Effects of individual physician-level and practice-level financial incentives on hypertension care. JAMA 2013;310:1042-1050.

해야 할 것은 이런 외국의 연구들은 진료의 질에 따른 인센티브이지 진료 매출 정도에 따른 인센티브가 아니라는 것입니다. 물론 부정적인 연구결과도 있습니다. 미국 메사추세스주에서 성과급을 받은 의사들과 그렇지 않은 의사들의 치료실적을 비교한 결과 차이가 없었습니다.[110]

우리나라에서 의사들의 성과급제도에 대한 연구는 거의 없지만 최근 신문에 보고된 내용에 따르면

서울대학교병원의 경우 의사성과급제가 도입된 2014년 환자 수는 전년도와 비교하여 1.1% 줄었지만 1인당 의료매출은 6.4% 증가하였고(2013년 증가율 2.5%), 외래 부문 역시 환자 수는 1.9% 증가하였지만 1인당 의료매출은 4.8%(2013년 1.7%) 증가하였다고 합니다.[111]

외국의 인센티브제도

미국은 민간보험회사 주도로 예방이나 교육 활동, 환자 만족, 치료성적 등 일정한 진료 목표를 정해 놓고 일정한 목표에 도달한 의사에게 인센티브를 제공하는 pay-for-performance(P4P) 제도를 시행하고

---

110) Ryan AM, Blustein J. The effect of the MassHealth hospital pay-for-performance program on quality. Health Serv Res 2011;46:712-728.
111) 국립대병원 '의사성과급제'는 성과연봉제'의 다른 이름? 쿠키뉴스. 2017.6.2.

있습니다. 예를 들면 당뇨병 환자의 흡연율을 낮추는 것을 최종 목표로 정하고 의사가 흡연력을 청취하거나 금연을 권유한 경우에 가산점을 주는 방식입니다. 이와 함께 일부 프로그램의 경우 일정액 이상의 진료비를 청구하는 의사는 불이익을 주는 경우도 있다고 합니다.[112]

미국의 인센티브 지급기준은 진료수입(72%), 비용 절감(37%), 환자 만족(34%), 진료의 질(23%), 진료 효율성(23%) 등으로 세분화되어 있다고 합니다.[113]

영국은 1997년까지 일반의를 대상으로 매년 소요되는 의약품 예산을 지시 예산으로 정해 예산을 준수하면 절감액의 20-50% 정도의 인센티브를 받는 지시처방제도(indicative prescribing scheme, IPS)제도를 운용하였습니다. 하지만 1997년부터 전반적인 처방인센티브(prescribing incentive scheme, PIS)로 전환하면서 질 개념을 도입하여 단순한 재정 절감뿐 아니라 복제약 처방 비율, 처방지침 준수, 반복 처방 관리 등 지표를 두고 이에 따라 인센티브를 지불한다고 합니다.[114] 위의 사례는 모두 1차 병원, 즉 의원급에 해당합니다. 병원급의 인센티브는 우리나라와 유사한 것 같습니다.

한 신문에 따르면 독일은 병원급에 근무하는 의사들은 환자들을

---

112) 정유석, 박석건. 국내 의료계에서 시행 중인 금전적 인센티브제도의 윤리적 쟁점들. 한국의료윤리학회지 제18권, 2015, p190-199.
113) 병원 성과급제도입 확산 추세. 의학신문. 2003.12.27.
114) 김동숙. 외국의 처방인센티브제도와 시사점. HIRA_정책동향 6권, 2012, p48-59.

많이 입원시키고 빨리 퇴원시킬수록 진료성과급을 많이 받는다고 합니다.[115)

인도에서는 한 일반의가 심장내과 전문의에게 환자를 전원하여 관상동맥 스텐트 시술을 받으면 환자를 보낸 일반의에게 500-650달러 정도의 불법적인 리베이트를 건네는 등 민간병원에 근무하는 전문의들이 경영진이 정한 진료 목표를 달성하기 위해 과다한 검사와 불필요한 시술을 하고 있다고 한 유명저널에 폭로하였고 이로 인해 많은 사회적인 파장이 있었습니다.[116)

정리

국내의 병의원에서 근무하고 있는 의사들에게 금전적인 인센티브 제도가 도입된 것은 꽤 오래되었습니다. 개인 병의원의 경우 기본 급여에 더하여 진료실적에 따른 인센티브제도가 보편화되어 있습니다. 병원의 경우도 사정은 다르지 않습니다. 1995년 성과급제를 도입한 병원은 전체의 25%에 불과하였지만 2011년 한 연구보고서[117)에서

115) German hospitals' 'carrying out unnecessary operations'. Deutsche Welle(DW). 2017.11.8.
116) Gadre A. India's private healthcare sector treats patients as revenue generators. BMJ 2015;350:h826.
117) 문영전 등. 병원의 성과급제 운영실태 및 활성화 전략. 보건의료산업학회지 제5권 제1호. 2011. p31-44.

우리나라 123개 병원을 조사한 결과 공공병원의 94.4%, 민간병원의 70%가 의사에 대한 성과급을 운영하는 등 의료계의 보편적인 임금 지급 방식이 되고 있습니다.

대학병원이라고 예외는 아닙니다. 위 보고서에 따르면 대학병원의 85%가 진료인센티브제도를 시행하고 있으며 이는 사립대학병원뿐 아니라 국립대학병원에서도 진료실적에 따른 인센티브를 시행하고 있습니다. 예를 들어 앞서 말씀드린 서울대학교병원은 물론이고 나머지 국립대병원들도 각기 다르지만 거의 유사한 의사에 대한 진료 성과급제를 운영하고 있습니다.

국가유공자를 대상으로 진료하고 있는 보훈병원도 2016년 성과연봉제가 도입되었습니다. 이런 배경에는 공공기관의 고비용 저효율을 극복하고자 하는 정부의 노력도 한몫했습니다.

의사는 의업을 한다는 자체로 인하여 사회적인 인정과 존경을 받는 업무이기 때문에 많은 의사들이 의료를 행하는 그 자체만으로도 많은 즐거움과 보람을 느끼고 있습니다. 하지만 일한 대가인 경제적인 보상이 너무 형편이 없다면 일하고자 하는 사람은 거의 없을 것입니다. 하지만 현재 병원에서 시행되고 있는 의사에 대한 성과급제도는 의술을 행하는 자체로서의 긍정적인 동기를 희석시킬 우려가 있는 것도 사실입니다.

미국 하버드대학 에드몬슨(Amy C. Edmondson) 교수는 의사의 조직기여도를 높이기 위한 인센티브의 효과를 묻는 우리나라 기자들의 질문에 '의사들은 보다 많은 인센티브를 받기 위하여 많은 환자를 보려 할 것이기 때문에 단기간의 경영실적 호전이라는 반짝 효과를 기대할 수 있지만 장기적으로는 의료의 질 저하를 일으키는 역효과가 날 것이기 때문에 바람직하지 않다'고 하였습니다. 또한 '의사들은 보수적이고 변화에 둔감한 특성을 가지기 때문에 이들을 변화시키기 위해서는 환자를 많이 보도록 독려하는 것이 아니라 모든 환자들에게 최선을 다할 수 있는 마음가짐을 심어주도록 의사들에 대한 인식개선 교육을 통해 직업적 만족감을 느낄 수 있도록 해야 한다'고 하였습니다.[118]

물론 대다수의 병원들이 낮은 건강보험수가와 더욱 치열해지는 경쟁 환경에서 책에서 배운 원칙적인 진료를 하는 의사보다는 단기간 수익을 빠르게 많이 창출해 내는 의사들을 선호하고 이를 촉진하기 위하여 진료성과급제도를 주요 수단으로 사용하고 있는 것도 사실입니다. 특히 진료의 질을 평가하지 않고 단지 진료비 총액을 근거로 하는 현재의 진료성과급 제도는 문제가 있어 보입니다.

물론 진료비 총액의 경우 객관적이고 데이터를 얻고 다른 의사들과 비교하기 쉬운 반면 진료의 질 평가는 주관적이면서 구하기도

---

118) "의사에게 인센티브제공은 극약처방" 코메디닷컴. 2007.6.13.

매우 어렵거니와 다른 의사들과 비교하기 어렵기 때문에 실제도 병원 경영에 사용하기 어렵다는 문제가 있습니다. 어떻게 해야 의사가 책에 배운 바대로 의술을 행하면서도 동시에 병원들도 긍정적인 경영 성과를 얻을 수 있을까요? 우리 사회가 고민해야 할 문제라고 여겨집니다.

논란
의료

03

기타 여러 논란

의사/한의사/치과의사와 같은 의료전문직은 국가에서 시행하는 일정한 교육과 시험을 통과하여야 될 수 있는데 그렇다면 이들의 의료행위 범위가 어디까지인가에 대한 논란이 되고 있습니다. 또한 수술실에서 많은 의료사고들이 보고되고 있지만 수술실의 밀폐성으로 인하여 그 원인을 찾는 데 어려움을 겪고 있습니다. 이에 대한 해결방안으로 수술실 CCTV 설치를 의무화하자는 의견이 나오고 있지만 CCTV 설치가 과연 문제를 해결하는 데 도움이 될 것인가와 함께 프라이버시 침해라는 논란은 사그라지지 않고 있습니다. 최근에 우리나라의 HIV에 감염된 사람의 숫자가 점차적으로 증가하고 있고 이 중에는 HIV에 감염된 의료인이 있을 개연성이 높습니다. 그렇다면 HIV에 감염된 의료인에게 어느 정도까지의 의료행위를 허용해야 할지와 주치의가 HIV에 감염되었음을 환자들에게 알려야 할지에 대하여도 생각해 볼 필요가 있습니다.

성범죄자들에 대하여 약물을 주입하여 재발을 억제시킨다는 성충동 약물치료가 현재 시행되고 있지만 이 약물치료의 효과와 방식에 대하여 논란이 되고 있습니다. 마지막으로 비록 최근 헌법재판소에서 낙태가 헌법에 위배된다는 판결을 받았지만 낙태에 대한 논란은 현재 진행형이라고 할 수 있습니다. 특히 산전 검사에서 다운증후군과 같은 선천성 장애를 발견하였을 때 낙태를 허용할지에 대하여 논란이 되고 있습니다. 여기서는 현재 사회에서 논란이 되고 있는 여러 다른 문제들에 대하여 여행을 떠나보도록 하겠습니다.

99

1 의사/한의사/치과의사의 의료행위의 범위와 한계는 어디까지 일까요?

- 의사/한의사/치과의사의 의료행위의 범위와 한계에 대한 논란

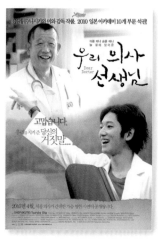

http://www.cine21.com/movie/info/?movie_id=27292

2010년 개봉한 '우리 의사 선생님(일본어 제목: 디어 닥터)'이란 일본 영화를 아시나요? 이 영화는 도쿄의 큰 종합병원 인턴인 소마 케이스케가 시골마을 진료소(우리나라의 보건지소에 해당)에 두 달 파견을 하면서 시작됩니다. 이 진료소에는 이노 오사무라는 일반의 선생님이 진료를 하고 있었습니다. 이노 선생님은 남녀노소

를 가리지 않고 열정을 다해서 환자들을 치료하고 보살펴 주는 따뜻한 인품과 함께 어려운 외과 수술도 혼자서 할 정도로 실력도 갖추고 있어 마을 사람들이 무척 따르고 존경하는 의사선생님이었습니다. 그러던 어느 날 이노 선생님이 갑자기 사라졌고 마을 사람들은 경찰에게 찾아달라고 부탁하였습니다. 하지만 경찰 조사 결과 이노 선생님은 위조된 면허증을 가진 가짜 의사였습니다.

이 영화는 시골마을에서 벌어진 소동을 통해 의사의 본질이 과연 무엇인지를 묻고 있다고 할 수 있습니다. 사람들은 배가 아프면 내과에 가서 위 내시경도 하고 복부 초음파를 해서 복부 통증의 원인이 되는 질환을 확인하고 약을 받아옵니다. 어깨가 아파 한의원에 가서 침을 맞는 것도 이상하지 않습니다. 하지만 최근 의료시장에서의 경쟁이 점점 더 치열해짐에 따라 의료전문직들은 기존의 자신의 영역을 벗어나 다른 영역으로 확장하고 있어 의료전문직 사이에 다툼의 원인이 되고 있습니다.

이러한 영역 확장은 의료기기 사용부터 검사 및 의료행위까지 거의 모든 범위에서 발생하고 있습니다. 예를 들어 한의사가 안압측정기로 안압을 측정하고 골밀도촬영기를 이용해 골밀도를 측정하거나, 의사가 허리에 침을 놓거나, 치과의사가 보톡스를 놔주는 것 등입니다. 이런 일이 발생하면 해당 행위를 한 의료인은 불법적인 의료행위를 하였다는 이유로 처벌을 받습니다.

곰곰이 생각해 보면 뭔가 이상합니다. 우리들이 좋아하는 치킨집에서 피자를 팔아도 전혀 문제가 되지 않습니다. 약국에서 화장품을 팔아도 전혀 문제가 되지 않습니다. 양식당에서 한식퓨전음식을 팔아도 문제가 되지 않습니다. 하지만 의사/한의사/치과의사들은 왜 자신들의 영역을 규정하고 다른 범위를 넘어서는 것을 막고 있을까요? 이에 대한 근거는 무엇일까요? 이는 바로 '면허'라는 제도 때문입니다.

면허제도는 의사/한의사/치과의사들만이 합법적으로 특정 영역에서 진료와 치료를 할 수 있게 하는 제도입니다. 하지만 특정 대학을 입학해서 특정 교육을 받고 특정 시험을 통과해야만 의료인이 될 수 있는 현재의 면허제도는 필연적으로 독과점을 유발하기 때문에 자본주의경제의 핵심인 자유경쟁시장주의에 어긋납니다.

그렇다면 의료영역에서 자본주의 원칙에 어긋남에도 불구하고 면허제도를 유지하고 있는 이유는 무엇일까요? 또한 특정 의료전문직이 다른 전문직에 해당하는 의료행위나 기기 사용을 자신의 면허 범위를 벗어난다는 이유만으로 막아야 하나요? 그 범위는 어떻게 될까요? 자신이 사용하는 의료기기나 의료행위에 대하여 충분한 교육을 받고 만약 잘못되었을 경우 이에 대한 법적인 책임을 지울 수 있더라도 기기사용이나 의료행위를 금지해야 할까요? 여기서는 의료영역에서 면허제도가 잘 발달된 이유와 함께 의료전문직의 의료기기 사용 및 의료행위의 범위와 한계에 대한 논란에 대하여 이야기하도록 하겠습니다.

면허제도란

의사면허제도가 시행한 것은 불과 200년 전입니다. 서양도 19세기 이전에는 의료행위에 대한 자격규정이 없었기 때문에 누구나 의료행위를 할 수 있었습니다. 따라서 의사, 약사, 약초 치료자, 동종요법사 등 다양한 유사 직종이 여러 의료행위를 하고 있었습니다. 하지만 이런 상태에 불만을 품은 의사들이 여러 차례 국가에 의료행위에 대한 자격규정을 요구한 결과 1858년 영국의회에서 최초로 의료법이 제정되어 의사들이 의료 분야에 있어서 독점적인 권리를 획득할 수 있었다고 합니다.[119]

프랑스도 프랑스 혁명 이전에는 국가가 의료영역에 대한 독점권을 부여하는 면허제도가 없었고, 단지 지역적인 제한이 있어 지방 의과대학 출신자들은 파리에 개업할 수 없었다고 합니다. 프랑스혁명 이후 부실한 다수의 의과대학이 폐쇄되고 1803년 의료인의 자격을 규정한 법률이 반포되었지만 불법 의료행위에 대한 제제조치가 없어 실제로 의사의 독점권을 완전히 보장해주지는 않았습니다. 그러다가

---

119) 여인석 등. 한국 의사면허제도의 정착과정. 의사학 2002, 137–53.

1892년 슈방디에 법령을 통해 의사들에게 의료에 대한 독점권을 완전히 보장해 주었습니다.

미국의 경우도 18세기 후반까지 정규 의학교육이 존재하지 않고 사설 강습소에서 도제교육에 의해 이루어졌습니다. 18세기 말에서 19세기 초에 몇몇 의학교들이 생겨났고 이후 많은 의과대학이 생겨났지만 19세기 초중반까지도 진료능력은 도제교육을 통해 습득하였습니다. 그러다 19세기 중후반을 지나면서 의과대학에서의 교육이 점차 보편화되면서 의사들이 전문화되고 진료도 표준화되었습니다. 이후 1900년까지 48개 주에서 의사면허법을 제정하였고 1910년까지 44개 주에서 필기시험을 통해 의사면허를 부여하였습니다.

이는 동양도 마찬가지입니다. 중국에서도 의학교는 존재하지 않았고 약간의 의학지식과 경험만 있으면 의사로 활동할 수 있었습니다.

우리나라도 사정이 다르지 않습니다. 조선시대에는 의과고시라는 시험이 있었지만 이는 국가에서 필요로 하는 고급 의료 인력을 선발하기 위한 방편일 뿐이었고 전문적으로 의학을 가르치는 학교가 없었기 때문에 특정 의원에서 오랫동안 견습생으로 의료행위를 배우거나 가문의 비법만 있으면 의료행위를 할 수 있었습니다.

한국의 근대적인 서양의학교육은 1899년 의학교 규칙이 반포되어 의학교 졸업자에 대하여만 의술개업면허장을 수여한다고 공포하고 대한제국 정부가 3년제 관립의학교를 세우고 나서부터입니다.

1900년에는 의사규칙을 통해 의사를 정의하고 의사면허를 가지지 않고 의료행위를 하였을 경우 처벌 규정을 두어 의료에 있어서 전통적인 도제문화는 종말을 고하고 현대식 의과대학제도가 도입되었습니다.[120, 121]

우리나라에서 의사/한의사/치과의사가 되기 위해서는 우선 의과대학 · 한의과대학 · 치과대학 입학시험에 합격해야 하고, 합격한 다음 6년 동안 공부하여 면허시험을 통과해야 합니다. 전문의가 되기 위해서는 종합병원이나 대학병원에서 인턴, 전공의 등 4-5년의 수련기간을 거쳐야 전문의가 될 수 있습니다. 이러한 의료면허는 해당 국가에 한정되기 때문에 우리나라 전문의가 미국에서 환자를 진료 또는 의료행위를 하거나 마찬가지로 미국 의사면허만을 가지고 우리나라에서 환자를 진료 또는 의료행위를 하는 경우에는 무면허 의료행위

---

120) 서양에서는 르네상스 시기에 의과대학이 처음으로 개설되었고 이후 고급 의료인력은 주로 대학을 통해 배출되었습니다. 이들은 의료계의 상층부를 이루고 동질적인 정체성을 유지해왔기 때문에 19세기에 이르러 전문집단으로서 자신의 권리를 주장해 온 반면 우리나라 조선시대에 의료인들은 일정한 교육과정이 없어 같은 의료인이라고 하더라도 다른 배경으로 교육을 받았고 각자의 방식으로 활동했기 때문에 이질적인 집단으로 남아 있었으며 사회적으로도 중인에 속했습니다. 또한 당시 의료인은 현재로 말하자면 한의사들입니다. 하지만 당시 한의사들의 교육이나 이론들은 당시 세계를 주도하던 서양의 의술과 달랐기 때문에 무시당하였고, 이런 상황은 의사면허제도 시행과 관련하여 일정한 목소리를 낼 수 없었기 때문에 결과적으로 국가에 의한 일방적인 면허제도가 시행된 것으로 보입니다.
121) 1913년 일제는 의사규칙과 의생규칙을 제정하여 서양의학에 종사하는 양의사를 의사, 한의사를 의생으로 구분하였습니다. 의생규칙에 따르면 의생은 20세 이상으로 의업에 종사한 자와 3년이상 한의학을 배운 자에 한하여 한시적으로 면허 신청을 할 수 있게 하였습니다. 이후에 1951년 국민의료법이 제정되고 나서야 공식적으로 한의사제도가 확립되었고 이후 한의과대학이 설립되었습니다.

로 형사처벌을 받게 됩니다.[122] 또한 의사/치과의사/한의사가 아니면 내가 아무리 돈이 많다고 하더라도 의원이나 병원을 만들 수도 없습니다.

이렇게 의료자격과 함께 의료기관을 개설할 자격을 제한하는 것은 자본주의의 핵심인 자유경쟁시장주의에 어긋납니다. 또한 필연적으로 의사/한의사/치과의사들에 의한 의료 독과점을 일으켜 의료비용이 증가하고 지역 간의 의료공급의 격차가 나타나는 등 여러 부작용이 나타났습니다. 또한 의료면허는 없지만 특정한 의료행위에 오랫동안 종사해왔거나 보조를 했던 사람들 중에서는 신참 의사보다 더 좋은 기술을 가지는 사람이 있음에도 불구하고 의료행위를 하는 것을 금지되는 상황이 발생하기도 하였습니다.

이런 여러 문제점이 있는데도 불구하고 선진국과 우리나라에서 의료 분야에 면허제도를 도입한 이유는 무엇일까요? 바로 국민의 건강과 복지를 위해서입니다.

의사가 아닌 사람이 수술을 하거나 약을 사용한다고 생각해 보면 쉽게 이해가 됩니다. 물론 임상경험이 풍부하고 좋은 의료기술이 있지만 면허가 없어 직접 환자의 진료나 치료를 하지 못한 사람들의 경

---

122) 예외적으로 국내의 의사 예비시험에 합격하거나, 외국과의 교육 또는 기술협력에 따른 교환교수, 교육연구 사업, 국제의료봉사단의 의료봉사 업무의 경우 예외적으로 외국 의사면허를 가지고도 국내에서 의료행위를 할 수 있지만 우선 보건복지부 장관의 승인을 받아야 합니다(의료법 시행규칙 제18조).

우 의사보다 낮은 비용으로 진료나 치료를 하는 순작용도 있을 수 있습니다. 하지만 전혀 임상경험이 없는 사람들도 의업을 하겠다고 뛰어 들게 되면 세상에는 돌팔이 의사와 만병통치약이 넘쳐날 것이고 이로 인해 많은 환자들이 금전 및 신체적인 피해를 볼 것입니다.

대법원[123] 은 '의료행위를 의사에게만 독점적으로 허용하고 일반인이 이를 하지 못하게 금지한 것은 의사가 아닌 사람이 의료행위를 함으로써 생길 수 있는 사람의 생명과 신체 및 일반 공중위생상의 위험을 방지하고자 함에 있다'고 하면서 '의료시장에서 면허를 통해 의료행위를 제한하는 것은 문제가 되지 않는다'고 하였습니다.

물론 우리사회는 이러한 면허제도의 독과점적 문제를 최소화하기 위하여 면허를 가진 사람들에게 적절한 의료행위를 할 수 있는 능력을 유지하기 위한 보수교육을 지속적으로 받아야 하고, 그 사람이 가진 의료기술능력 정도에 상관없이 범죄와 관련되어 있거나 의료인으로서 품격에 문제가 있을 경우 의료면허를 정지하거나 취소할 수 있고, 정당한 사유가 없이는 환자의 진료를 거부할 수 없다는 등 여러 의무와 책임을 부과하고 있습니다.[124]

---

123) 대법원 1974.2.26. 74도1114.
124) 정규원. 의사의 의료행위와 한의사의 한방의료행위의 범위와 한계. 의료법학 제19호, 2018, p3~24.

의료행위와 무면허 의료행위

이러한 독점적인 면허제도를 운용하다 보면 여러 문제들이 발생하는데 이 중에서 가장 대표적인 것이 바로 '무면허 의료행위'입니다. 무면허 의료행위란 '면허가 없는 사람이 의료행위를 하는 것'이라면 쉽게 이해됩니다. 문제는 이뿐만이 아닙니다. 의료인이 면허된 의료행위 이외의 의료행위를 하는 것도 무면허 의료행위가 됩니다. 하지만 의사/한의사/치과의사의 면허증에 어디서부터 어디까지 의료행위를 할 수 있는지 나와 있지 않고 현재의 의료법에서도 각 의료인의 의료행위 범위를 구체적으로 규정하고 있지 않습니다. 단지 의사는 의료와 보건지도를 임무로 하고, 치과의사는 치과의료와 구강보건지도를 하고, 한의사는 한방의료와 한방보건지도를 임무로 한다고 두리뭉실하게 적혀있을 뿐입니다.

대법원도 의료행위의 개념을 지속적으로 변경해 왔습니다. 처음에는 의사의 의료행위를 단순히 '질병의 예방 또는 치료행위'로 정의하였지만,[125] 최근에는 '질병의 예방과 치료행위뿐 아니라 의학적 전문지식이 있는 의료인이 행하지 아니하면 사람의 생명·신체·공중위생에 위해를 발생시킬 우려가 있는 행위를 포함한다'고 정의하면서 점차적으로 그 폭이 넓어지고 있습니다.[126]

---

125) 대법원 1972.3.28. 72도243
126) 대법원 1994.5.19. 93도2544

이렇게 무면허 의료행위가 정확히 정해지지 않다 보니 서로 겹치는 영역에서 각 의료인들 간에 영역 다툼이 벌어지게 됩니다. 이전에는 면허에서 허가된 의료행위의 범위를 각 분야의 의료인이 전통적으로 행하던 것으로 정의하였고 이에 해당되지 않으면 무면허 의료행위로 판단하였습니다. 예를 들어 의사가 발치나 스케일링을 하면 무면허 의료행위가 됩니다. 마찬가지로 한의사가 맹장수술을 하면 무면허 의료행위가 되는 것입니다. 하지만 의료과학기술의 급속한 발달은 전통적인 의료영역에서 보면 경계를 짓기 매우 모호한 많은 진단기기와 치료기기를 만들었고 이로 인하여 무면허 의료행위를 판단하는 기준이 모호해지고 있습니다.

치과의사가 얼굴 안면 주름을 개선하기 위해 얼굴에 보톡스를 주사하는 것은 면허에서 허가된 의료행위일까요? 한의사가 진단 목적으로 복부 초음파를 사용하거나 안압측정기를 사용한다면 이는 면허에서 허가된 의료행위일까요? 의사가 어깨 저림과 같은 통증을 호소하는 환자들에게 침을 이용한 근육내 자극치료(intramural stimulation, IMS)를 시행하는 것은 면허에서 허가된 의료행위일까요?

의료전문직들의 면허에서 허가된 의료행위

앞서 말씀드린 바와 같이 의료법에서는 의사의 의료행위의 범위나 한계에 대해서 명확히 규정하고 있지는 않지만 현재까지의 지식을 종합하면 다음과 같습니다. 의사의 의료행위란 '사람들의 건강증진 및 생명보호를 목적으로 인체에 대한 위험을 가지고 있지만 의학적 및 과학적으로 타당하고 검증된 의학지식과 기술로서 윤리적/법적/사회적 고려를 통해 사회적으로 수용이 될 수 있는 의료행위'를 의사의 적법한 의료행위의 범위라고 할 수 있습니다. 상당히 포괄적이고 애매합니다. 그럴 수밖에 없습니다. 의사의 의료행위의 범위가 가장 넓기 때문입니다. 다르게 말하면 치과의사나 한의사의 의료영역을 제외한 나머지라고 할 수 있습니다. 하지만 오랫동안 민간에서 또는 특정 집단에서 행하여져 온 의료행위의 경우 민간이나 특정 집단에서 행해져 왔다는 이유만으로 적법한 의료행위라고는 할 수 없습니다.

한편 의료법에서는 한의사의 임무를 한방의료와 한방 보건지도로 규정하고 있습니다. 그렇다면 한의사의 한방의료란 어떻게 정의할 수 있을까요? 헌법재판소나 대법원은 '우리의 옛 선조로부터 전통적으로 내려오는 한의학을 기초로 한 질병의 예방이나 치료행위'를 한의사의 의료행위로 정의하고 있습니다. [127] 한의사의 전통적인 한방의료행위

---

127) 헌법재판소 1996.12.26. 93헌바65, 대법원 2011.5.13. 2007두18710

의 경우 의사의 의료행위에 비하여 비교적 과학적 타당성 및 법적 규율을 적게 받습니다. 그 이유는 한의사의 의료행위의 경우 우리나라에서 긴 시간에 걸쳐 오랫동안 행해져 왔고, 과학적 근거가 명확하지 않더라도 안전성과 효용성에 대하여 어느 정도 신뢰되며, 동양의 특정한 사고에 의하여 발전하여 서양의학과 같은 과학적 근거를 요구할 수 없기 때문입니다.[128] 하지만 전통적인 한방의료행위를 바탕으로 과학적으로 응용 · 개발한 한방의료행위의 경우에는 의사와 마찬가지로 의학적 및 과학적 타당성을 객관적으로 검증받아야 합니다.

마지막으로 치과의사의 의료행위 범위는 어떨까요? 법에서는 치과의사의 의료행위를 '치과의료와 구강보건지도'로 규정되어 있습니다. 여기서 치과의료는 정확히 무엇일까요? 상식적으로 치과의료는 치아 및 구강, 그 인접 조직 기관에 발생하는 질병을 예방하고 치료하는 것을 말합니다. 문제는 치과의 영역의 하나로 구강악안면외과라는 영역이 있는데 여기서는 구강, 턱관절 그리고 안면부에 생긴 문제를 수술적으로 치료하는 분야입니다. 따라서 이 분야를 치과의사의 영역에 포함시킨다면 치과의사의 영역은 기존 상식보다 더 넓어질 수 있습니다.

물론 의사의 의료행위와 마찬가지로 치과의사의 의료행위도 치의

---

128) 정규원. 의사의 의료행위와 한의사의 한방의료행위의 범위와 한계. 의료법학 제19호, 2018, p3~24.

학적 및 과학적으로 타당하고 검증된 지식이나 기술로써 사회적으로 수용이 가능하여야 하고 오랫동안 민간에서 또는 특정 집단에서 행하여져 왔다는 이유만으로 행해지는 행위는 치과의사의 의료행위로 인정받지 못합니다.

위에서 각 직역 간의 의료행위를 그 자체로 정의하여 구분해보았지만 너무 추상적이고 어렵습니다. 좀 더 쉽게 설명하기 위해서 각 직역 간의 의료행위 범위를 비교하면서 설명하겠습니다.

여기서 잠시, 이렇게 힘들게 전문 직역 간의 의료행위를 세세히 구분하는 이유는 과연 무엇일까요? 근본적으로는 국민건강을 증진하고 위험으로부터 보호하기 위함이지만 실무적으로는 의사나 한의사, 치과의사의 의료행위를 이해함으로써 무면허 의료행위를 판단하기 위해서입니다.

의사의 의료행위와 한의사의 한방의료 구분

대법원은 의사의 의료행위와 한의사의 한방의료를 구분하는 기준을 '구체적인 사안에 따라 이원적인 의료체계의 입법목적, 의료행위에 관련된 법령의 규정 및 취지, 의료행위의 기초가 되는 학문적 원리, 의료행위의 경위, 목적, 의과대학 및 한의과대학의 교육과정이나 국가시험을 통해 의료행위의 전문성을 확보할 수 있는지 등을 종합적으로 고려하여 사회 통념에 비추어 합리적으로 판단해야 한다'고 하면서 '의공학의 발전에 따라 새로 개발되거나 제작된 의료기기 등을 한의사가 사용하는 경우 해당 의료기기 등의 개발 및 제작원리가 한의학의 학문 원리에 기초한 것인지, 한의학의 이론이나 원리의 응용 또는 적용을 위한 것인지, 의료기기 사용에 서양의학에 관한 전문 지식과 기술을 필요로 하지 않아 한의사가 이를 사용하더라도 보건위생상 위해가 생길 우려가 없는지 등을 종합적으로 고려하여 판단해야 한다'고 하였습니다.[129] 너무 길고 어렵습니다.

간단히 요약하면 법원은 의사의 의료행위가 근거하고 있는 과학적 및 의학적 타당성과 한의사의 한방의료행위가 가지고 있는 한의학적 타당성이라는 요건의 차이를 고려하여 판단하겠다는 것으로 누가 의료기기를 더 잘 다룰 수 있을지에 대한 여부는 상관하지 않으며 단지 한의학에 기초한 한방의료행위를 하려면 그와 합당한 교육과 면허를 취득하여야 하고, 의학에 기초한 의사의 의료행위나 의료기기를 사용하려면 그에 합당한 교육과 면허를 취득해야 한다는 것입니다.

---

129) 대법원 2014.2.13. 2010도10352

의사의 의료행위와 치과의사의 의료행위

대법원에서는 '치과의사의 의료행위는 일반적인 치아 치료와 함께 치과영역인 구강악안면외과가 구강 및 턱, 안면을 진료하기 때문에 안면부 전체를 포함하고, 치의학 교과서에서는 안면피부성형술, 레이저성형술, 필러 및 보톡스시술 등 얼굴 부위에 대한 모든 형태의 미용성형이 포함되어 있을 뿐 아니라 레이저 시술은 박피 · 주름제거 · 흉터제거 등에 효과가 좋고 부작용이 적어 안전성에 검증된 피부미용분야에서 자리 잡은 기본적인 시술법이기 때문에 치과의사가 이같은 시술을 한다고 하여 문제가 되지 않는다'고 하면서 치과의사의 의료행위 범위를 치아치료 및 구강/턱/안면으로 확장하고 허용되는 의료행위도 미용성형과 레이저 시술 등으로 넓혔습니다.[130]

이러한 대법원 판결은 매우 흥미롭습니다. 대법원은 의사와 한의사의 의료행위를 구분을 짓는 데는 각 의료인의 의료행위에 근거하는 과학적 및 의학적 타당성이라는 요건과 차이를 고려하여 판단하겠다고 하였지만 의사와 치과의사의 의료행위를 구분하는 데에는 대학생 시절에 배우는 교과서에 관련된 의료행위가 기술이 되었는지 여부와 함께 시술의 안전성 여부를 검토하여 평가하였기 때문입니다. 이런 기준을 한의사와 의사와의 의료영역 갈등에 적용한다면 한의사도 한

---

130) 대법원 2016.8.29. 선고 2013도7796

의대 학생 시절에 교육과정과 교과서에서 인간 해부학을 배우고 서양 의학에서 사용되는 의료기기에 대하여 배우기 때문에 의사들이 사용하는 진단이나 치료에 필요한 의료기기를 사용할 수 있게 됩니다.

다행히 한의사 영역과 치과 영역은 많이 겹치지 않아 논란이 된 의료행위나 검사는 없었습니다. 여기서 좀 더 시선을 넓혀 보도록 하겠습니다. 그렇다면 왜 의사와 한의사, 그리고 치과의사는 영역 다툼을 하고 있을까요? 결론적으로 의료전문직 간에 이런 영역 다툼을 하는 이유는 환자와 국민의 안전과 같은 공익적인 목적보다는 주로 의료행위에 대한 배타성을 통해 자신들의 수익을 유지하거나 증가시키기 위함입니다. 이런 다툼에는 각 전문직 직능단체가 이익집단화하여 공익보다는 집단이기주의에 매몰되어 있는 안타까운 현실을 마주치게 됩니다.

참고로 이렇게 각 의료전문직이 한 영역에서 독점적인 권리를 주장하면서 공익보다는 개개 집단의 이해만을 옹호하는 현상을 배타적 전문주의라고 합니다. 배타적 전문주의는 전문 영역의 자율성과 독점성과 함께 사회에서의 계약된 책임과 관계를 부정하고 자신들의 제도적 독점권만을 주장하는 것이라고도 할 수 있습니다.

이러한 배타적 전문주의는 권위주의 체제가 쇠퇴하고 민주화가 진행하면서 그동안 잠복해 있던 각종 이익집단들의 이익 표출이 활성화되고 이 과정에서 집단 이익을 정책 과정에 반영하는 역할을 넘어 집단의 특수 이익을 증진하기 위하여 공익을 희생시키는 집단이기주의가 표출되는 한 형태라고도 할 수 있습니다. 물론 이런 집단이기주의는 필연적으로 다른 집단의 이익과 충돌하여 이익 갈등을 겪게 됩니다.

직능단체의 이익집단화[131)]

민주주의 사회에서 다양한 이익집단들의 이익 추구 활동이 존재하는 것은 당연하다고 할 수 있습니다. 특히 직능단체의 경우 정부의 위임을 받아 준정부 기능을 수행하기도 하고, 사회 교류 및 지원 활동과 같이 시민 요구를 표출하고, 여론을 조성하여 정책결정과정에 참여하는 등 현대사회에서 중요한 공익적인 기능도 하기 때문입니다. 하지만 직능단체는 회원의 권익옹호와 기득권 수호라는 배타적 집단이익을 추구하기 때문에 단체 이익을 위하여 공익을 희생하기도 합니다. 이런 직능단체의 자기중심적 사고는 집단분쟁을 더욱 격화시켜 사회개혁을 무산시키거나 사회 기능을 마비시키기도 합니다.

특히 공공성 규범이 빈약한 한국의 경우 각각의 직능단체가 자신

---

131) 박상필 등. 민주화와 이익집단─국가, 비영리조직, 사회적자본, 동향과 전망. 2002, p156─85.

들의 이해관계가 사회적 공공선과 부합할 때에만 공익활동에 적극성을 보이는 경향을 보이고 있습니다. 이러한 배타적 전문주의는 특징적으로 자신의 이익에만 몰두하다 보니 사회적이나 정치적으로 대국민 관계를 형성하는데 미숙하기 때문에 국민적 신뢰를 얻지 못하는 경우가 많습니다. 따라서 이들은 자신의 이익을 지키기 위해 특정 정부나 정당과 같은 일부 정치 세력에 의존하는 경향을 가집니다.

이와 함께 한국의 의료시스템은 의사/한의사/치과의사들이 졸업하고 수련을 마치면 대다수가 개업을 하는 소위 개업중심주의입니다. 이런 제도는 졸업하거나 수련을 마치면 주로 국공립병원이나 국민건강서비스(NHS)에서 공공보건의로서 월급을 받으며 근무하는 영국이나 호주와는 다르다고 할 수 있습니다. 이러한 시스템의 차이는 의사들의 태도에도 많은 차이를 일으키게 됩니다.

영국이나 호주 의사들의 상당수가 졸업하면 나라에서 월급을 받는 공공보건의로서 근무하다 보니 아무래도 사익보다는 공익을 추구하려는 경향을 보입니다.

하지만 미국의 제도와 유사한 우리나라는 비싼 대학 등록금을 자신이 부담하고, 졸업하고 수련을 마치면 자신의 돈을 들여 개업을 하는 방식이다 보니 아무래도 의료인들은 자본을 축적하는데 몰입하고, 공익보다 사익을 우선하는 양상을 보입니다. 또한 이들은 매출과 이익을 극대화시키기 위해서 다른 전문직 영역을 넘보거나 다른

전문직이 자기 영역을 침범하는 데 매우 민감하게 반응한다고도 할 수 있습니다.[132)]

외국사례

미국의 경우 한의사라는 제도는 없고 침술사라는 제도가 있어 고등학교 졸업 후 3-4년 정도의 직업전문 교육과정을 마치고 면허시험에 합격하면 침술개업자격을 갖추게 됩니다. 의사의 경우 짧은 침술교육을 거치면 침을 이용한 의료행위를 할 수 있습니다. 중국과 한국의 한의사도 미국에서 소정의 보수교육과 시험을 거치면 침술면허증을 얻을 수 있습니다. 또한 캘리포니아 등 10개 주에서는 침술사 면허증만 있으면 약초의학의 진료를 허용하지만 다른 주에서 침술사 면허증 소유자가 약초 처방을 하려면 영양사나 자연요법의사 면허증을 별도로 얻어야 합니다.

중국은 의사, 중의사, 중서결합의사의 3원 체계를 유지하고 있습니다. 의과대학은 의학과 중의학 중에서 중점적으로 교육하는 학문에 따라 의학 중심학교와 중의학 중심학교로 나뉘는데 기본적으로 양학문의 기초를 모두 교육하고 있고, 의사와 중의사 모두 특별한 제약

---

132) 김형성. 의료상업화 문제에 대한 의료전문주의의 한계와 대안. 사회과학연구 제31권, 2013, p145-64.

없이 서로 분야에 대한 진료와 의약품 처방이 가능합니다. 이와 함께 중의도 현대 의료기기를 사용하는 검사를 수행할 수 있고, 의사는 중의에게 협진을 의뢰하기도 합니다.[133)

대만은 우리나라와 같이 의료와 중의를 분리하는 의료이원화 제도를 유지하고 있습니다. 하지만 의사와 중의사 면허시험을 다 지원이 가능한 과정도 있어 이 복수전공제도를 졸업하면 의사와 중의사 면허시험을 치를 수 있는 자격이 주어지게 됩니다. 이런 제도로 인해 대만의 경우 복수면허를 가지고 있는 사람들이 많다고 합니다.

이전에 대만도 우리와 같이 의사와 한의사 간 업무범위에 관련한 분쟁이 있었는데 일반적으로 각자의 학문에서 행했던 행위인가의 여부와 교과서에 기재되어 있는 행위인지 등에 따라 의료행위를 구분하였다고 합니다. 따라서 의사가 중의 약물을 사용하는 것은 금지되지만 일정한 훈련을 받으면 침구 사용이 허용이 되기도 합니다. 또한 각 의료전문가의 의료업무범위를 법적으로 규제하지 않고 건강보험 급여로만 규제하여 직역 간의 반발을 최소한으로 하고 있습니다.

일본의 경우 의학과 한의학을 통합된 일원화 의료체계를 가지고 있기 때문에 동양의학과 관련된 의료행위는 의사면허소지자에 의해 제공되고 있습니다. 하지만 일본에서 한방약은 철저한 과학적인 검

---

133) 김석영. 의료일원화의 외국 사례–동양 3개국(중국, 일본, 대만)을 중심으로.
     URL: http://blog.daum.net/shchang425/17045862

증을 통해 의약품으로 인정받고 있으며 침술은 침구사에 의해 제공되고 있다고 합니다.

정리

최근 과학기술이 발전함에 따라 의료에서 사용하는 기기들도 많은 발전을 이루고 있습니다. 이런 의료기기들이 발전으로 이전에는 너무 비싸서 사용하지 못하던 기기들도 지금은 쉽게 살 수 있게 되거나, 혹은 이전에 진단하지 못하거나 하기 어려운 질병이라도 비교적 손쉽게 진단할 수 있게 되었습니다. 문제는 이렇게 새로운 의료기기나 의료기술이 도입되면서 한국사회에서 의사, 한의사, 치과의사와 같은 전통적인 의료전문집단 간에 면허에서 허가된 영역과 관련된 분쟁이 증가하고 있습니다.

흥미롭게도 이러한 영역 다툼은 진료과 사이에서도 벌어지고 있습니다. 예를 들어 심장내과의 경우 최근에 심장뿐만 아니라 대동맥과 말초혈관까지 영역을 확장하고 있는데 기존에 이 분야를 다루던 영상의학과 또는 혈관외과와 영역 다툼이 일어나는 경우가 많습니다. 또한 허리디스크의 경우 신경외과와 정형외과 사이에 서로 대립하는 양상을 보입니다.

이런 각 전문가집단 사이에서 의료기기나 기술의 영역 다툼이 생기는 근본적인 원인이 국민들을 위해서가 아니라 자신들의 수익을 증대하거나 유지하기 위해서라는 것이 조금 씁쓸하기도 합니다. 과연 새로운 의료기기나 기술들을 누가 사용하는 것이 좀 더 사회에 이익이 될까요? 고민해 볼 문제입니다.

참고 1
의사, 한의사, 치과의사의 의료행위의 범위에 대한 법원판결

최근 한의사가 양방의료기기를 사용하는 것이 무면허 의료행위인지에 대한 흥미로운 판결들이 있어 소개하자면 다음과 같습니다.

한의사의 안압측정기, 청력검사기 등 사용-헌재 2013. 12. 26. 2012헌마551, 2012헌마561(병합)

서울 서초구에서 한의원을 운영하는 한의사 H는 안압측정기, 청력검사기 등 의사가 사용하는 의료기기를 이용하여 시력, 안질환, 청력검사를 하였고 그 결과를 토대로 한약을 처방하였습니다.

비슷한 사건으로 서울 종로구에서 한의사인 P는 2010년부터 2012년까지 안압측정기, 안굴절검사기, 세극등현미경, 자동시야측정장비 등의 현대 의료기기를 이용하여 시력 및 안질환 검사를 하고 그 결과를 토대로 한약을 처방한 사건이 있었습니다. 검찰은 두 한의사에 대하여 의료법 위반으로 기소유예 처분[134]을 하였습니다. 이에 한의사 H와 P는 검찰의 기소유예 처분이 자신의 평등권과 행복추구권을 침해하였다고 주장하면서 헌법소원을 청구하였습니다.

헌법재판소는 '한방의료행위는 우리의 옛 선조들로부터 전통적으로 내려오는 한의학을 기초로 질병의 예방이나 치료를 하는 행위로서 한의사의 면허된 것 이외의 의료행위에 대한 판단은 구체적인 의료행위의 태양 및 목적, 그 행위의 학문적 기초가 되는 전문지식이 양·한방 중 어디에 기초하고 있는지, 해당 의료행위에 관련된 규정, 그에 대한 한의사의 교육 및 숙련의 정도 등을 종합적으로 고려하여 사회 통념에 비추어 합리적인 판단이 필요하다'고 하면서 '과학기술의 발전으로 의료기기의 성능이 대폭 향상되어 보건위생상 위해가 되지 않을까 하는 걱정 없이 진단이 이루어질 수 있다면 자격이 있는 의료인에게 그 사용 권한을 부여하는 방향으로 해석되어야 한다'고 하였습니다.

그러고는 '위의 기기들은 측정 결과가 자동으로 추출되는 기기들로써 신체에 아무런 위해를 발생하지 않고, 측정 결과를 한의사가 판독할 수 없을 정도로 전문적인 식견을 필요로 하지 않을 뿐 아니라

---

134) 기소유예란 죄가 있음이 인정되나 수사기관의 판단에 의해 처벌을 하지 않겠다는 의미입니다.

한의과대학의 교육과정에서 한방진단학, 한방외관과학 등의 강의와 실습을 통해 안과질환이나 귀질환에 대한 기본적인 교육이 이루어지고 침술이나 한약 처방 등의 한방의료행위 방식으로 치료가 이루어지기 때문에 이 기기 사용이 의사만의 전문적인 영역이라고 보기는 어렵다'고 하면서 검찰의 기소유예 처분을 각하하였습니다.

한의사의 IPL 시술과 필러시술 - 대법원 2014. 2. 13. 선고 2010도10352판결, 대법원 2014. 1. 16. 선고 2011도16649판결

한의사 A가 잡티제거 등 피부질환 치료를 위한 광선조사기인 IPL (intense pulse light)을 사용하여 피부질환을 치료한 사건과 한의사 B가 얼굴의 전체적인 미관을 개선하기 위하여 일회용 주사기를 이용하여 환자의 코와 볼에 히알루론산을 주입한 사건이 있었습니다.

대법원은 'IPL은 피부의 색소침착, 여드름, 모세혈관 확장의 각 치료 및 미세한 주름을 제거하기 위하여 사용되는 것으로 그 원리는 주위 조직에 손상을 주지 않고 특정한 조직을 파괴하는 선택적 광열용해를 이용하는 것'이기 때문에 '경락에 자극을 주어 질병을 치료하거나 예방하는 것을 목적으로 하는 적외선치료기, 레이저침치료기와 작용 원리가 같다고 보거나 경락의 울체(鬱滯)를 해소하고 온통경락(溫通經絡)하기 위한 것으로 보기는 어렵기 때문에 IPL을 사용한 피부질환 치료는 한의사의 '면허된 것 이외의 의료행위'에 해당한다'고 판결하였습니다.

마찬가지로 필러시술은 경혈을 자극하여 경혈과 연결된 인체의 각종 기관들의 기능을 촉진하거나 개선하는 것을 목적으로 한 것이 아니라, 시술한 부위의 피부를 높임으로써 전체적인 얼굴미관을 개선하려는 것으로 필러시술로 주입한 히알루론산은 첨단장비를 이용하여 박테리아를 발효시켜 생산하는 것으로 한약이라고 볼 수 없는 점 등을 이유로 필러시술도 전적으로 서양의학의 원리에 따른 것으로 한의사가 필러시술을 하는 것은 '면허된 것 이외의 의료행위'에 해당한다고 판결하였습니다.

한의사의 골밀도 측정 초음파 사용 - 헌재 2013. 2. 28. 2011헌바398결정

한의사가 골밀도 측정용 초음파진단기기를 사용하여 성장판 검사 등을 하였다는 이유로 기소된 사건이 있었습니다. 이 한의사는 초음파진단기기 등의 의료기기 사용을 금지하는 것은 과잉금지의 원칙에 위반 된다고 헌법소원을 청구하였습니다.

이에 헌법재판소는 '영상의학과는 초음파진단기기와 같은 첨단의료장비를 이용해 영상을 획득하여 질병을 진단하고 치료하는 의료법상 서양의학의 전형적인 전문 진료과목으로써, 초음파검사의 경우 그 시행은 간단하나 영상을 평가하기 위해서는 인체 및 영상에 대한 풍부한 지식과 함께 검사 중에 발생하는 다양한 현상에 대해 충분히 이해가 필요하기 때문에 이론적 기초와 의료기술이 다른 한의사에게 이를 허용하기는 어렵다'고 판단하였습니다. 즉, 초음파의 경우 검사 방법은 간단하다 할지라도 그 평가나 판독을 위해서는 전문적 지식과 이해력이 필요하기 한의사에게 이를 허용할 수 없다고 판단한 것입니다.

의사의 침술치료-대법원 2014.9.4. 선고 2013도7572판결

의사 A가 정형외과의원 진료실에서 환자들을 진료용 침대에 눕히고 이마, 허리 등에 치료 목적으로 전기침을 하였다는 이유로 검찰에 기소된 사건이 있었습니다.

법원은 의사 A가 환자 B의 이마와 허리에 침을 놓는 행위는 침을 놓은 부위가 대체로 침술행위에서 통상적으로 시술하는 부위인 경혈, 경외기혈 등에 해당하고, 깊숙이 침을 삽입할 수 없는 이마 등도 그 부위에 포함된 점을 고려한다면 의사 A의 행위는 한방 의료행위인 침술행위에 해당하며 이는 의사 A의 '면허된 것 이외의 의료행위에 해당한다'고 판결하였습니다.

치과의사의 안면 보톡스사건-대법원 2016.7.21. 선고 2013도850판결

치과의사 A는 환자의 미간과 눈가의 주름을 치료하기 위하여 보톡스시술을 하였는데 이 행위가 면허 이외의 의료행위를 한 것으로 기소된 사건이 있었습니다.

대법원은 '의료법에서 구강악안면외과를 치과영역으로 인정하고 있고 치과의사 국가시험과목으로 규정하고 있고 교과과정에도 포함되어 있으며, 의학과 치의학은 의료행위의 기초가 되는 학문적인 원리가 다르지 않고 대학교육과정이나 수련과정도 공통되는 부분이 적지 않게 존재하고 있다는 전제하에서 전통적으로 치의학의 고유한 영역인 치아교정, 치아재식 등에도 치료 대상의 기능 회복과 함께 미용 목적도 함께 있기 때문에 안면미용성형이 미용을 목적으로 하는 의료행위라는 이유로 치과의 의료행위에서 반드시 배제될 것은 아니다'고 하면서 치과의사의 보톡스시술은 '면허에서 허용되는 의료행위'라고 판단하였습니다.

분업적 의료행위에 따른 형사책임과 간호사의 의료행위 범위-대법원 2003.8.19. 선고 2001도3667판결

최근의 의료가 전문화되면서 한 명의 환자를 치료하는 데 의사뿐 아니라 간호사, 방사선사, 간호조무사 등 많은 의료진이 환자들의 치료에 참여하게 됩니다. 문제는 한 환자를 진료하는데 많은 의료진이 참여하다 보니 진료 중에 예상치 못한 문제가 발생하였을 때 서로가 잘못이 아니라고 다른 사람에게 책임을 떠넘기는 경우가 발생하기도 합니다. 그렇다면 의사의 지시를 따르던 간호사가 잘못 처치하였고 이로 인해 환자의 피해가 발생하였다면 이 피해의 책임은 간호사의 의료행위를 제대로 감독하지 못한 의사가 져야 할까요? 아니면 지시를 잘 따르지 못한 간호사가 져야 할까요? 이에 대한 흥미로운 판결이 있어 소개하자면 다음과 같습니다.

70세 여자 환자가 뇌출혈 증세로 입원하여 뇌실외배액술 수술을 받은 후 중환자실에서 치료하다가 일반 병실로 옮겨졌는데 당시 환자의 몸에는 대퇴부 정맥에서 수액을 공급하는 정맥관과 함께 머리에는 뇌실 삼출액을 배출하기 위한 뇌실외배액관이 있었습니다.

간호사들은 신경외과 전공의 A의 처방 및 지시에 따라 대퇴부 정맥에 연결된 튜브를 통해 항생제, 소염진통제 등의 주사액을 투여하였었습니다.

수술 7일째 전공의 A는 이전 처방과 마찬가지로 환자에게 항생제, 소염진통제 등을 정맥에 투여할 것을 당직 간호사에게 지시하였고 간호사 B는 간호 학생 C에게 주사기를 주면서 환자의 정맥에 주사하라고 지시하고 자신은 그 병실의 다른 환자에게 주사를 하고 있었습니다.

하지만 간호학생 C는 환자의 뇌실외배액관을 대퇴부 정맥에 연결된 튜브로 착각하고 그곳에 주사액을 주입하였습니다. 이를 뒤늦게 발견한 간호사 B는 이를 즉시 제지하고 나머지 주사액을 대퇴부 정맥에 연결된 튜브에 주입하였지만 환자는 결국 뇌압 상승에 의한 호흡 마비로 사망하였습니다.

대법원은 간호사의 모든 진료보조행위를 의사가 현장에 입회하여 일일이 지도 및 감독을 해야 한다고 할 수는 없고 경우에 따라서는 의사가 현장에 입회할 필요 없이 일반적인 지도나 감독을 하는 경우도 있을 수 있기 때문에 간호사가 의사처방에 의한 정맥주사를 의사의 입회 없이 간호 학생에게 실시하도록 하여 발생한 의료사고에 대하여 의사의 책임을 부정하였습니다.

그렇다면 병원에서 간호사의 업무가 어디까지일까요? 병원에서 간호사들이 매우 많은 일을 하지만 법적으로는 어디까지가 간호사의 업무인지 명확하게 정의되고 있지는 않습니다. 단지 간호사는 의사를 보조하는 역할을 하기 때문에 의사는 간호사의 업무에 대한 지휘 감독의 책임이 있다는 것이 전통적인 견해입니다.

하지만 간호사의 업무가 의사의 의료보조업무에만 국한되는가에 대해서는 의문이 있습니다. 간호도 의료행위의 중요한 분야 중 하나이며, 간호사도 전문적인 의료인으로 독립된 면허체계를 가지고 실제 일부 업무의 경우 독립적으로 수행하기 때문입니다. 예를 들어 미국의 전문간호사(nurse practitioner)의 경우 간호대학을 나와 특수과정을 거쳐 시험을 통과하면 환자를 직접 진료하고 약물을 처방할 수도 있습니다. 또한 최근의 급속한 의료지식과 기술의 발달에 따라 간호사의 간호업무도 점차적으로 넓어지면서 간호사의 업무범위를 명확하게 분간하기 어렵게 되었습니다.

이런 사회적인 변화는 병원에서도 간호사들이 직접 의료기기들을 다루게 되었는데 대표적인 것이 심장초음파기기입니다. 최근에 간호사들이 심초음파기기를 사용하는 것에 대하여 사회적인 논란이 되었습니다.

대학병원이나 종합병원에서 심장초음파를 의사가 아닌 간호사가 시행하고 있는 것은 공공연한 비밀입니다. 병원마다 하루에 수십 건에서 수백 건의 심장초음파를 시행하고 있는데 이런 심장초음파를 의사만 한다는 것은 사실상 불가능하기 때문입니다. 이에 병원들은 자체적인 교육 프로그램을 통해 심장초음파를 할 수 있는 간호사를 양성하였고 실제로 심장초음파검사의 상당수를 시행하고 있으며, 이에 대한 판독만 의사가 하는 경우가 많습니다.

하지만 최근 심장초음파가 건강보험에 편입되면서 간호사가 심장초음파검사를 시행하는 것에 대한 논란이 심화되고 있습니다. 현재 보건복지부 고시에 따르면 초음파검사는 원칙적으로 의사가 하되, 의사가 방사선사나 임상병리사와 동일한 공간에서 촬영영상을 동시에 보면서 실시간 지도와 진단을 하는 경우에만 급여로 인정되고 있기 때문입니다.

문제는 심장초음파가 초음파기기로 분류되기 때문에 방사선사나 임상병리사는 할 수 있지만 간호사는 할 수 없다는 것입니다. 하지만 병원에서는 관례적으로 간호사들이 심장초음파를 시행하는 것을 선호하였습니다. 심장은 움직이기 때문에 심장에 대한 구조적인 이해가 없이는 심장영상을 촬영할 수 없고, 심장초음파를 하면서 추가적으로 약물을 사용하는 경우가 있는데 방사선사와 임상병리사의 경우 약물을 알지도, 다루지도 못하기 때문입니다. 이런 의료현장의 관례는 심장초음파가 건강보험에 포함되기 전까지는 전혀 문제가 되지 않았지만 최근에 건강보험급여 대상으로 편입이 되면서 문제가 불거진 것입니다.

최근인 2019년 포항북부 경찰서가 포항소재 A의료기관에서 간호사의 심장초음파 검사행위를 포착하여 압수수색을 진행하였고 수사

중에 보건복지부에 간호사의 심장초음파 시행이 합법행위인지에 대하여 보건복지부에 유권해석을 요청한 결과 보건복지부는 '간호사가 심장초음파를 시행하는 것은 의료법에서 정한 의사의 지도하에 시행하는 진료보조를 넘어선 행위로 무면허 의료행위에 해당할 소지가 있지만 무면허 의료행위에 해당하는지 여부는 구체적인 사실관계를 종합적으로 고려해 판단해야 한다'고 하면서 여지를 남겼습니다.

이와 함께 보건복지부 관계자는 한 언론과의 인터뷰에서 '이제까지 간호사의 의료행위가 환자에게 해를 끼쳤다면 몰라도 그게 아닌 상황에서 처벌은 하는 것은 무리가 있다'고 하면서 '간호사가 처벌받는 것은 원치 않고 심장초음파 시행주체 조정회의가 진행되고 있기 때문에 여기서 결론이 날 때까지 기다려 달라'는 입장을 전달하였다고 합니다.

대학병원은 간호사들이 심장초음파를 시행하는 것은 관행적이고 일종의 불문율이며 현실을 인정하고 이를 합리적인 방향으로 제도화하는 방안을 찾아야 한다고 주장한 반면 개원의사들은 간호사와 같은 진료보조인력에게 초음파를 맡기는 것은 의료법이 정한 면허의 범위를 벗어나는 것으로 앞으로 한의사가 초음파를 한다고 하더라도 막을 수 없다는 이유로 간호사의 심장초음파검사를 진료보조인력을 활용한 불법적이고 편법적인 행위로 간주하고 이를 고발하거나 직접 단속하겠다고 주장하고 있습니다.

그렇다면 외국의 경우는 이를 어떻게 다루고 있을까요?

미국의 경우 심장초음파는 단순한 초음파가 아니라 특정 전문 분야로 인식하여 이 기계를 다룰 수 있는 직역을 지정하지 않는 대신 특정한 교육을 수료하고 시험을 봐서 합격하는 사람에게만 심장초음파를 다룰 수 있게 하고 있습니다.

호주의 경우 대학에서 응용과학이나 방사선학, 의생명공학, 물리치료 및 간호대학과 같은 학위를 가지고 졸업 후 특정 과정을 거치면 심장초음파기사(소노그래퍼)가 될 수 있습니다. 흥미로운 것은 호주의 경우 의사가 직접 심장초음파검사를 직접 하지 않고 심장초음파검사 판독 전문가가 초음파 기록을 의사에게 넘기는데 5% 정도의 어려운 경우에만 의사가 판독 전문가와 함께 판단한다고 합니다. 또한 의료기관에 인증된 소노그래퍼가 실시한 경우에만 심장초음파 수가를 받을 수 있고, 일반의가 초음파를 하는 경우는 시골이거나 응급상황에 한정되며 이외에는 포괄수가제를 적용하여 진료비에 포함시킨다고 합니다.[135)]

앞으로 새로운 의료기기들이 나오게 되면 위와 같은 일들이 지속적으로 벌어질 것 같습니다. 개인적으로는 아무리 의사라고 하더라도 진료와 검사까지 다 잘 할 수는 없을 것입니다. 특히 심장초음파

---

135) 초음파 판독전문가 '소노그래퍼'. 글로벌 이코노믹, 2013.5.9.

와 같이 전문 영역에서 다루어지는 의료기기는 무엇보다도 질관리가 제일 중요하다고 생각합니다. 단순히 특정 면허가 있으면 그 영역의 기기를 모두 다 할 수 있다는 관점보다는 면허에 상관없이 특정 교육과 시험을 거치게 하고 이를 통과한 사람에 한하여 특수 전문기기를 다룰 수 있도록 하는 것이 질적인 관리의 측면에서 더 좋다고 생각합니다.

참고 3
천연물 신약[136]

최근 의사와 한의사와의 신경전이 벌어지는 분야가 바로 '천연물 신약'입니다. 천연물 신약이란 생약, 한약을 사용해 만든 천연물 의약품을 말합니다. 천연물 신약 개발의 원조는 '페니실린'이라고 할 수 있습니다. 영국의 플레밍 박사가 푸른 곰팡이에서 우연히 발견하였기 때문입니다.

2010년 승인된 새로운 소분화 화학물질 중 절반이 천연물이었습니다. 신종 인플루엔자의 치료제로 유명한 '타미플루'의 경우도 팔각

---

136) 최근에 천연물 신약에서 '신약'이라는 이미지와 '천연물'의 이미지가 서로 맞지 않아 천연물 의약품으로 이름이 수정되었습니다.

회향(star anise)이라는 중국의 천연물질로부터 개발되었고, 항암제인 '탁솔(paclitaxel)'의 경우에도 천연물을 기반으로 만들어진 물질입니다. 이런 사회적인 분위기에 따라 식약처는 2002년 천연물 신약의 경우 약품 허가에 필요한 제출 요건 및 심사 기준을 일반 신약에 비하여 완화하였고 이후 많은 한약이나 생약을 기반으로 양약이 개발되었습니다.

현재 천연물 신약은 SK케미칼의 '조인스', 동아에스티의 '스티렌'과 '모티리톤', 녹십자의 '신바로', 안국약품의 '시네츄라' 등이 식약처에서 판매허가를 받아 사용되고 있습니다. 예를 들어 '스티렌'의 경우 애엽(쑥)을 통째로 추출한 약이고 모티리톤은 나팔꽃씨와 현호색의 덩이줄기에서 추출한 성분을 약제화해 만든 제품입니다. 문제는 이런 천연물 신약들은 천연물에서 추출되었는데도 불구하고 전문의약품으로 지정되었기 때문에 의사들만 사용이 가능하다는 것입니다. 이에 대해 한의사들은 천연물 신약이 한약재나 한약 처방의 효능을 활용해 일정한 공정을 거쳐 개발되었음에도 불구하고 한의사는 사용하지 못하고 의사만이 처방할 수 있도록 한 것은 문제가 있다고 주장하고 있습니다.

이와 달리 의료계는 천연물 신약은 비록 과학적 근거는 부족하지만 유효성, 안전성, 독성시험을 거쳤기 때문에 한방과는 관련이 없고 양약이라고 주장하고 있습니다.

참고로 식약처는 2017년 천연물 신약이라는 말에서 신약은 이미 허가된 약품과는 화학구조 또는 본질 조성이 다른 의약품인데 생약이나 한약을 이용해 만든 천연물 의약품의 경우 신약이라는 단어 뜻과 거리가 멀다고 하여 천연물 의약품으로 이름을 수정하였고, 기존의 완화된 천연물 신약의 허가 및 심사요건을 신약 수준으로 강화하였습니다.

한의사협회는 식약처가 고시를 통해 천연물 신약을 한의학적 치료 목적으로 사용되지 않는 생약제제만으로 제한한 것이 한의사의 개발권 및 처방권을 제한하여 직업 수행의 자유를 침범하였다고 소송을 제기하였습니다. 1심에서는 한의사 편을 들어주었지만 2심인 고등법원은 천연물 신약의 경우 서양의학적 원리에 따라 생약을 제조해 만든 의약품이기 때문에 한의사가 한방진료행위를 하는데 이를 사용할 수 없도록 한 현행 고시가 부당하다고 볼 수 없다고 판결하였습니다. 천연물 신약 과연 누가 처방해야 합당할까요?

2 수술실에 CCTV를 설치하는 것에는 어떤 문제가 있을까요?

- 수술실 CCTV 설치에 대한 논란

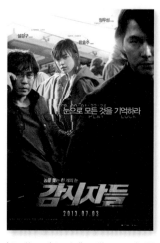

https://www.themoviedb.org/?language=ko-KR

2013년 개봉한 '감시자들'이라는 영화를 아시나요? 이 영화는 베테랑 형사 황반장(설경구 역)과 신임요원 하윤주(한효주 역)를 비롯한 감시반 팀원들이 동물적인 직감과 본능으로 범죄자를 감시하는 작전을 수행하는 상황을 그리고 있습니다. 하지만 만만치 않은 제임스(정우성 역)라는 범죄자가 경찰을 따돌린 채 은행 금고를 털고, 회계법인에서 회계장부가 기록된 서류를 빼가고, 증권거래소 메인컴퓨터에서 공적인 고급 정보를 노리기까지 합니다. 그럴수록 경찰 감시반 팀원들은 제임스와 그의 주변인에 대한 감시와 추적의 강도를 높이면서 범인을 압박합니다.

이 영화에서 감시반원들은 거리 곳곳과 건물 안팎에 설치된 CCTV를 이용해 용의자의 행적과 경로를 파악합니다. 영화는 무인으로 24시간 쉬지 않고 작동하는 CCTV가 특정 공간에 대한 감시에서 얼마나 위력적인지를 제대로 보여주고 있습니다.

2019년 5월 부산의 한 정형외과에서 어깨 수술을 받던 환자가 뇌사 상태에 빠진 사건이 발생했습니다. 이 의료사고가 나고 사람들이 더 놀란 것은 수술실 입구의 CCTV에 수술하기 전에 의료기기업체 직원이 수술복으로 갈아입고 수술실에 들어갔고 이후 담당 주치의는 사복으로 수술실에 잠시 들어갔다가 밖으로 나오는 모습이 포착되었기 때문입니다. 조사 결과 무자격자인 의료기기업체 직원이 의사 대신 수술을 시행한 것이 밝혀졌습니다.

또한 경기도의 한 대학병원에서는 제왕절개로 출생한 신생아가 사망하는 과정에서 의료진이 실수로 신생아를 떨어뜨려 사망하였으나 이를 조직적으로 은폐한 사실이 밝혀져 큰 충격을 안겨주기도 하였습니다.

이렇게 수술과 관련된 의료사고나 보건 관련 범죄들이 증가하기에 수술실에 CCTV를 설치하고 운영할 것을 의무화하는 목소리가 점점 커지고 있습니다. 하지만 의사단체인 의사협회는 수술실에 CCTV를 설치하는 것은 득보다는 오히려 해가 될 것이라고 주장하면서 거부하고 있습니다. 여기서는 수술실 CCTV 설치에 대한 논란에 대하여 생각해보도록 하겠습니다.

CCTV

CCTV란 closed-circuit television의 약자로 일정 공간에 지속적으로 카메라를 설치해 사람이나 사물을 촬영하고 촬영된 영상 정보를 유무선 폐쇄회로를 통해 특정 장소에 전송하는 장치라고 할 수 있습니다.

CCTV가 역사적으로 처음 등장한 나라는 독일로 1942년 V2로켓의 시험발사를 관찰하고 싶었지만 사람이 직접 가까이에서 관찰할 수 없었기 때문에 로켓발사대에 카메라를 설치했던 것이 시초라고 합니다. 하지만 CCTV를 공공안전 분야에 처음 도입한 것은 미국입니다. 1969년 뉴욕 경찰이 뉴욕 시청에 가까운 지방자치단체 건물에 CCTV를 설치한 것이 공공안전을 목적으로 사용된 첫 사례로 알려져 있습니다. 이후 미국을 포함한 전 세계에 CCTV가 빠르게 보급되었습니다.

우리나라는 1971년 서울의 주요 교차로 12곳에 CCTV를 설치하여 교통관제센터에서 운영한 것이 최초입니다. 2000년대에 들어서면서 CCTV가 빠르게 보급되기 시작하였고 2017년 공공기관 96만 대, 민간 1,300만 대 이상으로 추정될 정도로 세계에서 가장 많이 보급된 나라 중의 하나입니다.

국가인권위원회가 개인의 라이프 사이클에 따른 CCTV 노출 빈도를 조사한 결과 평균적으로 한 사람이 하루에 83.1회 노출되었고 이동 중에는 9초에 한 번 노출되는 것으로 조사되었으니 자는 시간 빼고는 모두 CCTV에 노출된다고 표현이 어색하지 않을 정도입니다. 그렇다면 CCTV가 이렇게 빠르게 보급된 이유는 무엇일까요? 바로 범죄를 예방하고 시설을 보호하기 위해서입니다. 이 외에도 교통단속, 쓰레기 투기 방지, 산불 및 재난관리용으로 사용되고 있습니다.

CCTV는 점차적으로 진화하고 있습니다. 초기에는 아날로그 방식이었기 때문에 CCTV를 관리하는 관리자가 CCTV의 영상을 직접 감시하는 수준이었지만 최근에는 실시간으로 상황을 인지하고 능동적이고 자율적으로 대응할 수 있는 네트워크 기반 인공지능형 시스템으로 진화하고 있습니다.

그렇다면 CCTV가 실제로 우리의 안전과 재산을 지키는 데 도움이 될까요? 결론적으로 말하자면 그런 것 같습니다. 2014년 미국의 한 대학 연구진이 발표한 보고서에 따르면 CCTV 설치를 한 후에 범죄율이 지역에 따라 최소 7%에서 최대 51%까지 감소하는 효과가 있었다고 보고하였습니다.

국내에서는 2017년 대전시에서 안전취약지역에 CCTV를 늘렸더니 강도나 절도와 같은 강력범죄 발생건수가 45.8%가 줄었다고 보고하였습니다. 울산시도 CCTV 통합관제센터 운영을 시작하면서 범죄 발생건수가 2년 사이에 11.8% 줄고, 범인 검거율은 16.6% 늘었다는 통계자료를 발표한 적이 있습니다. 이렇게 CCTV의 효과가 확인되자 최근에는 사건·사고 발생시 용의자를 찾거나 원인을 규명하기 위해 근처의 CCTV 자료를 확보하여 용의자의 동선을 추적하고, 산불이나 빌딩에서 화재가 발생하였을 때 발화지점과 원인 분석에도 사용되고 있습니다.[137]

또한 CCTV를 보는 시각도 많이 달라졌습니다. 2017년 갤럽(조사 전문 회사)이 실시한 조사에 따르면 개인 프라이버시에 침해가 있더라도 CCTV를 더 늘려야 한다는 응답자의 비율이 77%에 달할 정도로 대중들은 CCTV에 매우 호의적인 양상을 보여주고 있습니다.

수술실의 특수성

수술실은 병원에서 외과적 수술이 이루지는 곳으로 병원에서 환자

---

137) 공공안전 책임지는 CCTV. 보급의 역사와 현황. CCTV 뉴스, 2019.6.5.

치료의 가장 중심적인 역할을 담당하고 있지만 예외적인 특수성이 존재합니다. 우선 환자가 병원균에 감염되는 것을 막기 위해서 철저히 소독하며, 수술과 관련이 없는 사람들의 출입을 통제하기 때문에 보호자들도 수술실에는 출입할 수 없고, 출입하는 사람들도 모두 신발과 수술복으로 환복하고 마스크와 수술용 모자를 써야 합니다. 환자는 수술 중에는 전신마취가 되기 때문에 수술 도중 어떠한 일이 일어나는지 알 수 없고 기억도 없습니다. 또한 수술과 관련된 모든 기록은 수술에 참여한 간호사나 의사에 의해 이루어지기 때문에 수술실은 밀실성이 매우 높은 공간이라고 할 수 있습니다.

수술실 CCTV 설치에 대한 논란

수술실에 CCTV를 설치해야 한다는 논란이 공론화된 계기는 2016년에 강남의 한 성형외과 사건입니다. 당시 안면윤곽수술을 받던 환자가 지혈이 되지 않은 상태에서 장시간 방치되어 과다출혈로 사망하였는데 환자의 어머니가 수술실에 설치된 CCTV를 확인하였더니 수술 도중 집도의가 다른 수술로 인해 자리를 비웠고 수술실에 있던 간호조무사는 화장을 고치거나 핸드폰을 만지는 등 환자의 경과 관찰 업무를 태만히 한 사실이 밝혀졌습니다. 사고를 당한 환자의 어머니는 CCTV가 없었다면 의료진의 과실을 밝혀내지 못했을 것이라고 말했습니다.

이후에 수술실에 CCTV를 설치하는 것이 공론화되었지만 흐지부지하다가 최근 경기도지사가 경기도 의료원들에 우선적으로 수술실에 CCTV를 설치하도록 명령한 이후에 논란이 다시 가열되기 시작하였습니다. 하지만 의사단체인 의사협회나 수술을 집도하는 의사들은 수술실에 CCTV를 설치하는 것을 반대하고 있습니다. 왜 그럴까요? 그렇다면 여기서는 수술실 CCTV 설치에 대한 각각의 이야기를 들어보도록 하겠습니다.

수술실 CCTV 설치를 반대하는 입장

첫째, 일반적 상식에서 보면 수술에 참여하는 의료진이 고의로 환자를 해치지 않는다는 것을 쉽게 이해할 수 있습니다. 그럼에도 불구하고 모든 수술실에 의무적으로 CCTV를 설치하는 것은 의사를 잠재적 범죄자로 취급하는 것이며, CCTV 설치로 인하여 의사가 심리적으로 위축되어 수술에 차질을 일으킬 수도 있습니다.

둘째, 수술실의 CCTV는 헌법에서 보장하고 있는 환자와 의료인의 초상권·사생활·개인정보 자기결정권 등 기본권을 침해할 가능성이 있습니다. 예를 들어 일반적인 근로자들의 경우 근로 장면을 CCTV로 촬영한다면 이는 사업자가 근로자를 감시하는 인권침해행위로 간주되기 때문에 불법행위로 판단됩니다.

국가인권위원회와 고용노동부도 직원 CCTV 감시는 인권침해이자 불법이라고 판단하였습니다. 마찬가지로 수술실에 CCTV를 설치하고 촬영하는 것은 수술실에서 일하는 의사를 비롯한 모든 보건의료 근로자들의 인권이 침해당하는 것으로 생각할 수 있습니다. 대한병원의사협의회는 8천여 명의 의사들에게 설문조사를 시행한 결과 수술실 근무의사의 77.8%, 비근무의사의 68.2%가 CCTV 설치에 반대하였는데 그 이유는 근로자의 인권을 침해하기 때문(82.5%)과 환자의 개인정보 침해 우려가 있기 때문(67%)이었습니다.

셋째, 수술실에서 녹화된 영상이 무분별하게 유출되는 경우 의사와 환자의 개인정보 및 사생활이 침해될 수 있습니다. 특히 수술실에서 시행되는 대부분의 수술이 환자들이 완전히 옷을 벗은 상태에서 이루어지기 때문에 영상이 외부로 유출된다면 환자의 개인정보유출로 인한 인권침해 사례가 증가할 가능성이 높습니다.

넷째, 일부 환자단체들이 수술실에 CCTV를 설치하는 것이 의료사고나 의료분쟁이 발생하였을 때 진실을 규명하는 데 도움을 줄 것으로 주장하지만 CCTV는 어떠한 의료진이 수술에 참여하고 어떠한 의료기기를 사용했고, 환자 체위 정도만 파악할 수 있을 뿐입니다. 따라서 수술실에 CCTV를 설치하더라도 대리수술 여부 정도 외에 의료사고 당시 환자 상태가 어떠했고, 어떤 의료진이 참여했고 어떠한 조치를 취했는지 등 의료사고의 정확한 경위는 파악할 수는 없다는 한계점이 있습니다. 대리수술 여부를 파악하려면 수술실 입구나 복도에 CCTV를 설치하면 되지 굳이 수술실 내에 있을 필요는 없다는 것입니다.

다섯째, 현재 미국과 유럽 등 선진국들이 수술실에 CCTV 설치를 강제하고 있지 않고 있음을 주목해야 합니다. 또한 의사와 환자와의 신뢰관계를 형성하는 데 CCTV와 같은 규제 강화는 전혀 도움을 주지 않는다는 것입니다.

수술실 CCTV 설치를 찬성하는 입장

첫째, 가장 효과적으로 범죄를 예방하는 방법은 누군가가 자신을 지켜보고 있다는 사실을 인식시키는 것입니다. CCTV를 밀실성이 높은 수술실에 설치한다면 무자격자나 다른 의료인에 의해 대리수술, 환자에 대한 성범죄 등 불법적인 행위를 미리 예방할 수 있습니다.

둘째, 수술실 CCTV를 의사나 환자를 자세하게 촬영하는 대신 수술실 전체를 찍는 방식으로 활용한다면 의료진과 환자들에 대한 사생활을 침해하는 정도가 심하지 않다는 것입니다. 특히 촬영된 영상을 수사/재판/분쟁 조정과 같은 특정된 목적으로만 사용한다면 의사의 직업수행의 자유 및 개인 프라이버시에 큰 영향을 미치지 않을 것입니다.

셋째, 수술실에서 의료진의 과오나 대리수술, 인권침해와 같은 의료사고가 발생하더라도 진료기록들은 모두 병원에 있고, 해당 의료진에 의해 작성되기 때문에 전문영역인 의료행위에 대하여 상대적으로 전문지식이 부족한 피해자 측이 의료분쟁에 있어 환자 측이 의료진의 과실을 입증하는 것은 매우 어렵습니다. 특히 의료인은 의료법상 진료에 관한 사항과 소견을 상세히 기록하고 서명할 의무가 있지만 의료사고가 발생한 현장에서 의료진이 진료 경과를 상세히 사실적으로 기록하는 것을 기대하기는 현실적으로 어렵다는 문제점이 있습니다. 만약 수술실 내 CCTV가 설치되어 문제가 되었던 당시를 기록할 수 있다면 의료사고나 의료분쟁이 발생하였을 때 진실규명에 결정적인 역할을 할 수도 있습니다.

의료진의 입장에서도 적절한 조치에도 불구하고 의료사고가 발생하였을 때 의사가 최선을 다해 환자를 돌봤다는 상황을 증명하는 자료로 사용될 수 있고 병원 측에서 이윤을 극대화하기 위해 대리진료 등 불법행위를 강요하는 경우 의사의 자기방어를 위한 수단이 될 수도 있습니다.

외국사례[138]

미국의 경우 2013년 한 연구결과에 따르면 연간 40만 명의 환자가 예방이 가능한 의료과실로 사망하였고 이의 심각성을 인식하여 CCTV 설치를 강제화하기 위한 노력을 하고 있지만 실제로 법률화되지는 못하고 있습니다.

2003년 플로리다의 한 병원에서 유방성형술을 받던 도중 마취에서 깨어나지 못하고 사망한 사건에서 의료진이 적정량보다 훨씬 많은 양의 마취제인 프로포폴이 투여된 것이 밝혀졌고 이에 가족들은 수술실에 CCTV 설치를 의무화하는 법안을 발의하였지만 결국 상원을 통과하지 못하고 폐기되었습니다.

2015년에 버지니아주 한 대형병원에서 대장내시경검사와 시술을 받는 환자가 휴대전화 녹음 버튼을 누른 후 수술실에 들어갔는데 수술실에서 의사가 환자를 조롱하고 일부 오진하는 내용이 휴대전화에 녹음되었습니다. 이후 위스콘신주에서 수술실 CCTV 관련 의회 법안이 발의되었지만 결국 통과되지는 못하였습니다.

캐나다의 경우 수술실에 CCTV 설치에 관한 법령은 존재하지 않고 단지 몇몇 의료기관에서 수술실 CCTV를 통해 수술 전후 모든 과정을 녹화하고 수술 과정의 모든 자료를 동기화하여 기록하는 수술

---

138) 김민지. 수술실 CCTV 설치 및 운영에 대한 고찰. 의료법학 제20권, 2019, p109-32.

실 블랙박스를 설치하여 운영하고 있다고 합니다. 하지만 수술실에 CCTV를 설치하고 운영하는 의료기관이라고 하더라도 개인정보 수집량을 제한하고, 정보를 수집할 때 의사와 환자 모두에게 동의를 받도록 하여 집도의가 거부권을 행사하는 것이 가능하게 하는 등 기관 차원에서 개인정보 보호 관리 기준을 준수하도록 하는 규정을 두고 있습니다.

현재 상황

경기도는 2018년 전국에서 최초로 경기도의료원 안성병원에 수술실 CCTV를 설치하였고, 2019년에는 경기도의료원 산하 6개 병원으로 전면 확대하여 시행하고 있습니다.

경기도에 따르면 수술실에 CCTV를 설치하고 나서 수술실에서 행하는 일들도 원칙에 맞게 지켜지고 수술실 환경도 좀 더 철저하게 관리된다고 합니다. 또한 마취과 의사들이 동시에 두 개의 수술실을 관리하는 것과 같은 의료문제도 개선되었다고 합니다.

CCTV에 촬영된 개인영상정보를 보호하기 위하여 병원 및 본부에 접근권한자, 관리책임자, 보호책임자를 지정하여 열람 및 영상 반출 절차에 보안솔루션을 구축하여 보안체계를 마련하였고 정보주체가 생명/신체/재산의 이익을 위해 필요한 개인영상정보에 한하여 열람이 가능하게 하였다고 합니다.

수술실에 CCTV를 설치하고 나서 환자의 84%가 수술실 CCTV 설치에 긍정적인 입장을 보이는 등 환자의 신뢰가 증가하여 병원 홍보 효과를 가져오는 부수적인 결과도 있었다고 합니다. 이런 결과를 바탕으로 경기도는 2020년부터 민간의료기관의 수술실 CCTV 설치를 지원하는 시범사업을 실시하고 있습니다.

정리

현재 개인정보 보호법에서는 공개된 장소의 경우, 법으로 정한 예외[139]를 제외하고 CCTV를 설치할 수 없으며, 특정인들만 출입하는 사무실과 같은 비공개된 장소에 CCTV를 설치하기 위해서는 개인정보를 수집당하는 정보주체의 개별적인 동의를 받아야 합니다. 즉, 사무실에 있는 모든 근로자의 동의를 받거나 노조의 동의가 있어야 합니다. 또한 동의도 어떤 목적으로 CCTV를 설치하는지 구체적으로 설명하고 동의를 받아야 하고 그 목적 외에는 영상정보를 사용할 수 없습니다. 이런 현재의 법령을 보면 수술실 CCTV는 환자가 동의하더라도 의사가 동의하지 않으면 설치가 불가능해 보입니다.

---

139) 구체적으로 다른 법령에서 허용한 경우, 범죄의 예방과 수사를 위하여, 시설 안전 및 화재예방을 위하여, 교통단속, 교통정보 수집/분석 및 제공을 위하여만 공개된 장소에서 CCTV 설치가 허용됩니다.

하지만 반드시 그렇지는 않습니다. 2015년 어린이집 CCTV가 의무화 되었을 때 보육교사들은 이 정책에 대하여 반대하면서 헌법소원을 냈지만 헌법재판소는 어린이집이 사적인 공간임에도 불구하고 CCTV 설치가 사고 예방이나 아동학대 방지 효과가 있어 합법적이라고 기각하였습니다.[140] 이러한 판례를 본다면 수술실은 환자가 격리된 공간으로써 의료진에 의해 운영되며 환자들은 마취가 되면 항거불능의 상태로 어린아이와 비슷한 상태라는 것을 고려하면 CCTV 설치가 법으로 강제화되었을 때 헌법에 합치한다는 판결이 나올 가능성도 있다는 것을 예측할 수 있습니다.

수술실에 CCTV를 설치하는 것이 현재 발생하는 모든 문제를 해결해주지는 않습니다. 가장 중요한 것은 의사와 환자 간의 신뢰를 회복하여 수술실에 CCTV를 설치할 필요가 없게 만드는 것이겠지요. 앞으로 의사와 환자의 이해관계가 충돌하지 않는 적정한 선에서 어떤 방식으로 수술실에 CCTV를 설치하고 운영할지에 대한 고민이 필요할 것으로 보여집니다.

---

140) 헌법재판소 2017.12.28. 2015헌마994

3 성범죄자들에게 성충동 약물치료를 시행하는 것이 재범을 예방하는 데 효과적일까요?

- 성범죄자들에 대한 성충동 약물치료에 대한 논란

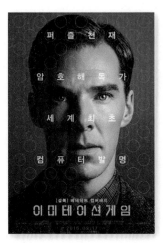

https://www.themoviedb.org/?language=ko-KR

영화 '이미테이션 게임'이라고 보신 적이 있으신가요? 2014년 개봉한 이 영화는 제2차 세계대전 중에 독일군의 암호 생성기 에니그마(Enigma)의 암호체계를 해독해 연합군이 전쟁에서 승리하도록 도운 수학자 겸 과학자인 앨런 튜링에 대한 이야기를 영화적인 상상력을 동원해 만들었습니다.

실제로 튜링은 암호해독을 위해 클로서스(Clossus)라는 특수기계를 만들었는데 영화에서는 학창시절 절친했던 동성친구의 이름인 '크리스토퍼'로 바꿔 그의 동성애적 성향을 드러냈습니다. 튜링은 전쟁이 끝난 후에 맨체스터 대학으로 옮겨 컴퓨터 연구를 계속 진행하던 중에 동생애자라는 것이 들통났습니다. 당시에는 동성애를 엄중한 문란행위로 여겨 강한 처벌을 하던 때여서 법원은 튜링에 대하여 2년간 징역형 또는 화학적 거세형 중에서 하나를 선택할 것을 명령하였고 튜링은 자신의 연구를 위해 화학적 거세형을 선택했습니다.

하지만 튜링은 화학적 거세에 사용된 약물로 인해 여러 부작용을 경험하였고 치료를 받은 지 2년 된 1954년에 스스로 청산가리를 주입한 사과를 한입 베어먹고 자살하였습니다. 그는 '사회가 나를 여자로 변하도록 강요했으므로 순수한 여자 같은 죽음을 택한다'는 유언을 남겼습니다.

하지만 세월이 지나 튜링의 업적은 재평가되어 미국 컴퓨터학회는 1966년 튜링상을 제정해서 컴퓨터과학 분야에 기여한 인사에게 시상하고 있습니다. 2009년 영국 총리는 정부를 대표해 그가 받았던 끔찍한 처우에 대하여 사과하였고 2013년 동성애로 기소된 이들을 사면하는 내용의 '튜링법'에 의해 영국 왕실에서 사후 사면을 받았습니다. 또한 2021년부터 새로 유통되는 새 50파운드 지폐 초상 인물로 튜링을 선정하였습니다.

튜링이 받았던 화학적 거세란 남성에게 합성 여성호르몬 또는 유사물질을 주사하여 남성의 성적 충동을 강제로 억제하는 방법을 말합니다. 합성 여성호르몬은 1940년대에 여성의 폐경기 증후군 증상을 치료하기 위하여 처음 개발되어 사용되었는데 이 약이 개발목적과 달리 화학적 거세 치료제로 사용된 것은 우연이라고 할 수 있습니다.

미국 시카고에서 비뇨기과 의사인 찰스 허긴스는 멀쩡한 개의 고환을 잘라내니 전립선이 위축되는 것을 확인하였고 전립선암을 앓고 있는 개의 고환을 자르자 전립선암의 크기가 줄어든 것을 확인하였습니다. 그렇다면 전립선암에 걸린 사람도 고환을 자르면 효과가 있지 않을까 고민하였지만(이를 외과적 혹은 물리적 거세라고 합니다) 환자들이 자신의 고환을 자른다는 것을 내켜 하지 않았습니다. 이에 허긴스는 여성호르몬을 주사하여 고환에서 만드는 남성호르몬의 효과를 무력화시키는 화학적 거세를 고안하였습니다.

1941년 허긴스는 전립선암을 앓고 있는 남성 환자에게 합성 여성호르몬을 주사하여 전립선암을 성공적으로 치료하였고 이에 대한 공로로 1966년 노벨상을 받았습니다. 또한 합성 여성호르몬은 남성의 발기나 성욕과 같은 성 기능을 저하시키는 효과도 있었는데 이 효과를 이용하여 남성 성범죄자들이나 동성애자들에게 징벌적인 목적으로 합성 여성호르몬을 주사하기 시작한 것이 바로 화학적 거세 혹은 성충동 약물치료입니다.

하지만 화학적 거세란 말에서 '거세'라는 말이 주는 부정적인 의미로 인해 이 치료의 공식적인 명칭은 '성충동 약물치료'가 되었습니다. 아래부터는 성충동 약물치료라고 하겠습니다.

하지만 성범죄자들에게 성충동 약물치료를 시행하는 것에 대하여 시행 당시부터 많은 찬반론이 있었고 이 법이 시행된 현재까지도 이 제도에 대한 많은 이견이 있습니다. 여기서는 성충동 약물치료에 대한 논란에 대하여 이야기해 보도록 하겠습니다.

성충동 약물치료의 대상과 기원

성범죄자에게 성충동 약물치료는 1944년에 처음으로 시작되었습니다. 당시 남성호르몬을 억제하는 약물치료가 병적인 성적 행동을 줄일 수 있다고 처음으로 보고되었고 이후 미국과 캐나다, 유럽에서 성범죄자의 성적 환상 및 성적 충동을 줄이기 위하여 메드록시프로제스테론(medroxyprogesterone)과 사이프로테론(cyproterone)을 사용하였습니다.[141] 하지만 초기에 사용된 약물은 많은 부작용을 일으켜 더 이상 사용되고 있지 않고 류프로라이드(leuprolide), 트립토렐린(triptorelin), 고세렐린(goserelin)과 같이 부작용이 적으면서 혈중 남성호

---

141) Scott CL, Holmberg T. Castration of sex offenders: prisoners' rights versus public safety. Journal of the American Academy Psychiatry and the Law online, 2003;31:502–509.

르몬인 테스토스테론을 낮추는 황체형성호르몬유리호르몬(luteinizing hormone-releasing hormone, LHRH) 촉진제가 개발되어 사용하고 있습니다. [142, 143]

우리나라에서는 2010년 성폭력 범죄자의 성충동 약물치료에 관한 법률(이하 성충동 약물치료법)이 제정되었고, 아시아에서 처음으로 2011년 7월부터 시행되고 있습니다. 이 법에 따르면 성폭력범죄를 저지른 19세 이상의 성도착증 환자[144]로 성폭력범죄를 재범할 가능성이 높다고 인정되면 징역형이 종료된 후 법원이 치료명령을 선고하거나, 가석방 요건을 갖춘 수형자가 약물치료에 동의하고 법원이 치료명령을 결정하거나, 치료감호심의위원회가 치료명령을 부과한 대상자로서 최장 15년까지 약물치료 기간이 적용됩니다. 이러한 성충동 약물치료는 징역형 선고와는 별개로 부가되기 때문에 일종의 보안처

---

142) 남성호르몬인 테스토스테론은 여러 연구에서 폭력적인 성범죄 환자들에서 비폭력적인 성범죄자들에 비하여 혈액 테스토스테론 수치가 높고, 테스토스테론 수치가 높을수록 폭력성 및 공격성 정도가 높다고 알려져 있습니다.

143) LHRH(luteinizing hormone releasing hormone)는 사람의 뇌의 시상하부에서 생성되어 뇌하수체가 황체호르몬(luteinizing hormone, LH)을 만들게 합니다. LH는 혈관을 타고 이동해 고환을 자극해 테스토스테론 분비를 돕습니다. 이런 생리적 기전을 보면 LHRH를 사용하면 오히려 테스토스테론 농도가 올라가야 하지 않는가라는 생각이 들지 않나요? 하지만 성충동 약물치료에 사용되는 LHRH는 생리적으로 필요한 양보다 훨씬 많은 양을 사용하는데, 이렇게 많은 양의 LHRH는 초기에는 테스토스테론을 상승시키지만 과도하게 높은 LHRH로 인해 음성 피드백(negative feedback)이 생겨 나중에는 테스토스테론의 생성이 억제됩니다.

144) 성도착증 환자란 소아성기호증, 성적가학증 등 성적 성벽이 있는 정신성적 장애자로서 금고 이상의 형에 해당하는 성폭력범죄를 저지르거나 정신건강의학과 전문의 감정에 의하여 성적 이상 습벽으로 인하여 자신의 행위를 스스로 통제할 수 없다고 판명된 사람을 말합니다.

분[145] 으로 평가되고 있습니다.[146]

하지만 현재 시행되고 있는 성범죄자들의 성충동 약물치료에 대한 찬반 논란은 여전히 지속되고 있습니다. 여기서는 각각의 의견을 들어보도록 하겠습니다.

성범죄자들에게 성충동 약물치료가 필요하다는 입장

첫째, 성범죄는 강력한 법적 처벌에도 불구하고 높은 재범률로 악명이 높은데 이렇게 높은 재범률을 보이는 이유는 성범죄가 성적인 충동과 공격성에 기인하기 때문입니다. 특히 성도착증 성범죄자들의 경우 단지 감옥에 가둬 놓을 때는 완화된 것처럼 보여도 출소 후에 자극에 노출되면 자신의 잘못된 성적인 욕구를 제어하지 못해 성범죄 재범을 일으킬 가능성이 높기 때문에 이들의 성적 욕구의 원인을 원천적으로 차단하기 위하여 성충동 약물치료가 필요하다는 것입니다.

둘째, 성범죄는 한 개인의 인격을 짓밟고 피해자의 정신적 및 신체적 피해가 크기 때문에 성범죄를 저지른 성도착자에게 성폭력범죄

---

145) 보안처분이란 범죄자의 장래의 범죄를 예방하기 위해 과해지는 형벌 이외의 강제적 조치로 치료감호, 보호관찰, 교정처분, 보호감호처분 등이 있습니다.
146) 박찬걸, 송주영. 성충동 약물치료제도 도입의 문제점과 개선방향. 형사정책, 제23권 제1호, p227-54.

재발을 근절하고 타인의 인권을 유린한 행위에 대한 처벌 관점에서 성충동 약물치료를 접근해야 한다는 것입니다.

마지막으로 본인의 동의 여부와 비용처리 문제가 있는데 성충동 약물치료로 발생하는 비용은 1인당 연간 500여만 원(약물 180만 원, 호르몬 수치검사 50만 원, 심리치료 270만 원) 정도로 치료비는 원칙적으로 치료명령을 받은 사람이 부담해야 하지만 경제적인 능력이 없을 경우 국가에서 부담하는 것으로 이 정도의 비용은 사회의 안전을 위해 충분히 수용이 가능한 정도의 금액이라는 것입니다.

성범죄자들에게 성충동 약물치료 하는 것을 반대하는 입장

첫째, 현재까지 성충동 약물치료가 정말로 성범죄자들의 성범죄 예방에 효과적인지에 대한 임상연구가 부족합니다. 예를 들어 성충동 약물치료에 대한 많은 자료를 모아 분석한 연구[147]를 보면 성충동 약물치료가 재범방지에 효과적인지 명확하게 과학적으로 신뢰할 수 있는 근거가 부족합니다. 즉, 과학적으로 잘 설계된 연구는 거의 없고 몇몇 사례 연구에 불과한 실정으로 이런 결과를 가지고 성충동

---

147) Thibaut F et al. The world federation of societies of biological psychiatry (WFSBP) guidelines for the biological treatment of paraphilias. The World Journal of Biological Psychiatry 2010;11:604-55.

약물치료가 정말로 재범률을 낮출 수 있다고 확신하기 어렵다는 것입니다. 이에 비하여 성충동 약물치료의 부작용은 이미 잘 알려져 있습니다.

성충동 약물치료는 치료 효과의 주된 원인인 남성호르몬 혈중 테스토스테론의 수치를 낮출 뿐 아니라 골격 형성, 뼈의 성숙, 대뇌 기능, 심혈관 기능과 관련이 있는 체내 에스트로겐 수치도 낮추게 됩니다. 이에 따라 성충동 약물치료를 3-5년 이상 장기간 유지하였을 때 부작용으로 골다공증, 협심증이나 심근경색과 같은 심혈관질환 및 당뇨, 고지혈증 외에도 불임이나 우울증 같은 정신질환도 발생할 수 있을 뿐 아니라 3-6개월 정도의 단기간 사용하는 경우에도 많은 부작용이 보고된 바 있습니다.

가장 문제되는 것은 성범죄자들의 왜곡된 성의식을 그대로 두고 약물치료로 성욕만 줄인다고 성범죄가 감소하지는 않는다는 것입니다.

둘째, 성충동 약물치료의 강제성입니다. 우리가 병원에서 치료를 받을 때에는 의료진으로부터 치료에 대한 충분한 설명을 듣고 당사자도 치료에 동의를 해야 합니다. 하지만 성충동 약물치료의 경우 치료받는 당사자의 동의 없이 강제로 시행되기 때문에 자신의 신체는 자신이 결정한다는 자기결정권이 침해될 수 있습니다. 외국의 성충동 약물치료 가이드라인에 의하면 이런 성충동 약물치료는 치료에 앞서서 반드시 피치료자의 동의를 받아야 한다고 강조하고 있습니다.[148]

또한 헌법에서 보장하고 있는 사생활의 자유에서 도출되는 기본권인 성행위의 자유도 침해될 수 있습니다. 비록 성범죄자라 하더라도 결혼하였거나 또는 성인으로서 합의에 의한 정상적인 성관계는 존중되어야 하지만 성충동 약물치료는 정상적인 성관계도 불가능하게 만들기 때문입니다.

셋째, 성충동 약물치료는 치료와 처벌의 경계선을 애매하게 만들 뿐 아니라 의사들이 환자의 이익을 최선으로 생각하지 않고 대중의 안전을 우선적으로 생각하게 만든다는 것 자체만으로도 문제의 소지가 있을 수 있습니다.

넷째, 현재까지 연구결과를 보면 성충동 약물치료만으로는 특정 성범죄자의 재범 위험성을 억제하는 데 한계가 있기 때문에 성충동 약물치료와 더불어 심리치료는 필수적입니다. 하지만 현재의 성충동 약물치료는 이러한 심리치료보다는 약물치료에 중점을 두고 있습니다.

또한 성충동 약물치료의 경우 법관이 징역형 판결선고와 동시에 약물치료명령을 하게 되어 있는데 판결선고와 집행 개시 사이에 발생하는 시간적 간극으로 인하여 과연 판결 확정 시 대상자의 재범 위험

---

148) Thibaut F et al. The world federation of societies of biological psychiatry (WFSBP) guidelines for the biological treatment of paraphilias. The World Journal of Biological Psychiatry 2010;11:604-55.

성이 제대로 판단될 수 있을 것인가에 대하여 의문이 제기되고 있습니다.

마지막으로 성충동 약물치료를 위한 재정적 부담도 문제입니다. 성충동 약물치료의 경우 1년 동안 한 사람 당 약 500만 원 정도입니다. 현재까지는 대부분의 경우 정부가 부담하고 있는데 앞으로 약물치료 비용이 사회적으로 문제가 될 가능성이 있습니다.

외국사례[149)]

폴란드는 2009년 5세 미만의 아동을 대상으로 하는 성폭행범 또는 친족 간의 성폭행범에 대하여 유럽 국가 중에서 유일하게 당사자의 동의 없이 법원 명령만 있으면 성충동 약물치료를 할 수 있도록 하였습니다.

덴마크의 경우 1929년 유럽에서 최초로 물리적 거세를 허용하였지만 비인간적이라는 비판이 일자 폐지하였고, 1973년부터는 행동치료가 실패한 경우에 당사자가 원하는 경우에 한하여 성충동 약물치료를 실시하고 있습니다.

독일은 1933년 성범죄자에 대한 물리적 거세를 실시하다가 1945년

---

149) 화학적 거세법 외국의 입법사례. 경향신문. 2010.7.5.

폐지하였습니다. 하지만 1970년부터 성범죄자에 대하여 징역형과 외과적 거세 중 하나를 선택할 수 있게 하는 정책을 시행하여 정신장애가 있거나 살인, 상해, 성범죄 등의 범죄가 예상되는 사람에 대하여 의사의 진단과 법원의 판단에 의해 본인의 동의를 얻어 25세 이상의 성인에 대하여 물리적 거세를 시행하고 있고, 1970년부터는 성충동 약물치료를 제한적으로 적용하고 있습니다.

핀란드의 경우 정신적 고통 외에도 성충동 약물치료로 인해 범죄 행위가 줄어들 것이라는 합당한 근거가 있는 경우에 한하여 본인의 신청에 의해 허용하지만 강제적인 성충동 약물치료는 허용되지 않습니다. 하지만 대상자가 자아 불안을 해소하기 위하여 성충동 약물치료를 요청하는 경우에도 허용됩니다.

스웨덴의 경우 성충동 약물치료는 본인의 동의가 있어야 허용되지만 정신적 무능력자의 경우 필요하다고 인정이 될 경우에는 예외적으로 비자발적인 성충동 약물치료도 허용됩니다.

체코는 1966년 성충동 약물치료법을 제정하였고 1991년에 개정되었는데 오직 자발적인 요청에 의해서만 성충동 약물치료가 가능하지만, 본인의 자발적인 요청이 있더라도 변호사, 불임 전문 의사, 성충동 약물치료를 하지 않는 의료인 등 5명으로 구성된 전문가위원회의 동의가 있어야 약물 투여가 가능합니다.

미국은 1996년 캘리포니아 주를 시작으로 현재 10개 주에서 성충동 약물치료를 시행 중으로 성범죄자들에게 최소한 2년 이상의 재활과 정신치료를 병행한다고 합니다. 텍사스의 경우 7세 미만의 아동을 대상으로 성폭력을 2회 이상 저지른 범죄자들에게 물리적 거세를 시행하고 있습니다.

호주의 경우 도입을 검토하였지만 치료가 과학적/객관적으로 효과가 입증되지 않은 것으로 평가되어 도입하지 않기로 결정하였습니다.

정리

성범죄 발생건수는 지속적으로 증가하고 있으며 청소년과 아동을 대상으로 하는 성범죄도 점차적으로 증가하고 있습니다. 성범죄는 파괴적인 범죄이며 피해자와 가족에게 치료되기 힘든 정신적 고통을 초래하기 때문에 성범죄자를 중하게 다스려야 하는 것은 모두가 인정합니다. 또한 이들이 적정한 처벌을 받고 사회에 복귀하더라도 재범을 일으키지 않도록 하는 것도 매우 중요합니다. 하지만 아직까지 성충동 약물치료는 과학적 근거가 미약할 뿐 아니라 해결해야 할 여러 사회적 및 윤리적인 문제들을 가지고 있습니다.

이런 성충동 약물치료와 유사한 것이 어린이 보호구역 내 CCTV 확대 설치, 중대한 아동 성범죄자에 대한 신상정보공개, 전자발찌 착용과 같은 대책들입니다. 이들은 성범죄 재발 예방에 효과가 있다고 이미 시행하고 있지만 정작 그 효과가 과학적으로 증명되지는 않았습니다. 오히려 사회적 낙인효과로 인하여 사회로 복귀한 성범죄자들에게 상당한 심리적인 스트레스를 주어 이들이 은둔생활을 하거나 자살을 하는 극단적인 선택을 하는 부작용이 증가하고 있습니다.

과연 이러한 성충동 약물치료를 계속 해나가야 할까요? 사회적 논의가 필요한 때라고 보여집니다. 개인적으로는 우선 정부가 행정력을 동원해서 성충동 약물치료의 효과를 과학적으로 검증한 후에 이제도를 계속 시행할지 여부를 판단하는 것이 좋다고 생각합니다.

참고 1
성범죄자에 대한 성충동 약물치료에 대한 헌법재판소 판결-헌법재판소 2015.12.23. 2013헌가9

피고인은 한 공동주택의 주차장에서 5세 여아를 강제추행하고, 다른 곳에서 6세 여아를 강제추행하였습니다. 이러한 범죄사실로 검찰은 법원에 치료감호 및 성충동 약물치료를 청구하였는데 대전지방법원은 강제적으로 성충동 약물치료를 집행하도록 하는 현 법률조항이 기본권 침해 소지가 있다고 하여 직권으로 위헌법률심판제청을 하였습니다.

헌법재판소는 성범죄자들에게 강제적인 성충동 약물치료를 선고

하는 조항은 성범죄자인 성도착자들의 재범을 방지하기 위한 것으로 입법목적이 정당한 점, 성충동 약물치료의 경우 남성호르몬 생성을 억제하여 성적 환상이 충동이나 실행으로 옮겨지는 것을 예방하기 때문에 수단의 적절성이 인정되는 점, 전문의 감정을 거쳐 성도착증 환자를 대상으로 청구되며 치료 대상자도 좁게 설정하고 있는 점, 한정된 기간만 의사의 진단과 처방에 의해 이루어지고, 부작용 검사 및 치료가 이루어지는 점, 치료 중단을 하면 남성호르몬 생성과 작용이 회복가능한 점 때문에 침해의 최소성과 법익의 균형성이 충족된다고 하면서 6:3의 의견으로 합헌결정을 내렸습니다.

참고 2
성충동 약물치료 연구가 어려운 이유

앞서 말씀드린 바와 같이 성충동 약물치료에 대하여 전 세계적으로 관심이 많음에도 불구하고 성충동 약물치료의 효과에 대한 임상연구가 잘 되어 있지 않습니다. 그 이유는 바로 대상 환자들이 감옥에 있는 수감자들이기 때문입니다. 수감자들은 연구 참여를 거부하는 경우 이에 따른 영향을 고려해야 하는 취약한 환경의 피험자들[150]로서 일반적인 임상연구에서와 달리 자발적인 선택에 있어서 제한을 받기 쉽습니다.

또한 교도소는 수감자의 사생활이 극도로 제한되어 있고, 시청각과 같은 모니터링을 받기 쉬운 환경으로 인하여 기밀유지가 어렵습니다. 따라서 이런 취약한 환경의 피험자들에 대한 임상연구는 허가를 받기 매우 까다롭습니다.

많은 과학논문에서는 직접적이고 명확하지만 많은 시간과 비용이 들고 구하기 어려운 최종결과 대신 간접적이지만 빠르고 쉽게 측정할 수 있는 대리변수(surrogate marker)를 측정하고 이를 최종 결과 대신 사용하고 있습니다. 하지만 대리인자를 이용하는 경우 연구의 신뢰성이 떨어지는 문제점이 있습니다.

예를 들어 김치가 심장병을 예방하는지 확인하기 위하여 김치를 많이 먹는 사람과 그렇지 않은 사람을 나누고 오랜 시간 관찰하여 최종 결과인 심장병 유발정도를 비교하는 연구대신 심장병 예방과 관련이 있는 호모시스테인을 대리변수로 이용하여 김치를 많이 먹는 사람들의 혈액검사상 호모시스테인 수치가 낮았다는 근거로 김치를 먹게 되면 심장병에 걸릴 위험도가 낮다고 주장하는 것입니다.

마찬가지로 성충동 약물치료가 정말로 성범죄자들의 범죄 예방에

---

150) 취약한 환경의 피험자란 스스로의 행위능력이나 자율성에 제한을 받거나 그러한 환경에 처해질 가능성이 있는 사람들을 말합니다. 이들은 연구 참여나 불참으로 상급자가 받는 기대이익이나 불이익으로 인하여 연구에 강제적으로 참여를 강요당하는 등 연구 참여 여부에 대한 자발적인 의사결정에 부당한 영향을 받을 수 있습니다.

효과적인지를 증명하기 위해서는 많은 대상자를 오랫동안 관찰해야 하기 때문에 많은 시간과 노력 및 비용이 필요로 합니다.

하지만 현재 보고된 성충동 약물치료의 효과를 검증하는 많은 연구들은 성범죄 재발률 같은 최종 결과 대신 성적 환상이나 혈액 내의 호르몬 수치와 같은 비교적 짧은 시간에 결과를 확인할 수 있는 대리 결과를 통해 성충동 약물치료가 성범죄 예방에 효과적이라는 결론을 이끌어내는 경우가 많습니다. 문제는 성적 환상이나 호르몬 수치와 같은 대리인자들이 정말로 성범죄 예방과 같은 최종 결과를 대신한다고 보기 어렵다는 것입니다.

4 HIV에 감염된 의사가 있다면 환자들에게 의료행위를 해도 될까요? 한다면 어느 정도까지 허용해야 할까요?

- HIV에 감염된 의사의 의료행위 허용 여부와 범위에 대한 논란

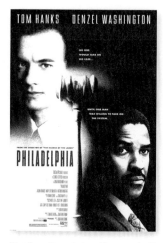

https://www.themoviedb.org/?language=ko-KR

1993년 개봉한 영화 '필라델피아'를 아시나요? 주인공 앤드류(톰 행크스)는 유능하고 젊은 변호사로 필라델피아의 유명한 로펌에 들어가 열심히 일하지만, 그가 동성애자이며 에이즈 환자란 사실을 안 로펌의 경영진이 그를 해고합니다.

이에 앤드류는 자신의 부당한 해고에 맞서 소송을 준비하였지만 도와줄

변호사를 찾지 못하다가 이전에 자신의 라이벌이었던 변호사 조(덴젤 워싱턴)를 찾아갔습니다. 처음에 그를 혐오했던 조도 결국 그를 도와주게 됩니다. 조는 법원에서 앤드류가 해고당한 이유가 그의 능력이 부족해서가 아니라 동성애와 에이즈 때문이며 질병으로 인한 해고는 차별이고 위법이라는 것을 주장합니다.

소송 결과 배심원들은 앤드류를 해고한 것은 불법으로 회사 측이 500만 달러의 위자료를 주라고 판결하였습니다. 하지만 그는 곧 에이즈로 인해 숨을 거둡니다.

새로운 질병은 대중에게 공포와 불안감을 일으킵니다. 특히 신종 전염병의 경우 정확하지 않은 지식, 불안이나 두려움 및 과도한 위험 인식으로 인해 질병에 대한 불안과 공포는 더욱 증폭되며 이러한 불안감은 감염자에 대하여 차별적인 대우나 태도를 나타내는 경우가 많습니다.

이런 사회의 불평등하고 차별적인 대우나 태도로 인하여 감염자들은 가족과 공동체에서 사회적 소외감과 상실감을 느끼게 됩니다. 이런 이유로 많은 감염자들은 자신이 감염되었다는 사실을 숨기기 위하여 치료를 받지 않아 질병이 악화되어 사망하기도 합니다.[151]

그럼 이렇게 차별을 일으킬 수 있는 감염병은 무엇이 있을까요?

---

151) 송인한 등. 초등학생의 신종인플루엔자A(H1N1 2009)에 대한 지식, 인지된 위협과 완치자에 대한 차별태도의 관계. 한국학교보건학회지 제24권, 2011, p61-70.

이전의 중증 급성호흡기 증후군(Severe Acute Respiratory Syndrome, SARS)나 조류독감(Avian Influenza, AI), 신종인플루엔자(novel swine-origin influenza, H1N1)에서부터 최근의 메르스(Middle East Respira-tory Syndrome, MERS) 및 코로나19까지 모두 해당되며 이 외에도 B형 간염(Hepatitis B Virus, HBV), C형 간염(Hepatitis C Virus, HCV), 인간면역결핍바이러스(Human Immunodeficiency Virus, HIV)가 있습니다. 이 중에서도 감염력이나 병의 상태가 어느 정도 조절은 되지만 완치가 되지 않으면서 감염경로가 성적 접촉과 관련이 있는 만성질환의 경우 이런 경향이 더욱 심한데 가장 대표적인 질환이 바로 인간면역결핍바이러스(이하 HIV) 보균자 및 후천성면역결핍증후군(Acquired Immunodeficiency Syndrome, AIDS, 이하 에이즈)입니다. 에이즈란 HIV 감염이 진행됨에 따라 면역기능이 저하되어 건강한 인체 내에서는 병을 유발하지 못하던 세균, 바이러스 등이 병원체로 활동하거나 폐결핵 및 여러 종양들을 발생하는 질환을 총칭합니다. 여기서 HIV에 감염된 사람을 모두 에이즈라고 하지는 않습니다. 단지 HIV에 감염되어 면역력 저하가 발생하거나 HIV와 관련된 여러 기회감염이 발생한 경우에만 에이즈라고 하고 그렇지 않은 상태를 HIV 보균자 혹은 감염인이라고 합니다.

HIV 역학과 잘못된 상식

2015년을 기준으로 전 세계에는 약 3천7백만 명의 HIV 감염인이 있으며 연간 새로이 2백만 명이 HIV에 감염되고 연간 120만 명이 에이즈로 사망하고 있습니다. 다행히 HIV 전파속도는 예전에 비하여 다소 누그러지는 양상을 보이고 있지만 한국에서는 AIDS/HIV 신규 감염자 수가 2012년 868명에서 2013년 1,013명, 2014년 1,081명으로 매년 증가하고 있습니다.[152] 2015년 현재 HIV/AIDS 내국인은 총 10,502명으로 남자가 9,735명(92.7%), 여자 767명(7.3%)입니다.[153]

1980년대에는 HIV에 감염된 경우 치사율이 매우 높아 평균 생존기간이 9-11년 정도였고 에이즈로 진단받은 경우 생존기간이 평균 6-19개월 정도에 불과하였습니다. 하지만 최근 HIV에 대한 치료약물이 많이 개발되어 약만 잘 복용하면 사망 위험도를 80% 정도 줄일 수 있고, 생존여명도 20-50년 정도로 거의 정상인과 유사하게 되면서 HIV 감염은 급성질환이 아닌 만성질환으로 변하였습니다. 또한 약물치료만 잘 받으면 다른 사람들에게 이 질병을 전파할 가능성이 거의 없고 정상인과 다름없는 일상생활을 할 수 있게 되었습니다. 그럼에도 불구하고 아직도 많은 사람들은 HIV 감염경로에 대한 선입견과 함께 HIV 전파 가능성을 과도하게 평가합니다. 2014년 영국에서

---

152) 에이즈 감염신고, 3년간 24.5% 증가. 청년의사. 2015.9.9
153) 한국에이즈퇴치연맹 홈페이지. URL: http://www.kaids.or.kr/?c=2/37/41/70

시행된 설문조사에 따르면 일반 대중은 HIV가 키스, 컵을 함께 사용한 경우, 침뱉기, 공중화장실 공동사용, 기침이나 재채기로도 옮겨진다는 잘못된 상식을 가지고 있었습니다. 아프리카에서는 성적 경험이 없는 여성과 성교를 하면 에이즈가 치료된다는 믿음을 가지고 있는 경우도 있었습니다. HIV 보균자는 모두 게이이거나 약물 남용자라는 편견도 있습니다.

그러나 이제까지 연구들을 분석하면 수혈이나 분만을 제외하고 기침이나 재채기로 인하여 HIV에 감염될 가능성은 없고 콘돔을 사용하지 않은 성교의 경우 HIV 감염 확률이 0.01-0.38%, 바늘에 찔렸거나 공유하였을 경우 0.3-0.6%정도에 불과합니다.

이렇게 HIV 감염인들이 주변 사람들에게 HIV를 옮길 가능성은 매우 적지만 단지 HIV에 걸렸다는 이유만으로 직장에서 해고되거나 진료 거부를 당하는 등 여러 차별을 당하는 사례를 심심치 않게 볼 수 있습니다. 이런 직장에서의 차별이 사회적으로 문제가 되자 우리나라는 법령을 통해 다방의 여종업원, 유흥접객원, 안마시술소의 여종업원, 불특정 다수를 대상으로 성병을 감염시킬 우려가 있는 행위를 하는 직업을 제외하고는 HIV 감염인에 대한 불이익이나 차별이 발생하지 않도록 하였습니다.

그렇다면 만약 의사가 HIV에 감염되었다면 어떨까요? HIV에 감염된 의사가 환자를 진료하는 것을 제한해야 할까요? 이와 함께 환자에게 자신이 HIV에 감염된 사실을 알려야 할까요? 이에 대해서는 상당한 논란이 있습니다. 여기서는 각각의 주장에 대하여 알아보도록 하겠습니다.

HIV에 감염된 의사의 수술을 막아야 한다는 입장

의사는 면역력이 저하된 환자들을 진료하고 수술과 같은 의료행위를 하는 동안 환자들과 많은 신체적 접촉이 있습니다. 특히 심장 수술이나 복부 수술과 같은 침습적인 치료의 경우 환자는 자신의 신체의 방어막이 깨진 상태에서 혈액으로 전파되는 의료진의 감염 질병에 매우 취약한 상태로 노출되게 되어 감염의 위험성이 증가하기 때문에 HIV에 감염된 의사는 수술을 하지 말아야 합니다.

HIV에 감염된 의사의 수술을 허용해야 한다는 입장

최근에 HIV에 대한 치료약물이 많이 개발되었고 HIV 감염인이라고 하더라도 약물치료만 잘 받으면 거의 일반인과 유사한 생존율을 보이고 있습니다. 이제까지 외국에서 많은 HIV에 감염된 의사가 환자 진료를 하고 있음에도 불구하고 의료인에 의하여 HIV가 환자에게 감염 전파된 것이 알려진 것은 현재까지 네 번 밖에 없고, 확률로 계

산하면 백만 건의 수술 또는 시술당 2.4-24건 정도로 매우 적은 수에 불과합니다.[154]

이런 결과를 종합해보면 HIV에 감염된 의료인으로부터 환자에게로 감염이 전파될 가능성은 매우 적기 때문에 HIV 치료제를 잘 복용하여 병이 잘 조절되고 있는 상태로 정해진 규칙을 잘 따라서 수술과 같은 침습적인 치료에 임한다면 이들의 수술을 막을 필요는 없다는 것입니다.

HIV에 감염된 의사가 자신이 HIV에 감염된 사실을 환자에게 알려야 한다는 입장

첫째, 환자는 자신의 치료 과정 전반에서 환자의 자율성을 존중받을 권리가 있으며 이를 위해 충분한 정보를 제공받을 권리가 있습니다. 특히 안전과 관련한 일이라면 환자들은 의사로부터 충분한 설명과 정보를 받아야 합니다.

비록 일상적인 진료환경에서 HIV에 감염된 의사로부터 환자에게 전파될 가능성은 적지만 없는 것은 아니기 때문에 환자는 의사가 HIV에 감염되었다는 사실과 함께 HIV 감염이 전파될 가능성과 위험

---

154) Reitsma AM et al. "Infected physicians and invasive procedures: safe practice management", Clinical Infectious Disease 2005;40:1665-72.

성 등 충분히 설명을 들은 후에 진료나 수술 여부를 결정해야 한다는 것입니다.

둘째, 현재 환자는 자신의 질병과 치료 및 사생활에 대한 비밀을 침해받지 않을 권리를 법적으로 보장하고 있습니다만 의사는 자신의 질병과 치료 및 사생활에 대한 비밀을 침해받지 않을 권리를 법적으로 보장하고 있지 않습니다. 따라서 환자를 진료하는 의사들은 개인적인 질병과 치료에 대한 내용을 환자들에게 알려야 할 의무가 있습니다.

HIV에 감염된 의사가 자신이 HIV에 감염된 사실을 환자에게 알릴 필요가 없다는 입장

HIV를 비롯한 개인의 질병이나 건강상태와 관련된 정보에 대한 비밀유지는 헌법에 의해 보호되는 모든 사람들의 기본권이기 때문에 의사들의 질병이나 건강상태에 대한 정보도 비밀로 보호되어야 합니다. 물론 전염병을 감시하고 예방하는 등 국가는 공익을 이유로 이러한 권리에 제한을 하기도 하지만 제한적으로 최소한으로 허용되는 것입니다.

특히 의사가 HIV에 감염되었다는 사실을 알게 되는 경우 HIV 감염인에 대한 혐오 및 낙인효과로 인하여 공식적 및 비공식적인 차별이나 거부로 인해 병원에서 파면되거나 자신이 운영하는 의원이 파산되는 지경에 이를 수 있는 등 많은 고통을 겪을 수 있기 때문에 환자에게 자신이 HIV에 감염된 사실을 알릴 필요는 없다는 것입니다.

외국사례[155)]

미국의 질병통제본부(Center for Disease Control and Prevention, CDC)에서는 HIV 보균자인 치과의사가 환자에게 HIV를 감염시킨 사건이 큰 이슈가 되면서 1991년 HIV 감염자인 의사의 의료행위에 대한 가이드라인을 발표하였습니다. 이 가이드라인에 따르면 의사의 감염에 노출되기 쉬운 의료행위(exposure-prone procedure)를 하는 경우에 환자들에게 본인이 현재 HIV 감염 상태인 것을 알려야 하고 전문가 위원회에서 감염에 노출되기 쉬운 시술이나 수술을 시행하는 경우 허락을 받도록 하였습니다.

하지만 감염에 노출되기 쉬운 의료행위를 제외한 일상적인 외래진료나 간단한 수술의 경우 허락을 받지 않아도 됩니다. 현재 대다수의 주는 CDC 가이드라인에 약간의 변형을 한 그들 자체 가이드라인을 만들었고 일부 주에서는 CDC의 가이드라인을 채택하였습니다.

---

155) 박창범. 인간면역결핍바이러스(HIV)에 감염된 의료인의 의료행위 규제. 일감법학 제39호 2018. p147-72.

영국의 경우도 미국과 마찬가지로 처음에는 감염에 노출되기 쉬운 시술이나 수술을 하는 경우 여러 제한을 두었고 이에 따라 이런 시술이나 수술을 하기 전에 전문가위원회(expert review panel)의 허락을 먼저 받을 것을 요구하였습니다.

하지만 2014년 5월에 발표한 영국보건부(Ministry of Health)의 HIV에 감염된 의료인의 의료행위에 대한 지침에 따르면 감염에 노출되기 쉬운 시술이나 수술의 경우도 의사에 의한 환자로의 전염은 매우 적고, 만약 HIV에 감염되었다고 하더라도 약물치료를 잘 받고 있다면 더욱 그 가능성이 낮으며 당시까지 영국에서 의료인에서 환자로 HIV가 전파된 적이 없다는 것을 고려하여 종합적으로 판단한 결과 HIV에 감염된 의료인이라도 낮은 정도의 위험이 있는 감염에 노출되기 쉬운 시술이나 수술을 하는 것은 문제가 되지 않는다고 하였습니다. 다만, HIV에 감염된 의료인이 감염에 노출되기 쉬운 시술이나 수술을 하기 원하는 경우에는 영국 자문 위원회에 알리고 그 결정을 따라야 한다고 하였습니다.

호주의 경우 HIV에 양성으로 판명된 의사는 감염내과 또는 관련된 전문기관에서 정기적으로 치료를 받아야 하며, 항바이러스제를 복용하고 있어 바이러스 수치가 매우 낮게 나오더라도 감염에 노출되기 쉬운 의료행위는 해서는 안 됩니다. 그러나 감염에 노출되기 쉬운 의료행위 이외의 환자와 관련된 의료행위는 문제없이 시행할 수 있다고 합니다. 만약 HIV에 감염된 의료인이 감염에 노출되기 쉬운 의료행위를 시행하는 경우에는 관할 당국에 신고하여야 하고 관할 당국은 전문가위원회나 이와 동급의 위원회를 설치하여 전문가적 권고를 하게 됩니다.

HIV에 감염된 의료인이 환자에게 HIV에 감염된 사실을 알릴 필요는 없고 만약 HIV에 감염된 의료인이 죽거나 이미 HIV에 감염된 사실이 이미 알려졌다고 하더라도 HIV에 감염된 의료인의 프라이버시는 존중받아야 한다고 하였습니다.

싱가포르는 2014년 12월 보건부에서 HIV에 감염된 보건의료인의 의료행위에 대하여 입장을 발표하였습니다. 이에 따르면 HIV에 감염된 의료인이 지역 의료기관의 취업하는 경우 감염에 노출되기 쉬운 의료행위에 속하지 않는 직무에 한하여 허용되지만 감염에 노출되기 쉬운 의료행위를 시행하지 말아야 한다고 합니다. 또한 HIV에 감염된 사실을 안 의료인은 반드시 이를 인지한 직후에 해당 전문가위원회에 그 사실을 알려야 한다고 하였습니다.

우리나라 상황

현재 의료법은 정신질환자 마약 또는 향정신성의약품 중독자, 기타 의료 관련 법령을 위반하여 금고 이상의 형을 받은 경우에는 의료인이 될 수 없다고 규정하고 있지만 HIV 감염인이 의료인이 될 수 없다는 제한은 없습니다. 보건복지부에서도 의료진이 HIV에 감염되었다고 하더라도 법으로 이들의 진료권을 제한할 규정은 없다는 유권해석을 하였습니다.

정리

현재의 HIV 감염인은 막연히 공포와 회피의 대상이 아니라 헌법에 의하여 보호받아야 할 대상이면서 동시에 현재의 사회생활을 지속적으로 유지하여야 할 사회의 구성원이기도 합니다. 현재 우리나라는 HIV 감염된 의료인의 의료행위를 어떻게 통제하고 언제 제한할 것인지에 대한 규정이 없기 때문에 앞으로 환자들의 알 권리와 HIV에 감염된 의료인의 프라이버시 사이에서 어떻게 균형을 맞출지에 대한 사회적 논의가 필요하다고 생각합니다.

그렇다면 HIV 감염인에 대한 차별을 줄이기 위하여 어떤 일을 하여야 할까요? 최근 연구결과에 따르면 HIV/AIDS에 대한 지식수준이 높을수록 HIV/AIDS에 긍정적인 태도를 갖는다고 보고하였습니다. 특히 에이즈에 대한 교육 경험은 에이즈 환자와 일한 경험보다 에이즈 환자에 대하여 더 긍정적인 태도를 갖게 한다고 하니 사람들의 HIV 감염인에 대한 그릇된 생각을 변화시키기 위해서는 질병의 감염경로 등과 같은 세부 지식과 함께 정확한 질병에 대한 교육 및 홍보를 통해 질병에 대한 정확한 지식을 획득할 수 있도록 하고 동시에 불필요한 심각성을 감소시키는 정부의 지원과 노력이 필요하다고 보여집니다.[156]

참고 1
HIV에 감염된 외국인에 대한 강제출국명령-서울행정법원 2008.4.16. 선고 2007구합24500판결

중국 국적을 가진 한국계 중국인 A는 한국 국적을 가진 생모의 초청으로 방문동거비자를 받아 국내에 입국하여 방문취업 비자를 받았습니다. 이후 A는 한국국제노동재단에서 진행하는 외국국적동포 취업교육에 참가하였다가 받은 건강검진 결과 HIV 양성으로 판정을 받고 자진하여 출국하라는 조치를 받았는데, HIV에 감염되었다는 이유로 국내 체류 중인 외국인에 대한 출국명령이 당국의 재량권을 일탈하고 남용하였다는 이유로 소송을 제기하였습니다.

법원은 당국의 출국명령은 전염병 예방이라는 공익의 달성 여부는 확실하지 않지만 이 사건 처분으로 A의 거주이전의 자유, 가족결합을 포함한 행복추구권, 치료를 받을 가능성 등을 심각하게 침해할 것

---

156) 송인한 등. 초등학생의 신종인플루엔자A(H1N1 2009)에 대한 지식, 인지된 위협과 완치자에 대한 차별태도의 관계. 한국학교보건학회지 제24권, 2011, p61-70.

이기 때문에 사회통념상 타당성을 잃은 처분으로 재량을 일탈하고 남용하였다고 판결하였습니다.

참고 2

군인 간의 항문성교를 금하는 법령의 위헌논란-2016.12.29. 선고 2012 헌바258결정

HIV 감염과는 관계없지만 최근에 논란이 되고 있는 것이 바로 군인간의 항문성교를 금지하는 법령입니다. 현재 군형법에서는 군인 간에 항문성교나 그 밖의 추행을 한 사람은 2년 이하의 징역에 처한다고 되어 있습니다. 이와 관련된 사건을 보고 논란이 되는 이유를 살펴보겠습니다.

B는 군 복무 중에 소속 부대 생활관 또는 해안초소 대기실에서 후임병의 팬티 안으로 손을 집어넣고 피해자의 성기를 만지는 등 총 13회에 걸쳐 피해자를 추행하였다는 이유로 기소되어 징역 6월에 집행유예 1년을 선고받았습니다.

현재 일반적인 성행위는 폭행·협박·위계(僞計, 속임수)·위력(威力, 권력관계)과 같은 수단을 사용하거나, 미성년자나 심신미약자들을 대상으로 하거나, 공중밀집장소에서 하거나, 피해자와의 관계 등에 한하여 제한적으로 형사처벌을 하고 있지만 동성 간의 성행위

그 자체로는 형사처벌을 하고 있지 않습니다. 또한 군인과 일반인의 동성애 성관계의 경우도 처벌하지 않습니다.

하지만 군인 간, 동성 간의 항문성교를 포함한 계간(鷄姦, 남성 간의 성행위) 및 추행행위의 경우 군 사회의 건전한 생활과 군기를 침해하는 것으로 보고 형사처벌을 하고 있는데, 이에 B는 아무리 항문성교가 비윤리적인 행위라도 성인인 군인끼리 서로 합의하에 항문성교를 한 것에 대하여 법적으로 처벌하는 것은 문제가 있다면서 헌법소원을 청구하였습니다.

헌법재판소는 군인 사이의 동성애 성행위를 필수적 공동생활에서 발생할 수 있는 비정상적 성적 교섭행위로서 이러한 행위가 발생하면 군 내부에 성적으로 문란한 행위가 만연할 것이기 때문에 이를 예방할 필요가 있고, 동성 간의 성행위는 군이라는 공동사회의 건전한 생활과 군기라는 보호법익을 침해하는 행위로서 정상적인 성적 만족행위가 아니고 객관적으로도 일반인들에게 혐오감을 일으키고 선량한 성적 도덕관념에 반하는 행위에 속하는 부도덕한 행위로 정의하였습니다. 따라서 같은 성을 가진 군인 간의 성적행위를 법으로 금지하고 형사처벌하는 것은 군이라는 공동사회의 건전한 생활과 군기를 보호하려는 입법목적을 달성하기 위한 적절한 수단으로 과잉금지의 원칙에 위배되지 않는다고 결론 내렸습니다.

또한 군에서 동성 간 성행위를 처벌함으로 인한 성적자기결정권이나 사생활의 비밀, 자유 제한의 정도는 군이라는 공동사회의 건전한 생활 및 군기 보호, 나아가 국가의 존립과 모든 자유의 전제조건인 국가안보라는 공익보다 크다고 할 수 없기 때문에 법의 균형성을 일탈하였다고 볼 수 없다고 하였습니다.

결론적으로 군에서 동성 간의 성행위는 객관적으로 일반인에게 혐오감을 일으키고 선량한 성적 도덕관념에 반하며, 군이라는 공동사회의 건전한 생활과 군기를 침해하는 것만을 처벌하는 규정이기 때문에 동성 군인이 이성 군인에 비하여 차별취급을 받게 된다고 하더라도 이는 특수성과 전투력 보존을 위한 제한으로 차별취급의 합리적 이유가 되어 평등원칙에 위반되지 않는다고 하면서 군인 간의 동성애를 처벌하는 군형법은 헌법에 위배되지 않는다고 판결하였습니다.

독자들의 생각은 어떠신가요? 이러한 헌법재판소의 논리에 동의하시나요?

5

산전검사에서 아기가 다운증후군이라는 것을 알게 되었을 때 낙태를 허용해야 할까요?

- 기형아 낙태 허용에 대한 논란

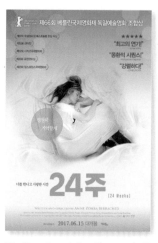

https://www.themoviedb.org/?language=ko-KR

2016년 개봉한 '24주'란 독일 영화를 알고 계시나요? 이 영화의 주인공 아스트리드는 유명 코미디언으로 사랑하는 남편과 딸과 함께 두 번째 아기를 기다리고 있는 중입니다. 하지만 임신 6개월에 시행한 산전검사에서 아기가 다운증후군일 확률이 98%이고 고도의 선천성 심장질환을 가져 태어나서도 큰 수술을 여러 번 받아야 한다는 진단을 받았습니다. 이 부부는 아기를 낙태할지, 출산할지에 대한 고민에 빠집니다. 갈등하던 부부는 다운증후군 아이들을 찾아가 그들과 하루를 보내고는 아이를 낳기로 결정하고 아이의 이름까지 정하였습니다. 하지만 아스트리드는 심장기형아동 전문센터를 방문해 선천성 심장병을 가진 갓 태어난 아기가 가슴을 열고 심장수술을 받는 것을 보고는 고민한 끝에 결국 낙태를 선택합니다.

후반부 20분 정도에는 아스트리드의 낙태 과정을 생생히 보여줍니다. 24주 된 아이를 낙태하는 여성은 아이를 낳을 때와 똑같은 고통을 받지만 결국 자신의 선택으로 죽은 아이를 보게 되는 광경은 매우 충격적이면서 그런 고통을 홀로 감소해야 하는 산모의 마음과 고통이 그대로 전해집니다. 또한 산모를 위한 수술이라고는 하지만 살아있는 생명을 죽여야 하는 의료진들의 고통과 죄책감도 느껴지게 하는 영화입니다.

낙태의 허용 여부에 대하여 학문적인 논의를 넘어 격렬한 사회적·정치적 충돌이 벌어졌던 외국과 달리 한국에서는 낙태가 크게 논란의 대상이 되지 않다가 2019년 낙태를 금하고 있는 법령이 위헌이라는 헌법불합치 판결이후 사회의 주목을 받기 시작하였습니다.

'2020년 12월 현재' 법적으로는 유전성 정신분열증, 유전성 조울증, 유전성 간질증, 유전성 정신박약, 유전성 운동신경원질환, 혈우병, 현저한 유전성 범죄 경향이 있는 정신장애와 같이 우생학적 또는 유전적 정신장애나 강간 또는 준강간[157]에 의한 임신, 혼인할 수 없는 혈족이나 인척 간의 임신, 모체의 건강을 심하게 해할 우려가 있는 경우에만 낙태가 허용이 되고 있습니다.

문제는 이러한 현재의 낙태에 대한 법과 기준에서는 사회 · 경제적인 요건이나 위 원인을 제외한 선천성 장애가 대상에 포함되어 있지 않아 원칙적으로 이러한 경우에 낙태하는 것은 불법이라는 것입니다. 하지만 2019년 한국보건사회연구원의 조사 결과에 따르면 대다수가 엄마의 사회경제적 요인과 선천성 장애와 같은 아이 건강 문제가 낙태의 가장 큰 요인이었습니다.

그렇다면 아이가 무뇌아 등 태아에 심각한 이상이 있어 출생 후에 생존이 불가능한 경우나 그 정도는 아니지만 다운증후군과 같이 법에서는 낙태의 대상으로 규정하고 있지는 않지만 상당한 정도의 선천성 장애를 가진 것이 산전검사에서 발견되는 경우 낙태를 허용해야 할까요? 여기서는 낙태에 관한 논란에 대하여 알아보도록 하겠습니다.

---

157) 심신상실 또는 항거불능의 상태에서 폭행이나 협박없이 간음하는 것을 말합니다.

낙태죄에 대한 역사[158]

고대 그리스에서는 낙태가 범죄로 규정되지 않아 플라톤은 40세가 넘은 여성이 임신하면 국가가 정책적으로 낙태를 해야 한다고 주장하였고, 아리스토텔레스는 적정한 가족규모를 유지하기 위하여 낙태가 필요하다고 주장하였다고 합니다.

로마법은 태아를 사람이 아니라 모체의 일부로 보았기 때문에 낙태는 단지 부도덕한 행위로 비난받는 정도였지만 서기 200년 셉티미우스 세베루스 황제 시대부터 태아를 사람으로 인정하면서 최초로 낙태를 범죄로 규정하여 낙태한 여성을 유배형에 처하고, 낙태를 도운 사람도 천민은 광산 노역형, 귀족은 재산의 일부를 몰수하고 유배형으로 처벌하였습니다.

기독교나 유대교의 경전도 처음에는 낙태를 살인과 같은 범죄로 취급하지 않았습니다. 성경의 10계명에서도 살인하지 말라고 명령하고 있고 살인한 자는 사형으로 처벌하여야 한다고 말하지만 출애굽기는 낙태를 벌금형으로 처벌해야 한다는 구절을 담고 있습니다.

하지만 12세기부터 인간의 고유한 특성을 영혼의 소유로 이해하면서 배아가 수태되고 남성은 40일이 지나면, 여성은 90일이 지나면 영혼이 들어오기 때문에 영혼이 형성된 이후에 낙태하는 것은 살인죄로

---

158) 조국. 낙태 비범죄화론. 서울대학교 법학 제54권, 2013, p695-728.

처벌하였습니다. 하지만 과학지식의 발전으로 수태의 순간에 배아가 형성된다는 것을 알게 되었고, 교회는 기존의 영혼형성설을 폐기하고 인간은 수태 순간에 형성된다고 결정하면서 수태가 이루어진 이후 모든 낙태는 인간을 살해하는 행위에 해당한다고 결정하였습니다.

이에 따라 1813년 바이에른 헌법과 1851년 프로이센 헌법 등 유럽의 여러 나라에서는 영혼이 있는 태아와 영혼이 없는 태아를 구분하지 않고 낙태를 낙태죄로 규정하고 처벌하였습니다.[159]

영국은 상해법을 통해 의학적인 이유로 시행한 낙태라도 최소 3년에서 종신형까지 처할 수 있는 범죄행위로 규정하였고 의사의 허락이 없는 여성의 자의에 의한 낙태도 불법으로 간주하였습니다.

19세기 미국도 영국의 전통을 받아들여 여성의 생명을 구하는 경우를 제외하고 태동(보통 임신 18주) 이전 낙태는 경범죄로, 태동 이후 시행되는 낙태는 2급 살인으로 금지하였습니다.

우리나라는 어땠을까요?

조선시대의 경우 임신부 자신이 직접 행하는 자낙태는 범죄가 아니었지만 임신부를 구타하여 수태 후 90일이 경과하고 형체가 이루어진 태아를 죽인 것은 타태죄로 처벌하였고, 형태가 이루어지지 않은 태아가 죽은 경우는 임신부의 신체 일부를 손상한 것으로 보아 상해

---

159) 장동익. 치료적 낙태와 태아의 도덕적 지위에 관한 고찰. 교육논총 제56권, 2019, p115-35.

죄로 처벌하였다고 합니다.

일제 강점기에는 여성이 낙태한 경우 1년 이하의 징역형에 처하도록 하였는데 당시 일본제국은 군국주의의 영향으로 전쟁에 쓸 병사가 중요하였기 때문에 낙태를 범죄로 규정하였는데 이것이 조선에도 영향을 미쳤기 때문이라고 합니다.

독립 직후인 1953년 형법을 제정할 당시 낙태에 대한 치열한 찬반 논의가 있었고 결국 낙태죄가 도입되었지만 적극적인 산아제한정책의 하나로 낙태수술을 활용하였기 때문에 크게 영향력을 미치지 않았습니다. 특히 1973년 모자보건법이 제정되어 인공임신중절 허용사유를 우생학적 사유, 윤리적 사유, 범죄적 사유, 보건의학적 사유 등으로 규정을 두었지만 그 적용 여부를 판단하는 절차를 규정하지 않는 방식으로 사실상 낙태죄를 사문화하였습니다.

하지만 1990년대 이후 낙태 문제가 사회적 쟁점으로 떠오르자 정부, 국회, 종교계 등에서도 낙태에 대한 논의가 확대되었고 2000년대 이후 출산율이 급격히 감소하면서 정부 정책도 출산억제에서 저출산 대책과 임신중절 예방으로 변화하기 시작하였습니다.

우리나라 낙태 현황

한국보건사회연구원에서 2019년 15세 이상 44세 이하 여성 1만 명을 대상으로 시행한 온라인 조사 결과[160] 성 경험은 73%이었고, 임신을 경험한 여성은 38%이었으며 인공임신중절을 경험한 여성은 756명이었습니다. 인공임신중절 당시 평균연령은 28.4세로, 미혼인 경우가 46.9%이었는데 인공임신중절을 하게 된 이유로 학업이나 직장 등 사회활동에 지장이 있을 것 같아서가 33.4%, 경제 상태상 양육이 힘들어서가 32.9%, 자녀를 원치 않아서 등이 31.2%로 나타났습니다. 인공임신중절 방법으로는 수술이 90.2%, 약물 사용이 9.8%이었습니다.

한국보건사회연구원은 2017년 인공임신중절률은 4.8%, 인공임신중절 건수는 약 5만 건으로 2005년 약 34만여 건, 2010년 16만여 건에 비하여 감소하는 추세라고 발표하였습니다. 하지만 대한산부인과의사회는 실제 하루에 시행되는 낙태 건수는 평균 약 3천여 건, 매년 100만여 건으로 한국보건사회연구원의 결과보다 훨씬 더 많은 것으로 추정하였습니다.[161] 이렇게 정부기관과 의사협회의 추정치가 다른 이유는 낙태가 불법이어서 건강보험의 범위에서 벗어나 은밀하게 행해지기 때문에 얼마나 낙태가 행해지고 있는지를 공식적으로 알 수

---

160) 인공임신중절 실태조사(2018년) 주요결과발표. 한국보건사회연구원 보도자료. 2019.2.14.
161) "국내 낙태 연 5만건 추정"… 낙태율 감소추세. 동아사이언스. 2019.2.14.

있는 방법이 없기 때문입니다.

그렇다면 헌법재판소 판결 이전 낙태와 관련하여 처벌받은 사람들은 얼마나 될까요? 1993년부터 2012년까지 검찰 통계에 따르면 낙태죄로 기소된 여성은 매년 한 자릿수이고, 대법원 사법연감 2006년에서 2012년 자료에 따르면 낙태를 행하여 업무상 촉탁낙태죄로 기소되는 의사는 10명이 되지 않을 정도로 매우 낮았습니다. [162] 2018년 대법원 사법연감에 따르면 낙태죄 관련 총 14건 중 1건은 실형, 10건은 선고유예, 2건은 집행유예, 1건은 재산형으로 나타났습니다. [163]

앞에서 말씀드린대로 헌법재판소가 낙태를 금지하는 현재의 법령이 헌법에 위배된다고 판결하였음에도 불구하고 낙태에 대한 논란은 지속되고 있습니다. 그만큼 낙태에 대한 논란은 태아의 존엄성과 임신부의 자기결정권 중에서 어느 것이 더 우선인가 하는 어려운 문제이기 때문입니다.

하지만 이 중에서도 가장 어렵고 논란이 되는 것은 산전검사에서 아기가 법에서 허용하는 정도는 아니지만 다운증후군과 같이 어느 정도의 유의한 선천성 장애를 가진 것으로 진단되었을 때 이런 경우에도 낙태를 허용할지입니다. 여기서는 이런 선천성 장애를 가진 아기

---

162) 현재 의료법에서는 임산부가 낙태한 경우 임산부와 낙태를 도운 의료인이 모두 처벌받게 되어 있습니다. 만약 임산부가 남편의 동이없이 의사에게 낙태를 요청한 경우 수술을 한 의사와 임산부 모두 범죄자가 됩니다.

163) 작년 낙태죄 실형은 14건중 단 1건… 대부분 선고유예.집유. 문화일보, 2019.4.10.

를 포함한 낙태에 대한 찬반 의견을 들어보도록 하겠습니다.

낙태를 허용해서는 **안 된다는 입장** [164]

첫째, 생명권은 인간의 생존본능과 존재목적에 바탕을 둔 선험적이고 자연법적인 권리며 헌법에 규정된 모든 기본권의 전제로써 인간에게는 특별한 가치가 부여되어 인간생명에 대한 불가침성과 신성성을 부여하기 때문에 비록 선천성 장애를 가진 아이더라도 낙태를 허용해서는 안 된다는 것입니다. [165]

또한 태아는 헌법의 보호를 받으며 국가는 태아를 보호할 의무가 있기 때문에 태아의 생명보호는 원칙적으로 임신기간의 걸쳐 임신부의 자기결정권에 우선한다는 것입니다. 특히 인간으로서의 존엄성은 장애여부와 상관없이 인정받아야 하기 때문에 선별검사에서 선천성 장애를 가졌다는 이유로 낙태를 할 부모의 권리는 없습니다.

둘째, 헌법의 최고 이념인 인간으로서의 존엄과 가치 및 행복을 추구할 권리에는 자신의 삶을 스스로 결정할 수 있는 인간의 자율성이 당연한 전제이자 본질적인 구성요소입니다. 하지만 이러한 자기결정권도 타인의 권리를 침해할 수 없고 헌법질서에 위반되지 않는

---

164) 이석배. 낙태죄 존치론에 대한 반론. 한국의료법학회지 제26권, 2018, p75~98.
165) 헌법재판소 2008.7.31. 선고 2004헌바81결정

범위에서만 보호받을 수 있는 것으로 만약 태아를 임신부의 일부로 생각한다면 임신부는 전적인 자기결정권으로 낙태 여부를 본인 혼자의 결정만으로 결정할 수 있지만, 태아를 하나의 생명체로 본다면 낙태 여부에 대한 결정권은 1차적으로 태아에게 있다는 것이지 임신부 혼자의 결정으로 낙태를 결정할 수는 없다는 것입니다.

마지막으로 기형아 출산에 대한 부부의 의견이 다를 경우 낙태를 강요하는 남성에게서 아이의 생명권을 보호하기 위하여 낙태법은 필요하다는 것입니다. 즉, 아빠가 임신한 여성에게 임신중절수술을 강요하는 것을 처벌하는 현재의 규정을 없앤다면 기형아라는 이유만으로 낙태를 강요하는 아빠에게서 태아를 보호할 수 없다는 것입니다.

아이의 낙태를 허용해야 한다는 입장 [166]

첫째, 임산부의 낙태에 대한 자기결정권은 헌법상의 기본권이고 태아의 출산이나 양육은 어머니의 지배영역이자 책임영역이기 때문에 국가가 태아의 출산과 양육에 대한 충분한 해결책을 제시하지 못한 상황에서 임신부에게 무조건 출산을 강요하는 현재 상황은 문제가 있다는 것입니다.

---

166) 김혜경. 낙태죄의 현실적응력: 의사의 면허와 관련하여. 형사정책연구 제69권, 2007, p71-102.

임신한 미혼 여성을 상상해 보면 쉽게 이해가 갑니다. 이 미혼 여성은 선천성 장애를 가진 태아를 낙태하여야 하는가에 대한 갈등 상황에서 자신의 처지, 장래 계획, 자아실현과 함께 출산할 태아를 잘 키울 수 있을지, 자식의 행복한 삶을 열어줄 수 있을지에 대하여 많은 생각을 하고 스스로 결정할 일이라는 것입니다.

물론 선천성 장애를 가진 아이라도 인간으로서의 존엄성을 가지고 있으며 태어날 권리도 가지고 있습니다. 하지만 현실적으로 이들의 삶은 그리 녹녹하지 않은 것도 사실입니다. 선천성 장애아에 대한 우리 사회의 편견 및 차별과 함께 이들과 가족들이 감당해야 하는 비용과 노력은 만만치 않습니다. 이런 스트레스는 가족의 무기력증, 무질서, 불화 등 가족관계를 왜곡하고 가족 구성원은 심리적인 위축감과 빈곤으로 인한 가난의 대물림이 될 수도 있습니다.

만약 낙태를 하지 않아도 국가에서 모든 임신, 출산, 양육 문제를 해결할 수 있다면 문제가 줄지만 그렇지 않다면 어쩔 수 없는 상황에서 임신부가 낙태 선택을 할 자유를 가지는 것은 필수적인 것이라는 것입니다.

둘째, 낙태죄가 폐지되면 낙태율이 올라갈 우려는 현재까지 외국의 통계를 보면 사실이 아니라는 것입니다. 한국보건사회연구원이 발간한 2018년 인공임신중절 실태조사 보고서에 따르면 2010년 한국의 추정 낙태율은 1.58%인데 비하여 낙태가 허용된 미국의 2015년 기준 1.18%, 독일은 0.72%, 벨기에 0.93%로 나왔습니다. 이런 사실은 낙태죄가 폐지되면 낙태율이 올라간다는 것은 사실에 부합하지 않는다는 것을 알 수 있습니다.

특히 미국의 경우 낙태죄가 폐지되면서 급격히 낙태율이 증가하다가 최근 감소하는 경향을 보이는데 이와 같이 낙태율은 낙태금지법여부에 영향을 받기보다는 사회경제적인 요건, 보건의료체계, 성교육, 피임 실천율 등 여러 원인에 영향을 받는다는 것을 보여준다고 할 수 있습니다.

셋째, 낙태를 강요하는 남성에게서 아이의 생명권을 보호하기 위하여 낙태죄는 유지되어야 한다는 주장에 대하여 낙태죄가 폐지되더라도 협박이나 폭행 등의 불법적인 방법으로 여성의 자기결정권을 침해하는 경우에는 현재의 형법으로 처벌이 가능하기 때문에 원하는 임신을 유지하는 데에 문제가 없다는 것입니다.

외국의 상황

OECD 회원국 36개국 중 83.3%에 해당하는 30개국이 여성이 사회활동이나 경제적인 이유로 낙태하는 것을 허용하고 있습니다. 또한, 임신부 본인이 의사에게 요청하면 낙태가 가능한 국가도 회원국의 69.4%인 25개국입니다.

아일랜드의 경우 2018년 국민투표를 통해 낙태죄 규정 폐지가 결정되었고, 프랑스와 독일, 덴마크도 임신 12주까지 임신부의 요청이 있으면 의사와 상담 후 낙태를 할 수 있도록 하고 있습니다.

미국은 1973년 연방 대법원 판결로 낙태가 합법화되어 임신부의 낙태의 자유를 보호하였지만 태아의 생명도 보호하기 위한 방법으로 임신 기간을 3분기로 나누어 임신 초기 3개월간은 임신부가 원하면 임의대로 낙태를 할 수 있게 하였고, 3-6개월은 합리적인 이유가 있는 경우에 한하여 낙태를 허용하며, 7-9개월은 낙태를 제한하고 있습니다.

영국의 경우 낙태에 관대하다가 1803년 낙태 여성을 종신형에 처하며 엄격주의로 돌아섰습니다. 1861년에는 상해법을 통과시키며 낙태를 의학적인 이유라도 행하는 경우에는 최소 3년에서 종신형까지 처할 수 있는 범죄행위로 간주하였습니다. 하지만 1937년 14세 소녀가 2명의 군인에게 성폭행/강간을 당한 사건이 일어나자 낙태 기준이 신체적인 건강까지로 확대되었고 1967년에는 합법적인 낙태 범위에 임신부의 정신적인 건강까지 포함하였습니다.

일본의 경우 일정한 정당한 사유가 있는 경우 낙태를 허용하고 있는데 흥미로운 것은 정당한 사유에 '신체적 또는 경제적인 이유로 모체의 건강을 현저히 해할 우려가 있는 경우'도 포함되는 등 낙태를 실질적으로 자유화했습니다.

중국의 경우 인구정책적인 목적으로 낙태를 비범죄화하여 낙태처벌규정을 두고 있지 않습니다.

정리

생명윤리적 및 사회·경제적 관점으로 본다면 낙태를 찬성하는 입장과 반대하는 입장 모두 타당한 근거를 가지고 있습니다. 더욱이 다운증후군과 같이 법에서 정한 선천성 장애는 아니지만 상당한 선천성 장애를 가진 태아의 낙태를 허용하는 경우 문제가 더 복잡해집니다. 앞서 본 영화와 같이 대부분의 선천성 장애에 대한 산전검사는 임신 3개월에서 6개월 이내에 시행되기 때문에 선천성 장애 태아에 대한 낙태를 허용한다면 임신 3개월에서 6개월까지의 임신 2분기의 낙태도 허용되어야 하기 때문입니다. 단지 낙태를 행한 임신부와 의사들을 범죄자로 처벌하는 것만으로는 우리가 만나고 있는 여러 문제들을 해결할 수는 없습니다. 최근에 헌법재판소가 낙태죄가 헌법에 위배된다고 결정하였지만 앞으로 이 판결은 다시 뒤집힐 수 있습니다. 헌법재판소의 판결은 우리의 생각을 선도하는 것이 아니라 우리의 생각에 따라오는 것이기 때문입니다.

헌법재판소는 낙태죄가 위헌임을 결정하면서 2020년 12월 31일까지 국회는 낙태죄를 규정한 법률을 개정하라고 촉구하였고 법률 개정 전에 시한이 만료되면 낙태죄에 대한 법률의 효력은 사라지게 됩니다. 앞으로 국회에서 낙태죄에 대하여 어떻게 법률을 만들지는 모르겠습니다만 불법적인 낙태에서 남성의 책임 여부와 한계, 낙태를 건강보험에 적용할지 여부, 낙태에 대한 제도적 장치와 함께 선천성 장애를 가진 아이에 대한 낙태를 어디까지 언제까지 허용해야 하는지에 대하여 좀 더 관심을 가지고 고민해야 할 것으로 생각합니다.

참고 1
낙태의 위헌논란-헌법재판소 2019.4.11. 선고 2017헌바127결정

산부인과 의사 A는 2013년에서 2015년 사이에 총 69회의 낙태시술을 한 사실로 검찰에 기소되어 재판을 받게 되었고, 이에 의사 A는 현재 형법의 낙태 조항들에 대한 헌법소원심판을 청구하였습니다.

헌법재판소는 결정가능기간 중에 다양하고 광범위한 사회적·경제적 사유로 인하여 낙태 갈등 상황을 겪고 있는 경우까지도 예외 없이 전면적·일률적으로 임신한 여성에게 임신의 유지 및 출산을 강제하고, 이를 위반하여 낙태한 경우 형사처벌하고 있는 현재의 자기낙태죄 조항은 그 입법목적을 달성하기 위하여 필요한 최소한의 정도를 넘어 임신한 여성의 자기결정권을 제한하는 것이기 때문에 입법목적의 달성을 위한 최소한의 불가피한 수단이라고 볼 수 없다고 하였습니다.

또한 자기낙태죄 조항이 달성하고자 하는 태아의 생명보호라는 공익은 매우 중요한 공익이지만 결정가능기간 중 사회·경제적인 사유를 포함한 여러 다양하고 광범위한 낙태 갈등의 상황까지도 낙태를 금지하고 임신부를 형사처벌하는 것이 태아의 생명보호라는 공익에 기여하는 실효성이 그다지 크다고 볼 수 없는데 비하여 자기낙태죄 조항에 따른 형사처벌로 임신부의 자기결정권이 매우 제한됨으로 인하여 결국 태아의 생명보호와 임신한 여성의 자기결정권이 적절하게 조화와 균형을 달성하지 못하였기 때문에 현재의 자기낙태죄 조항은 입법목적을 달성하기 위하여 필요한 최소한의 정도를 넘어 침해의 최소성을 갖추지 못하였다고 과잉금지의 원칙인 법익균형성의 원칙도 위반하였다고 하였습니다.

결론적으로 헌법재판소는 현 법률의 자기 낙태죄 조항은 임신한 여성의 자기결정권을 침해하는 위헌적인 규정이라고 결정하였습니다. 이와 함께 임신한 여성의 촉탁 또는 승낙을 받아 낙태하게 한 의사를 처벌하는 의사낙태죄 조항도 같은 이유에서 위헌이라고 결정하였습니다.

그렇다면 임신기간 중에 병원을 방문하여 산전검사를 시행한 결과 다운증후군이 아니라고 판정받았지만 출산하니 다운증후군으로 진단된 경우 이 엄마는 의사에게 손해배상을 청구할 수 있을까요? 이에 대한 사례는 다음과 같습니다.

엄마 A는 첫째를 낳았을 때 선천적 뇌수종으로 진단받았지만 잘 자랐습니다. 하지만 둘째를 33세에 임신하여 이전 경험과 함께 자신이 고령에 임신함으로 인하여 임신된 아기가 정상인지 관심을 가지게 되어 산부인과 전문의 B에게 가서 산전검사를 요청하였습니다. 의사 B는 초음파검사상 태아가 정상임을 확인하였고, 기형검사를 시행한 결과 특별한 문제는 없었다고 엄마에게 말했습니다. 하지만 아이를 낳고 보니 아이는 다운증후군이었습니다. 엄마 A는 의사 B가 아기가 다운증후군인지 여부를 좀 더 확실하게 확인할 수 있는 검사법에 대하여 아무런 설명을 하지 않았고, 그 태아가 기형아라면 낙태할 수 있는 기회를 상실시켜 기형아가 태어났기 때문에 이에 대한 치료비 및 양육비 일부를 청구하는 소송을 제기하였습니다.

대법원은 다운증후군의 경우 법적으로 허용되는 인공임신중절수술의 기준에 들지 않기 때문에 엄마는 아이가 다운증후군에 걸려있음을 알았다고 하더라도 아기를 적법하게 낙태할 결정권을 가지고 있다고 하기 어렵고, 더 나아가 아기는 장애를 가진 자신이 출생하지 않아야 함에도 불구하고 출생한 것이 손해라는 엄마의 주장에 대하여 인간 생명의 존엄성과 그 가치의 무한함에 비추어 어떠한 인간 또는 인간이 되려고 하는 존재가 타인에 대하여 자신의 출생을 막아 줄 것을 요구할 권리를 가진다고 보기 어렵다고 하였습니다. 또한, 장애를 가지고 출생한 것 자체를 인공임신중절로 출생하지 않은 것과 비교하여 법률적으로 손해라고 할 수 없고, 이로 인해 비용이 더 소요된다고 하더라도 그 장애 자체가 의사나 다른 누구의 과실로 인한 것이 아닌 이상 선천적인 장애를 가진 채 태어난 아기 자신이 청구할 수 있는 손해라고는 할 수 없다고 판결하였습니다.

산전검사와 관련하여 이 판결과 유사하지만 다른 판결들이 있어 소개하자면 다음과 같습니다. 산부인과 전문의 A에게 산전검사를 받았고 문제가 없다고 들었습니다. 그러나 태어난 태아의 왼쪽 손목 이하의 발육부전을 가진 기형을 가지고 태어나 이에 부모들이 산전검사를 시행한 산부인과 전문의를 상대로 시행한 소송에서 산전검사인 초음파로 왼쪽 손목이하 발육부전을 진단하기가 용이하지 않다는 이유로 의사의 잘못을 인정하지 않았습니다(대법원 1999.6.11. 선고 98다33062판결).

하지만 정기적인 산전검사를 받았지만 이상이 있다는 이야기를 듣지 못하고, 제왕절개로 출산하였으나 아이가 선천성 횡격막 탈장이라는 병을 가지고 있어 태어나자마자 급히 수술을 받았음에도 불구하고 결국 3일 만에 다발성 장기 부전으로 숨진 사건에서 법원은 병원 의료진이 진찰하는 과정에서 초음파검사를 통해 태아의 선천성 횡격막 탈장을 의심할 수 있었지만 추가 검사 등 적절한 조치를 하지 않은 과실이 있다고 인정하였습니다. 하지만 의료진의 치료행위로 발생하지는 않아 그 책임을 50%로 제한하였습니다(인천지방법원 2017. 10. 10. 선고 2015가합58330).

참고 3

법에서 허용된 선천성 기형을 산전검사에서 오진하여 출산한 경우 의사의 오진에 대한 책임-서울서부지법 2006.12.6. 선고 2005가합4819 판결

선천성 척추성 근위축증(spinal muscular atrophy, 이하 SMA)[167] 자녀를 두 번 출산한 경험이 있는 산모가 다시 임신하여 인근 대학병원에서 산전검사인 융모막검사를 받고 정상아로 판정되어 출산하였으나 결국 아이는 SMA 환자로 진단받았습니다. 이에 산모는 병원에 오진에 대한 손해배상을 청구하였는데 법원은 태아가 가족 병력에 비추어 SMA 환자일 확률이 높고, 태아가 SMA 환자일 경우 부모가 출산을 원하지 않는다는 사정을 잘 알고 있기 때문에 태아가 SMA 환자일 가능성을 배제하기 위하여 가능한 모든 검사를 시행할 의무가 있기 때문에 양수천자 등 필요한 추가 검사를 시행하지 않았다는 이유로 병원의 의료상 과실과 의사의 설명의무를 다하지 않았음을 인정하는 판결을 내렸습니다. 이 사례는 법적으로 허용된 낙태 대상의 경우 산전검사에서 선천성 기형을 진단하지 못한 의료진에 대하여 책임을 문 사건이라고 할 수 있습니다.

---

167) SMA란 척수의 전각세포의 퇴화로 인해 발생하는 진행성 근위축증으로 상염색체 열성유전질환으로 5번 염색체에 위치하는 SMN1 유전자의 변이로 발생하는데 95-98%가 SMN1 유전자결손으로 인하고 2-5%는 유전자 돌연변이로 발생합니다. SMA 환자는 주로 생후 6개월 이내에 증상이 발생되어 2세 이내에 사망하는 제1유형, 6-18개월 이내에 증상이 발현되어 10-20대에 사망하는 제2유형, 18개월 이후에 증상이 발현되어 성인이 될 때까지 생존하는 제3유형으로 분류됩니다.

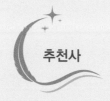

추천사

현실을 알아야 해결책에 다가갈 수 있다

'논란의료'란 책은 의료인들이 현재 만나거나 만날 수 있는 결론을 쉽게 내리기 어려운 다양한 사례들을 소개하고 있습니다. 또한 이러한 사례들에 대하여 성급하게 결론을 짓기 보다는 이를 옹호하는 입장과 반대하는 입장을 정리하면서 자신의 근자감(근거없는 자신감)에서 벗어나 좀 더 사례를 객관적이고 다양한 시선으로 보려고 하고 있습니다. 이를 위해서 현대의 수많은 연구자들이 땀 흘려가며 수행한 연구들을 기반으로 만들어낸 주장들을 조리있게 정리하였습니다.

현재 우리가 사는 세상은 격변의 시기라고 할 수 있습니다. 이전 10년 동안 변화하고 있는 의료환경은 이전 20-30년동안 변화하였던 것보다 훨씬 더 많이 변하였으며 앞으로 10년동안 변화할 의료환경 역시 이전 10년동안 변화되었던 것보다 훨씬 더 빠르게 변할 것으로 기대됩니다. 이러한 변화는 최근에 논란이 되고 있는 원격의료부터 4차산업혁명의 기대주가 되고 있는 의료정보전산화와 의료정보 빅데이터화, 유전자편집기술로 이어지고 있습니다만 아직 개개인의 의료인들은 이에 대한 지식이 부족한 것도 사실입니다. 하지만 이런 사회적 변화를 따라가지 못한다면 의료인들은 변화에 주도적으로 대응하기보다는 끌려 다니다가 나중에는 시대의 흐름에 뒤쳐지고 도태될 수도 있습니다. 이런 현실에서 이 책은 앞으로를 생각하고 대비하는 하나의 지침서가 될 수도 있다고 생각합니다. 이와 함께 이 책은 우리나라에서 국민건강보험라는 의료의 공공성을 지향하는 제도로 인하여 의료인들에게 발생하는 의료요양기관 당연지정제, 영리병원 허용문제, 의료법인 비영리법인제도, 의료인의 의료기관 이중개설문제 등과 함께 의료인들이 현재 겪고 있는 진료성과에 따른 인센티브제도와 의료전문직들간의 의료영역다툼문제, 수술실 CCTV문제, 성범죄자들에 대한 성충동약물치료 문제, 낙태문제 등을 다루고 있습니다. 하나같이 쉽게 합의를 이루기 어려운 문제들입니다.

이제까지 이런 종류의 책들이 거의 없고 있어도 딱딱하고 어려운 문장으로 서술하다 보니 읽기 어려운 경우가 많았습니다. 이와 반대로 쉬운 글로 흥미를 유발하는 책이나 글도 드물게 볼 수 있었지만 이런 경우는 재미를 뒷받침하는 이론이 부족한 경우를 많이 보았습니다. 이 책에서 박교수는 영화를 모두로 하여 앞으로 겪거나 겪을 수 있는 의료와 관련된 법적 사·회적인 문제를 흥미롭지만 너무 어렵지 않게 다루고 있습니다. 심장을 다루는 학문인 순환기내과를 전문으로 공부한 사람이지만 진료시간을 쪼개어 틈틈이 법을 공부하였고 이 상이한 두 학문을 융합하여 남들이 생각하지 못한 새로운 영역을 만들어 냈다고 생각합니다. 앞으로도 좋은 성과가 있기를 기대합니다.

– 차의과대학교 강남차병원 심장내과 교수

김종진

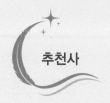

추천사

2020년 가을에 '테스 형' 열풍이 불었습니다. 가수 나훈아의 '대한민국 어게인 쇼'에서 비롯됐고, 테스 형은 그리스 철학자 소크라테스를 가리키지요.

소크라테스는 '지혜의 사랑'이라는 필로소피(Philosophy)를 제대로 출범시킨 성현으로서, 아테네 델포이 신전의 상인방에 새겨진 '네 자신을 알라(Gnothi Seauton)!'를 외치며 소피스트의 무지와 맞선 것으로 잘 알려져 있지요.

소크라테스는 일부 대중에게는 아테네의 독재자에 의해 사형선고를 받고 "악법도 법이다"는 유언을 남기고 독배를 마시고 숨졌다고 잘못 알려져 있지만, 시쳇말로 '가짜뉴스'이지요? 그는 소피스트들에 의해 신성모독죄와 젊은 세대를 타락시킨 죄로 기소돼 시민재판소의 찬반 투표에 의해 사형선고를 받습니다. 소크라테스의 수제자 플라톤의 《대화록》에 따르면 친구 크리톤에게 말한 "여보게, 아스클레피오스에게 닭 한 마리를 빚졌다네. 자네가 대신 갚아주게"라는 말이 유언이었습니다.

'서양 철학의 아버지'는 우중(愚衆)에 의한 죽음을 눈앞에 두고 타협하지 않고, '의술의 신' 아스클레피오스를 찾았습니다. 여기에 대해서 후대의 수많은 사상가들이 여러 해석을 내놓고 있지만, 의술의 신이 소피스트와 우중의 대척점에 있는 것은 분명합니다.

의술, 의학은 생로병사, 삶, 세상이 녹아있고 드러나는 영역입니다. 21세 대한민국에서는 현대판 소피스트들의 온갖 주장과 이에 따르는 우중의 광기로 합리적 토론이 어려운 분야이기도 합니다. 그래서 이성적 논의가 더 절실한 분야입니다. 그래서 소크라테스가 양쪽의 극단 주장을 오가며 합리적 결론을 도출했던 '산파술(産婆術)' 같이 어떤 논제에 대해서 객관적 정보를 바탕으로 토론하는 시도를 기다려왔습니다.

이런 의미에서 경희대 의대 박창범 교수의 '논란의료'는 대한민국 의료 지성사에서 시금석이 될 책이라고 할 수 있습니다.

박 교수는 철학자처럼 진리를 찾아가는 길에서 끊임없이 자신을 회의하며 공부해온 의학자입니다. 의대 교수는 진료뿐 아니라 교육, 학회활동, R&D 과제 수행, 병원 행정으로 눈 코 뜰 새 없이 바쁩니다. 특히 심장내과 의사는 언제 응급환자가 닥칠지 모르는 긴장상태에서 지내야 합니다. 지식이 급속도로 변화하는 분야여서 잠시도 최신경향에 한눈을 팔 수 없지요. 박 교수는 이런 바쁜 심장내과 교수 생활을 하면서 세상에 대한 공부를 곁들여서 온라인으로 경영학과 법학 학사 학위를 받았으며 방송통신대에서 법학 석사 학위를 받았습니다. 그러면서도 언론의 칼럼 기고와 방송 출연을 통해서 끊임없이 대중과 소통해 왔습니다.

박 교수는 이렇게 진리를 찾아가는 눈으로 의료 분야의 뜨거운 이슈들을 정리해 합리적 토론의 마당에 진열했습니다. 모두 한쪽 시각에서 보면 자기주장만 그럴듯하고, 반대편 주장은 언어도단으로 보일 수 있는 주제들입니다.

산업과 공공성의 충돌, 개인정보의 보호와 활용의 딜레마, 의료기관의 자율성과 공익성, 의료기관의 본질 등 하나하나가 쉽지 않은 주제들에 대해서 치우치지 않고 객관적인 정보를 제시해서 전문가들이 이성적으로 토론할 수 있는 마당을 제시했습니다.

이 책은 일반인 독자들에게도 각각의 주제에 대해서 양쪽의 주장을 객관적으로 조망케 해서 의료의 본질에 대해서도 좀 더 이해할 수 있도록 도와줍니다. 박 교수가 바쁜 의사생활 중에서 공부한 법학, 경영학의 지식뿐 아니라 필연적으로 의료에 녹아들 수밖에 없는 대한민국 사회의 여러 현상들이 버무려져서 사회의 합리성에 대해서 고민하는 사람들에게 정신의 영양이 될 책이라고 감히 규정합니다.

아무쪼록 이 책이 의료계를 시발로, 대한민국의 이성적 토론문화가 활성화하는 이정표가 되기를 기대합니다. 의료계나 그 언저리에 있는 전문가들이 자신의 생각뿐 아니라 상대편 주장도 차분히 경청해서 합리적 의료정책을 도출하는 실마리가 되기를 아울러 빕니다.

박 교수에게서는 이 책에 대한 피드백을 차곡차곡 쌓아서 소크라테스가 산파술로 결론을 도출하듯, 개정판을 거듭하며 의료계의 갈 길을 좀더 명확히 제시해주시를 부탁합니다.

마지막으로 의료 이슈에 대한 합리적 대화 마당을 전문가에서부터 학생까지 이해하기 쉽게 정리해 놓은 책의 편집에도 박수를 보냅니다.

– 코메디닷컴 대표이사

이성주

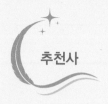

추천사

    인류의 삶을 획기적으로 변화시킨 발견, 발명들이 있습니다. 예를 들면, 불의 발견과 화식 및 난방, 수레와 바퀴 제작, 문자 제정과 인쇄술의 발전, 증기기관과 산업혁명, 컴퓨터와 스마트폰 개발 등입니다. 의학사에서는 인체해부학과 수술기법의 발달, 현미경 개발과 세균 발견, 항생제 개발, 유전자 분석 그리고 의료보험제도 등이 중요한 사건들입니다.

    20세기 및 21세기의 의학발전은 질병 치료와 예방에 획기적인 성과를 보였지만, 복잡해진 현대사회에 여러 윤리적, 사회적 이슈를 생산하였습니다. 이 책은 의학에서 최근 논란이 되고 있는 여러 주제들을 심층적으로 분석하여 이해하기 쉽게 독자들에게 설명하면서, 놓치지 말아야 할 새로운 관점을 제시하고 있습니다. 저자 박창범 교수님은 의과대학 교수이자 법학자로서 여러 주제들에 대해 의학적, 법학적인 관점 이외에 사회적, 윤리적 관점 및 환자의 관점으로 각 주제들을 쉽게 설명하면서 향후 나가야 할 길들을 제시합니다. 각 주제마다 장점과 단점, 제도 시행의 찬성과 반대 근거들을 설명하고, 관련 사건들의 판례를 통해 독자들이 쉽게 이해할 수 있도록 도와주고 있습니다. 의료분야의 화두들이 폭넓게 다루어지고 있어서, 향후 의학의 발전과 의료제도 변화의 방향을 가늠하는데 큰 도움이 됩니다.

원격의료의 장점과 문제점, 개인 의료정보 보안, 의료정보 빅데이터 이용과 보안 우려, 유전정보와 유전자 편집기술의 특허, 인공지능의 의학 이용, 의료기술의 특허 문제 등은 진료 방법과 내용에 대한 내용들로서 최근 급격하게 발전하는 의료기술에 따른 미래 변화를 어떻게 받아들여야 하는가를 보여줍니다. 병원의 영리 추구의 문제점, 건강보험 제도, 프랜차이즈 병원 문제들과 같은 사회적인 이슈들도 매우 흥미롭게 설명되어 있습니다. 최근 논란이 되고 있는 수술실 CCTV 설치, 전염가능한 질환에 감염된 의료인의 진료, 성범죄자들의 약물치료 등과 같은 제도적 문제들 외에도 선천성 기형이 있는 태아의 낙태 등과 같은 윤리적인 문제들도 매우 중요한 논제들입니다.

일반 독자들 뿐만 아니라 기업가, 의료인, 정책입안 담당자, 공무원, 정치가, 윤리학자들이 꼭 읽어보아야 할 책입니다. 이 책에 제시된 여러 주제들에 대해 많은 사람들이 수많은 서로 다른 견해를 제시하고 있으며, 다른 해법을 주장하기도 합니다. 이러한 내용들에 대해 토의하고 보완하여 향후 발전적으로 의료제도와 윤리 규범, 법률을 제정 확립하는 것이 필요합니다. 이러한 과정에서 이 책의 내용들이 큰 도움이 될 것입니다.

－ 서울의대 내과학교실/보라매병원 내과 교수

김상헌